V&R

Andreas Fryszer/Thomas Merz

Systemische Therapie im Gesundheitssystem

Praxisimpulse von der Beziehungsgestaltung bis zum Bericht

VANDENHOECK & RUPRECHT

Abkürzungen:

DSM: Diagnostischer und statistischer Leitfaden psychischer Störungen
EBM: Einheitlicher Bewertungsmaßstab
G-BA: Gemeinsamer Bundesausschuss
GKV: Gesetzliche Krankenversicherung
ICD-10: Internationale statistische Klassifikation der Krankheiten und verwandter Gesundheitsprobleme
KBV: Kassenärztliche Bundesvereinigung
KV: Kassenärztliche Vereinigung
KZT: Kurzzeittherapie
LZT: Langzeittherapie
MPS: Mehrpersonensetting
PTV: Formulare der Krankenkassen zur Kommunikation zwischen Krankenkassen und Psychotherapeuten (fortlaufend nummeriert: PTV 1 = Antrag des Versicherten, das PTV 2 für die Angaben des Therapeuten, das PTV 3 der Leitfaden zum Bericht an den Gutachter usw.)
QS: Qualitätssicherung

Icons:

Fallbeispiele

Hintergrundtexte, die bestimmte Themen vertiefen

Take-aways, Anregungen, die Leserinnen und Leser einfach mitnehmen und direkt ausprobieren können.

Bibliografische Information der Deutschen Nationalbibliothek:
Die Deutsche Nationalbibliothek verzeichnet diese Publikation in der Deutschen Nationalbibliografie; detaillierte bibliografische Daten sind im Internet über https://dnb.de abrufbar.

Umschlagabbildung: Benjavisa Ruangvaree Art/Shutterstock

Satz: SchwabScantechnik, Göttingen
Druck und Bindung: Elanders Waiblingen GmbH, Waiblingen
Printed in the EU

Vandenhoeck & Ruprecht Verlage | www.vandenhoeck-ruprecht-verlage.com
E-Mail: info@v-r.de

ISBN 978-3-525-40834-6

Inhalt

* Im Sinne der Gendergerechtigkeit verwenden wir beide Geschlechter in alternierender Reihenfolge. Die wechselnde Schreibweise führen wir in Abhängigkeit vom Kontext nicht immer stringent durch.

Die Anhänge 1, 2, 3 und 4 stehen auch zum Download zur Verfügung auf www.vandenhoeck-ruprecht-verlage.com bei diesem Buch unter der Rubrik »Downloads«.

Vorwort

»Ein Buch, das es unbedingt braucht«, das war die spontane Resonanz beim Lesen, »und das unglaublich praktisch ist«. Die systemische Therapie ist noch recht neu als Richtlinienverfahren im Gesundheitswesen. Die Frage, wie systemisches Arbeiten in diesem Kontext mit anderen Spielregeln gelingen kann, ja, wie die systemische Therapie ihren Grundüberzeugungen treu bleiben kann, treibt viele um. Andreas Fryszer und Thomas Merz zeigen einen Weg auf, der nicht nur gangbar ist, sondern auch Freude an der systemischen Arbeit ermöglicht und es erlaubt, die Erkenntnisse systemischer Therapie auch im reglementierten Richtlinienkontext anzuwenden. Sie beschreiben praxistauglich, wie man durch einen Spagat die Anforderungen des Kassenkontextes mit seinen vielen Leitplanken verbindet mit den Prämissen und Anwendungen systemischer Therapie.

An vielen konkreten Beispielen zeigen die Autoren, wie radikal anders ein systemischer Blick auf Menschen und ihre Symptome ist. Sie bedienen sich dabei der Idee, dass vieles, was Systemikerinnen machen, in den Regularien zwar nicht vorgesehen oder gar vorgeschrieben ist, aber eben auch nicht verboten oder ausgeschlossen. Sie zeigen, wo der gewohnte Umgang bei der Entstörung von Störungen verändert werden muss, um hilfreich und wirksam sein zu können. So etwa bei der Erweiterung von der ICD-orientierten Suchbewegung nach somatischen und psychischen Prozessen auf zwischenmenschliche und durch Rollen definierte. Oder bei der Exploration der höchstpersönlichen Empfindung von Leid eben nicht davon auszugehen, Therapeutinnen und Klienten sprächen unter Zuhilfenahme von Störungsbegriffen von den jeweils selben Phänomenen, die obendrein – ihrem Kontext entrissen – zu geradezu verdinglichten Entitäten werden. Die Stärke des Buches ist es dabei, diese hohe theoretische Differenzierung ins Therapiezimmer und in die konkrete therapeutische Praxis zu bringen. Man merkt den Ausführungen an, dass die Autoren viel Erfahrung aus der täglichen Arbeit im Ausbildungsinstitut haben. Sie haben eine so feingliedrige und in hohem Maße praxistaugliche Vorgehensweise und Umsetzung beschrieben, dass diese unmittelbar nutzbar wird und Anwendung finden kann.

Immer wieder mal hat uns und viele Kolleginnen die Sorge umgetrieben, die systemische Therapie werde sich zu sehr dem Gesundheitssystem anpassen, mit seiner am medizinischen Modell angelehnten Vorstellung, psychische Entwicklungsaufgaben seien in Wahrheit inne liegende biologische Krankheiten. Das vorliegende Buch bietet erprobte und sofort umsetzbare Möglichkeiten an, wie systemisches Arbeiten in diesem Kontext gelingen kann. Wer Hinweise und Best Practice für Beziehungsgestaltung, die Arbeit mit Klientensystemen und die Verfassung von Berichten sucht, kann sich von diesem Buch vielfältig inspirieren und bereichern lassen.

Zum Glück ist es gelungen, in den KBV-Regularien zu implementieren, dass Berichte und Anträge unter Einbeziehung der Adressatinnen geschrieben werden. Auch dieses Buch folgt der entsprechenden Logik: An verschiedenen Stellen wurden Psychotherapeutinnen in Ausbildung gebeten, das Geschriebene zu kommentieren und aus der eigenen Perspektive zu ergänzen – echte Highlights des Buches.

Einen prominenten Teil widmen Andreas und Thomas dem Verfassen von Berichten und Anträgen an die Gutachterinnen. Anhand vieler Praxisbeispiele und ihrer eigenen Tätigkeit stellen sie Schritt für Schritt dar, wie sich die Vorgaben aus den Formblättern mit Leben und Inhalten füllen. Dabei wird ein besonderes Augenmerk auf die leichte Übersetzung der Therapiegespräche in Antragssprache gelegt. Eine wichtige Erweiterung und Neufassung bestehender Angebote auf dem Buchmarkt und mit Sicherheit eine große Hilfe und Unterstützung für viele Psychotherapeutinnen in Aus- und Weiterbildung.

Ganz besonders gefreut haben wir uns darüber, dass der Arbeit im Mehrpersonensetting, unserem Herzensthema, ein eigenes ausführliches Kapitel gewidmet wird. Darin sind nicht nur Reflexionen darüber enthalten, welche Rahmung es für dessen Ermöglichung braucht. Wieder werden anhand zahlreicher Falldarstellungen Hinweise dafür gegeben, wann das Setting besonders indiziert ist, welche Kompetenzen dafür benötigt werden, wie mit schwierigen Auftragskonstellationen umgegangen werden kann und welche Methoden und Techniken sich besonders eignen. Deutlich wird einmal mehr, wie bedeutsam und sinnstiftend dieses Setting für die systemische Psychotherapie ist.

Dieses Buch sollte nicht nur als Pflichtlektüre in jeder Bibliothek von Ausbildungsinstituten stehen. Wenn es noch Zweifel an der Umsetzbarkeit originärer systemischer Therapie im Gesundheitswesen gegeben haben sollte, so dürften diese sich nach der Lektüre des Buches deutlich reduziert haben. Wir empfehlen es deshalb ausdrücklich allen Personen, die systemisch(er) im Gesundheitswesen arbeiten möchten.

Sebastian Baumann und Björn Enno Hermans

1 Warum wir dieses Buch schreiben

Seit dem 1. Juli 2020 wird die systemische Therapie von der Krankenkasse finanziert. Jetzt sollten wir als Systemikerinnen auch dafür sorgen, dass nicht nur systemische Therapie draufsteht, sondern dass systemische Therapie auch drin ist. Dazu wollen wir gern mit diesem Buch beitragen! Diese Aufgabe wird noch aktueller, da die systemische Kinder- und Jugendlichentherapie seit dem 1. Juli 2024 ebenfalls ein durch die Krankenkasse abrechnungsfähiges Verfahren ist. Die systemische Perspektive ins Gesundheitswesen zu integrieren, ist Pionierarbeit. Der Anpassungsdruck an die dort vorherrschenden Denkweisen, Strukturen und Abläufe führt leicht dazu, dass Therapeutinnen, Ausbildungskandidatinnen, Supervisorinnen und Ausbildende dem unterliegen. Systemische Sichtweisen und Vorgehensweisen gehen dann verloren, verblassen, verlieren ihre Kraft. Die Psychotherapie-Richtlinie des Gemeinsamen Bundesausschusses (2024) beschreibt im § 18 zwar die systemische Sicht, in der Symptome als kontraproduktive Lösungsversuche psychosozialer und psychischer Probleme verstanden werden. Gleichwohl wird eine individuelle Diagnostik nach ICD verlangt, die sich ausschließlich auf körperliche und psychische Phänomene bezieht und kommunikative und gesellschaftliche Aspekte außer Acht lässt. Im Leitfaden zum Erstellen des Berichts an die Gutachterin oder den Gutachter der Kassenärztlichen Bundesvereinigung (2020) wird ein Behandlungsplan für die Psychotherapie gefordert. Aus dem systemischen Ansatz heraus empfiehlt sich aber ein prozessorientiertes Vorgehen. Der Mensch wird als ein komplexes System verstanden, das nicht instruierbar ist. Die Systemikerin im Gesundheitswesen wird auf diese Weise mit einer Reihe von weiteren Widersprüchen konfrontiert. Wir brauchen deshalb Mut und Klarheit, damit die systemische Therapie einen wirksamen Beitrag zur Gesundheitsversorgung leisten kann.

Der systemische Ansatz hat außerhalb des Gesundheitswesens (Jugendhilfe, Sozialarbeit, Supervision, Coaching, Organisationsberatung) eine enorme Verbreitung erfahren. Seine Stärken, Komplexität zu erfassen, Ressourcen in Veränderungsprozessen zu nutzen, mit ganzheitlicher Sicht auf den Menschen zu blicken, flexibel zu intervenieren, ohne starr und schablonenhaft vorzugehen, mit maximaler Augenhöhe und unter weitgehendem Erhalt von Autonomie der Betroffenen Beziehungen zu gestalten, üben auch auf Therapeuten im Gesundheitswesen eine hohe Anziehung aus. Sie identifizieren sich mit diesen Werten und entscheiden sich für eine systemische Ausbildung. Dies, obwohl die Anzahl der genehmigten Behandlungsstunden in anderen Verfahren höher ist und die Bezahlung von Einzelsitzungen und Mehrpersonensitzungen gleich hoch ist.

Nach Erfahrungen aus über vier Jahren systemischer Therapie sowie Approbationsausbildung[1] in der Gesundheitsversorgung wollen wir vorstellen, wie die Ideen des systemischen Ansatzes in den Rahmenbedingungen und Haltungen, die im Gesundheitswesen vorherrschen, realisiert werden können – ohne dass die systemischen Therapeutinnen einer Überanpassung an das vorherrschende Denken im Gesundheitswesen erliegen. In den letzten Jahren haben wir über unsere Praxis als Therapeuten, Ausbilder usw. Punkte erleben dürfen, in denen systemische Sichtweisen und Sichtweisen im Gesundheitswesen unterschiedlich bis widersprüchlich sind. Kurz vor Abgabe unseres Manuskripts erschien eine Ausgabe des »Kontext«[2], die ausschließlich die Fragen diskutiert, wie systemische Therapie unter den Bedingungen des Gesundheitswesens gestaltet werden kann: ein deutliches Zeichen, wie relevant dieser Diskurs nun ist.

Gerade der Start einer Therapie eignet sich für unser Anliegen besonders. Der Einstieg in eine Psychotherapie im System der gesetzlichen Krankenversicherung erfolgt über maximal drei Sprechstundensitzungen, zwei bis vier probatorische Sitzungen, die Erhebung der biografischen Anamnese, die Diagnostik und den Bericht an den Gutachter. Zunächst wird im Therapieraum die Beziehung zur Klientin[3] aufgebaut; die Symptome, die zum Leidensdruck führen, werden ebenso exploriert wie jene Bereiche des Lebens, die für ein systemisches Fallverstehen dieser Symptomatik von Relevanz sind. Es werden Grundlagen einer gemeinsamen Sicht auf die Therapie, ihre Ziele und ihre Themen mit der

---

1 Die Autoren Andreas Fryszer und Thomas Merz arbeiten als Ausbildungs-, Ambulanz- und Selbsterfahrungsleiter sowie als Supervisoren und Approbationsprüfer meist für die Hessische Akademie für integrative Psychotherapie (HAiP), aber auch für andere Ausbildungsinstitute. Thomas Merz hat zudem eine systemische Kassenzulassung und ist Gutachter für Anträge auf eine systemische Therapie.

2 Kontext – Zeitschrift für Systemische Therapie, 2024, 55 (2).

3 Nach Abwägung haben wir uns für die Bezeichnung Klientin entschieden, obwohl man üblicherweise bei Eintritt ins Gesundheitssystem als Patientin bezeichnet wird. Patient leitet sich ab vom lateinischen »patiens« »erduldend, ertragend, fähig zu erdulden«, Klient von »cliens« ab und dem werden folgende Bedeutungen zugeordnet: »Person, die von einer anderen betreut/vertreten wird, […] Schutzbefohlener« (Wiktionary, 2024). Die Bedeutungen von »Klient« decken sich aus unserer Sicht mehr mit einer systemischen Sicht auf Menschen und auf die Beziehungsgestaltung im Therapieraum.

Klientin erarbeitet. Danach erfolgt – quasi im Reflexionsraum – ein Innehalten und Auswerten der Therapeutin: die Fallkonzeptionalisierung. Und schließlich wird am Schreibtisch der Bericht an den Gutachter geschrieben, der dann mit der Klientin besprochen und zur Beantragung der Therapie eingereicht wird. Der Aufbau des Buches folgt – nach diesem einführenden 1. Kapitel – im Wesentlichen diesem zeitlichen Ablauf.

- Wir bleiben zunächst im Therapieraum: Was empfiehlt speziell der systemische Ansatz im Hinblick auf die Beziehungsgestaltung zur Klientin? Welche innere Haltung der Therapeutin ist für ein gutes Beziehungsangebot – aus systemischer Sicht – hilfreich? Wie kann die Therapeutin ihre Aufmerksamkeit vor der Sitzung fokussieren? Wie kann sie aus dieser Fokussierung heraus entsprechende Beziehungsangebote machen? (Kapitel 2)
- Wir bleiben noch weiter im Therapieraum: Welche Themen im Dialog sind hilfreich und sinnvoll für ein systemisches Fallverstehen? Welche Themen geben gute Anregungen für eine systemische Therapiekonzeptionalisierung? Wie können wir den Dialog so gestalten, dass die Klientin aus der Problemtrance in einen entspannten, kreativen Zustand gelangt, in dem ihr das Entdecken von Lösungen leichter fällt? Wie können innerhalb einer systemischen Haltung Diagnostik und der Bericht an den Gutachter gerahmt, besprochen und genutzt werden? (Kapitel 3)
- Danach verlassen wir den Therapieraum und wenden uns der Reflexion der Therapeutin zu: Wie können wir wesentliche Grundideen der systemisch-konstruktivistischen Erkenntnistheorie für unsere Fallreflexion nutzen? (Kapitel 4)
- Am Schreibtisch entsteht danach der Bericht an den Gutachter: Wie kann ein Bericht an den Gutachter aussehen, der zugleich der systemischen Perspektive entspricht und die Vorgabe der kassenärztlichen Bundesvereinigung (KBV/PTV 3) berücksichtigt? Auf welche zentralen systemischen Sichtweisen sollten wir dabei nicht verzichten? Welche theoretischen Modelle stehen im Hintergrund bei dem von der Bundesvereinigung verwendeten systemischen Erklärungsmodell? (Kapitel 5)
- Im Kapitel 6 wenden wir uns dem Mehrpersonensetting (MPS) zu und widmen dem ein eigenes Kapitel. Dadurch, dass die Psychotherapie im System der gesetzlichen Krankenversicherung (GKV) stets für ein einzelnes Kassenmitglied zur Behandlung seiner individuellen »Krankheit« genehmigt wird – und nicht etwa für die Familie eines erkrankten Menschen –, entstehen neue Fragen für die systemische Therapeutin. Wie lassen sich einzeltherapeutische Sitzungen und MPS sinnvoll ergänzen? Was ist bei einem Wechsel vom einzeltherapeutischen Setting zum MPS zu beachten? Wie kann das MPS –

ein Herzstück des systemischen Ansatzes – innerhalb einer Einzeltherapie schon in der Probatorik genutzt werden?

- Im kurzen Kapitel 7 skizzieren wir erste Weiterentwicklungen der systemischen Therapie, die durch die Anwendung unter den Bedingungen des Gesundheitswesens entstehen.

1.1 Systemikerinnen im Gesundheitswesen: Spagat zwischen zwei Kulturen

Kollegen sagen manchmal, die Systemikerinnen hätten sich mit dem Eintritt in die GKV in ein Prokrustesbett[4] gelegt. Uns interessieren hier die Fragen: Was aus dem systemischen Ansatz passt ganz gut rein in das Bett der GKV? Wo schmerzt es die systemische Therapeutin in diesem Bett, und wo liegt es sich bequem und vertraut? Welche Spielräume lassen sich nutzen und wo engen wir uns unnötig ein? Was wird nur etwas gequetscht? Und was wird sogar amputiert vom systemischen Ansatz? Aber vor allem: Was ist für ein systemisches Vorgehen unverzichtbar? Oder positiv: Wie kann die Therapeutin entspannt das Beste aus beiden Welten nutzen? Unser Text beschränkt sich dabei auf den Start einer systemischen Therapie in Klinik, Praxis oder Ambulanz.

Generell gilt: Die systemische Kassentherapeuten sind wie Grenzgänger zwischen zwei Kulturen. Kultur ist hier gemeint im Sinne von Thomas (1996, S. 112; zit. nach Schroll-Machl, 2013, S. 27) als »ein universelles, für eine Gesellschaft, Organisation und Gruppe aber sehr typisches Orientierungssystem [...] Es beeinflusst das Wahrnehmen, Denken, Werten und Handeln aller ihrer Mitglieder und definiert somit deren Zugehörigkeit.«

In der Approbationsausbildung werden die jungen Kolleginnen zunächst in der praktischen Tätigkeit über lange Zeit in den Kliniken beruflich sozialisiert. Ihr Wahrnehmen, Denken, ihr Werten und ihr Handeln müssen dort mit den Anforderungen des Renten-, Kranken-, Arbeitslosen- und Unfallversicherungssystems kompatibel werden. In der systemischen Ausbildung in den Instituten werden sie in einer anderen Kultur mit einem etwas anderen Aufmerksamkeitsfokus oder Orientierungssystem geschult: Eben wie aus dem systemischen Ansatz heraus Beziehungen zu Klienten gestaltet werden, Klienten wahrgenommen und verstanden werden, welcher Wahrnehmungsfokus, welches Denken, wel-

4 »Bedeutungen (2): 1. Schema, in das etwas gezwängt wird. 2. unangenehme Lage, in die jemand mit Gewalt gezwungen wird. Herkunft: nach dem Räuber der altgriechischen Sage, der arglose Wanderer in ein Bett presste, indem er überstehende Gliedmaßen abhieb oder zu kurze mit Gewalt streckte« (Duden Wörterbuch, 2023).

ches Werten unter dieser Perspektive gilt und welches Handeln unter diesem Fokus als »richtig« empfunden wird. Noch komplizierter wird die Situation für die Lernenden, da es kein einigermaßen kohärentes und von fast allen Systemikerinnen geteiltes Metakonzept der systemischen Therapie gibt, welches es ermöglichen würde, konkretes Handeln unter systemischer Perspektive als »richtig« und »falsch« einzuordnen. Der systemische Ansatz verfügt im Sinne der oben zitierten Definition von Kultur zudem als Orientierungssystem über unterschiedliche Variationen mit übereinstimmenden und teilweise gegenteiligen Elementen. Dies ist – wie bei anderen Therapierichtungen auch – seiner Geschichte von nun mehr als 70 Jahren geschuldet. In dieser Zeit sind unterschiedliche systemische Schulen entstanden. In dieser Situation ist es für die Ausbildungskandidatin schwierig, zu der Empfindung zu kommen, dass das, was sie tut, »richtig« ist. Zudem haben viele Dozierende an den Ausbildungsinstituten auch keinen Bezug zu den Kliniken mehr, da sie in diesem Arbeitsumfeld schon lange nicht mehr arbeiten, sondern eher in psychotherapeutischen Praxen oder Beratungsstellen. Das macht die Verständigung über die verschiedenen Kulturen auch nicht leichter.

Die Unterschiede zwischen den beiden Orientierungssystemen (Anforderungen des Gesundheitswesens, wie es in den Kliniken erlebt wird, und systemischer Therapie) sind manchmal nur marginal oder leicht divergierend, manchmal sind sie diametral entgegengesetzt. Da braucht es Bewusstheit, Klarheit, Flexibilität und letztlich die Fähigkeit zu einem spielerischen Wechseln zwischen diesen beiden kulturellen Sichtweisen. Wir greifen aus unserer Erfahrung im Buch an einigen Stellen unterschiedliche Sichtweisen beider Systeme auf – wie wir sie erleben. Das ist sicher selektiv und subjektiv sowohl in Bezug auf den systemischen Ansatz[5] als auch in Bezug auf das Orientierungs-

5 Was ist systemisch? Diese Frage stellte die Deutsche Gesellschaft für Systemische Therapie, Beratung und Familientherapie (DGSF) vor einigen Jahren ihren Mitgliedern. Die Antworten fielen sehr unterschiedlich aus. Die verschiedenen systemischen Traditionen unterscheiden sich zudem in ihren Grundauffassungen und ihrem Vorgehen. Auch Hilzinger, Schweitzer und Hunger (2016, S. 338) gingen letztlich bei der Entwicklung der Systemtherapeutischen Adhärenzskala (STAS) von ihrer subjektiven Auffassung, was systemisch sei, aus: »Während wir Kennzeichen gruppierten, die für uns untrennbar mit systemischer Therapie verbunden sind […]«.

system des Gesundheitswesens[6]. Unsere Ausführungen werden deshalb manchmal auch zu Widerspruch reizen.[7]

So bringt Baumann (2024) einige wesentliche Widersprüche zwischen der Denkweise des Gesundheitswesens und dem systemischen Ansatz auf den Punkt, die auch wir – neben anderen – sehen.

> **»Leben in zwei Welten**
> Es gilt nun, den erkenntnistheoretischen Grundlagen genügend Raum zu geben und mit einem Spagat die Logiken der Richtlinie und der Systemischen Therapie miteinander zu verbinden. Das bedeutet z. B.:
> - veränderungsneutral[8] zu bleiben, auch wenn Krankenkassen Erfolge sehen möchten
> - lösungsorientiert[9] zu bleiben, auch wenn die Behandlungsbedürftigkeit explizit dargestellt werden muss[10]
> - die Unvorhersagbarkeit von Therapieprozessen zu akzeptieren, auch wenn ein stringenter, linearer Behandlungsplan erstellt wird[11]
> - psychotherapeutisch zu ›behandeln‹ und zu ›versorgen‹, auch wenn (nicht nur) Systemische Therapie lediglich Selbstorganisationsprozesse in Systemen anregen kann (Haken und Schiepek 2010)[12]

---

6 Es ist schon etwas vermessen, von *einem* Orientierungssystem des Gesundheitswesens zu sprechen. Glücklicherweise sind die Unterschiede zwischen den Akteuren dort sehr groß. Ärztliche Sichtweisen, tiefenpsychologische und verhaltenstherapeutische Sichtweisen unterscheiden sich. Und innerhalb dieser Kategorien wiederum gibt es riesige Unterschiede zwischen den Akteuren. So erleben wir es tagtäglich. Trotzdem lassen sich aufgrund von Erfahrung – wenn man bereit ist, mit Vergröberung zu leben – markante Punkte herausarbeiten, in denen man mehr oder weniger große Unterschiede zu wesentlichen Ideen des systemischen Ansatzes feststellen kann.

7 Widersprüche der Art: »Ich sehe den systemischen Ansatz ganz anders!« oder »Nein, die übliche Sicht des Gesundheitswesens ist doch ganz anders!«

8 In Kapitel 2.5 diskutieren wir genau die Paradoxie von Symptombeseitigung versus Veränderungsneutralität und über Umgehensweisen damit in der systemischen Tradition. Dabei ist oft eine uneindeutige Haltung gegenüber Veränderung und Nichtveränderung hilfreich. Siehe dazu auch das Zitat von Selvini Palazzoli im Interview mit Deissler im Hintergrundtext »Systemanalyse« (▶ S. 155) sowie Simon und Rech-Simon (2018), Eggemann-Dann und Fryszer (2022, S. 71 ff.), Schwing und Fryszer (2015, S. 85 ff.).

9 Siehe Kapitel 3.3 und das Zitat von de Shazer (▶ S. 155 f., zitiert nach Baumann, 2024).

10 Psychotherapierichtlinie § 2 Seelische Krankheit (Gemeinsamer Bundesausschuss, 2020): »In dieser Richtlinie wird seelische Krankheit verstanden als krankhafte Störung der Wahrnehmung, des Verhaltens, der Erlebnisverarbeitung, der sozialen Beziehungen und der Körperfunktionen.«

11 Siehe Kapitel 5.6 und Hintergrundtext »Therapieplanung versus Prozessorientierung« (▶ S. 182 ff.).

12 Siehe Kapitel 2.3.

- flexibel mit Abständen zwischen Sitzungen umzugehen, auch wenn der Praxisalltag rein aus organisatorischen Gründen die Entscheidung für wöchentliche Kontakte begünstigt[13]
- nach dem Prinzip zu handeln, dass jede Sitzung die letzte sein könnte, auch wenn ein bestimmtes Stundenkontingent bewilligt wurde
- regelhaft im Mehrpersonen-Setting zu arbeiten, auch wenn das für alle Beteiligten herausfordernd sein kann und die Praxisorganisation darauf eingestellt werden müsste[14]
- die Perspektive einzunehmen, dass Symptome Sinn machen und durchaus im Einsatz für einen ›gesunden‹, lösungsorientierten Anteil von Menschen stehen können[15], auch wenn dieser für Symptome sorgende Teil als ›krankheitswertig‹ beschrieben wird[16]« (S. 133 f.).

Die Fußnoten im Zitat sind von uns eingefügt, um zu bestimmten Ideen und Begrifflichkeiten auf Stellen in unserem vorliegenden Buch sowie auf vertiefende Literatur zu verweisen. In unserem Buch diskutieren wir die Widersprüche, die Baumann hier aufführt, und noch weitere, die zwischen der Logik des Gesundheitswesens und der systemischen Therapie bestehen. Pragmatisch bietet sich im Umgang mit den Widersprüchen an, die geforderten Setzungen des Gesundheitswesens zu bedienen und doch im Sinne von Baumann die Perspektive des systemischen Ansatzes umzusetzen.

Darüber hinaus kann man diesen Spagat zwischen zwei Welten durchaus auch produktiv für sich nutzen: Grundsätzlich ist ein Spagat kein Problem, sondern eine Körperübung! Sie zerreißt oder zerstört den Körper nicht, wenn man sie achtsam und unter Akzeptanz der eigenen Grundbeweglichkeit durchführt. Mit der Zeit erhöht die Übung die eigene Beweglichkeit, Flexibilität und Weichheit. Sie ermöglicht neue Bewegungen, erweitert Selbstwirksamkeit und Funktionslust.

Wie lassen sich diese Widersprüche zur eigenen Entwicklung als Therapeutin nutzen? Will man die Widersprüche in diesem Sinne nutzen, gilt es zunächst, sie in ihrer Widersprüchlichkeit klar zu erkennen. Von der Kybernetik 2. Ordnung (siehe Hintergrundtext »Kybernetik 2. Ordnung und Metaebenen im Therapieraum«, ▶ S. 103 ff.) können wir lernen unterschiedliche, auch gegensätzliche Sichtweisen nebeneinander stehen zu lassen – ohne zu entscheiden, welche wahr oder die richtige ist. Physiker sehen Licht als Teilchen und damit als Materie und gleichzeitig als Energiewelle. Je nach Situation und Beobachtung

13 siehe Kapitel 3.11.
14 Siehe Kapitel 6.
15 Siehe Kapitel 4.1.1.
16 Siehe Kapitel 4.2.3.

wird Licht in der Physik als Teilchen beschrieben und berechnet oder aber als Welle. Wie in der Kybernetik 2. Ordnung wurde die Frage, welche Sichtweise wahr oder richtig ist, abgelöst durch die Frage, welche Sichtweise in welcher Situation sinnvoll und nützlich ist. In der Dialektik sind Widersprüche Mittel, um Erkenntnis zu gewinnen. Das geht nur, wenn wir ihre Widersprüchlichkeit klar erkennen und sie nebeneinander stehen lassen können – ohne eine Seite des Widerspruchs zu verwerfen und der anderen Seite Treue zu schwören. Sich dann zwischen den Widersprüchen zu bewegen, beide Seiten des Widerspruchs ernst zu nehmen und nicht eine Seite abzuwerten und die andere völlig zu übernehmen, regt zu Erkenntnisgewinn an.

Wir möchten ermutigen, die systemische Perspektive zu leben, auch wenn Kollegen anderer Ausrichtung in den Kliniken vielleicht dadurch irritiert werden. Nur so können wir die hilfreiche systemische Perspektive für unsere Klienten nutzen und selbst Orientierung in Therapien finden. Nur dadurch können Systemikerinnen auf Dauer einen zusätzlichen Beitrag zum bestehenden Gesundheitssystem beisteuern und systemische Therapie Klienten tatsächlich zur Verfügung stellen. Wir Systemiker können dagegen umgekehrt weniger vertraute Sichtweisen (wie oben im Zitat die Setzungen im Gesundheitswesen) erproben und prüfen, wie hilfreich (oder auch nicht) diese für Klienten und die Therapie je nach Situation sein können und wie wir damit umgehen wollen. Zusammenleben von verschiedenen Kulturen ist anregend, aber nicht immer konfliktfrei und birgt viele Anlässe für Irritation, Widerspruch und Reibung. Aber darin liegt eben auch die Chance, die Ressourcen der verschiedenen Welten zu erfahren, sich zu eigen zu machen und neue Lösungen zu finden.

Wir finden den Begriff der »Organisationstrance«[17] hilfreich. Wann immer man sich länger in einer Organisation befindet, wird man – leider nicht immer bewusst – in seinem Wahrnehmen, Denken, seinem Werten und Handeln durch die Organisation beeinflusst. Der Fokus der eigenen Aufmerksamkeit verschiebt sich hin zu Sichtweisen, die im jeweiligen System gelebt werden und dort zur »Normalität«, zur »gelebten Selbstverständlichkeit« geworden sind: Das Orientierungssystem des Kontextes verschiebt den eigenen Fokus. Systemische Therapeutinnen könnten so – mehr oder weniger bewusstlos – zwischen zwei Organisationstrancen pendeln. Dies würde definitiv Leiden schaffen, weil man keiner Organisation oder Kultur gerecht würde. Bei Kulturen und Orientierungssystemen geht es ja um »richtiges« Wahrnehmen, »richtiges« Verstehen der Welt und »richtiges« Handeln. Man würde es »nie richtig machen«. Wir

17 Wir verdanken den Begriff Kurt Hahn. Im Diskurs (2022) über das Thema wies er uns auf den Begriff hin, den er von Gunther Schmidt gelernt hat.

schlagen als Lösung das bewusste Wechseln der kulturellen Perspektive vor, d.h. eine klare und bewusste Erfassung der kulturellen Unterschiede. Dann kann man erproben, was an welcher Stelle brauchbar, für einen selbst und für die Klienten passend und hilfreich ist.

1.2 Braucht es ein weiteres Buch über systemische Grundlagen? Sicher nicht!

Nicht deshalb, weil systemische Grundlagen nun schon oft dargestellt wurden. Und doch, weil mit der sozialrechtlichen Zulassung der systemischen Therapie ein neuer Kontext für systemische Therapie entstanden ist. Zu schnell gehen zentrale Gedanken des systemischen Ansatzes in der Organisationstrance des Gesundheitswesens unter! Bei der Begleitung der Ausbildungskandidatinnen in der Ambulanz bemerkten wir, dass bestimmte Inhalte des systemischen Ansatzes in den Therapien nicht umgesetzt werden – auch wenn sie in Seminaren gelehrt werden. Es sind für uns wesentliche Inhalte der systemischen Therapie. Das liegt nicht nur an der Organisationstrance des Gesundheitswesens. Es liegt auch an der unterschiedlichen Begleitung durch die systemischen Supervisoren und Dozierenden, die sich an unterschiedlichen systemischen Traditionen orientieren. Alle blicken etwas anders auf die Fälle und nutzen nicht dieselbe Sprache, um Prozesse zu beschreiben. Das macht es für die Lernenden der systemischen Therapie schwierig, sich zu orientieren. Genau auf solche systemischen Inhalte, die aus unserer Erfahrung leicht verloren gehen, haben wir uns konzentriert. Deshalb erscheint unsere Auswahl an systemischen Inhalten in diesem Buch vielleicht manchem willkürlich. Unsere Auswahl orientiert sich vor allem an den Teilen des systemischen Ansatzes, von denen wir finden, dass sie – ohne größere Not – im Gesundheitswesen oft nicht genutzt werden.

Zwei Beispiele:
In Kapitel 3.2.2 empfehlen wir beim Erfassen der Beschwerden im Sinne des ganzheitlichen Menschenbildes im systemischen Ansatz nicht nur körperliche und psychische Aspekte zu erfragen, sondern auch die Veränderungen in der Kommunikation und in der Ausübung gesellschaftlicher Rollen der Klientinnen sowie die Wechselwirkung dieser vier verschiedenen Systemebenen und natürlich auch Ausnahmen. Im Gesundheitswesen (ICD) werden dagegen nur körperliche und seelische Symptome erfragt und erfasst.

In Kapitel 3.14 empfehlen wir, die Diagnose mit dem Klienten zu besprechen und zu diskutieren und dies auch im Bericht (5.5) entsprechend sprachlich auszudrücken. Die Idee, im systemischen Ansatz maximal auf Augenhöhe zu gehen und deutlich zu machen, dass jede Beschreibung subjektive Sicht eines Beobachters bleibt, lässt sich durchaus auch im Gesundheitswesen leben. Dazu gehört auch im Sinne einer psychoedukativen Intervention die oft verbreitete Auffassung, Diagnosen seien objektiv zu dekonstruieren. Die scheinbare Objektivität von Diagnosen, wie sie im Gesundheitswesen leicht entsteht, wird durch den Zahlenschlüssel im ICD verstärkt sowie durch die gängige Praxis, dass die Diagnose durch die Therapeutin oder Ärztin vergeben wird und nicht eine mit dem Klienten gemeinsam entwickelte momentane, am ehesten zutreffende Beschreibung seines Zustands ist.

Wir haben uns in der Hessische Akademie für integrative Psychotherapie (HAiP) entschlossen, für die Lernenden bis zur Zwischenprüfung ca. alle sechs Wochen eine »Fallkonzeptualisierung« anzubieten. Dort können die Teilnehmerinnen aller Ausbildungsgänge bei Bedarf Fälle aus der praktischen Tätigkeit einbringen und wir entwickeln in den Sitzungen für eingebrachte Fälle eine systemische Fallkonzeptualisierung. Die Rückmeldung dazu ist sehr positiv, da in den Kliniken wenig Unterstützung für eine Konzeptualisierung unter systemischer Perspektive gegeben wird.

Manche Systemiker können beim Lesen unseres Textes den Eindruck haben, hier werden Dinge wieder gesagt, die doch schon selbstverständlich sind und in der systemischen Literatur oft ausgedrückt wurden. Dieser Gefahr setzt sich die systemisch gebildete Leserin in der Tat aus! Systemische Grundlagen sind im Gesundheitswesen aber eben nicht unbedingt selbstverständlich und werden eben nicht auf ihre Vereinbarkeit mit dem Gesundheitswesen diskutiert. Oft ist es nicht einfach, wach und klar zu erkennen, wo systemische Selbstverständlichkeiten im Widerspruch zum kulturellen Mainstream des Gesundheitswesens stehen. Dies ist aber wichtig für Systemiker, um einen guten Weg für sich zu finden und nicht aus einer Organisationstrance heraus erfolgreiche Sicht- und Vorgehensweisen zu verlieren.

1.3 Vorsicht Dogma

In der Approbationsausbildung und auch in Diskussionen mit systemischen Kollegen im Gesundheitswesen begegnet uns die Frage »Was ist eigentlich systemisch?« immer wieder. Sie hat uns auch beim Schreiben dieses Buches permanent beschäftigt. Im Kapitel 1.1 haben wir ausgeführt, wie schwer es für Systemikerinnen bei den verschiedenen Sichtweisen innerhalb der systemischen Tradition ist, eine konsensfähige Antwort zu finden. Umso größer sind die Schwierigkeiten für Teilnehmerinnen der Approbationsausbildung, eine gute Antwort auf diese Frage zu finden, denn ihre verschiedenen Ausbilder und Supervisoren vertreten durchaus verschiedene Ansätze. In der Psychotherapie in den Kliniken sollen sie bereits den systemischen Ansatz gegenüber Patienten und Kolleginnen erklären und vertreten, bevor sie selbst gelernt haben, systemische Fallkonzeptualisierungen zu entwickeln. Dies ist oft eine Überforderung.

So ist das Buch auch ein Text, in dem wir formulieren, was für uns im Kern der systemische Ansatz in den Strukturen des Gesundheitswesens sein kann. Als Dogmen, als verbindliche Lehrsätze möchten wir unsere Empfehlungen beispielsweise zu folgenden Punkten dennoch nicht verstanden wissen:

- zum Aufbau einer Beziehung im Therapieraum;
- dazu, die subjektiven Beschwerden der Klientin immer in den vier Ebenen (körperlich, seelisch, in der Kommunikation, in den gesellschaftlichen Rollen) und mit Ausnahmen zu erfassen und darzustellen (Kapitel 3.2.2 und 5.2.1);
- Diagnosen und den Bericht an die Gutachterin immer mit der Klientin zu besprechen;
- Diagnosen mantraartig immer so zu formulieren, dass betont wird, dass dies im Konsens mit der Klientin nur die momentan treffendste Beschreibung ihres Zustands aus dem ICD ist;
- in der Fallkonzeptualisierung immer äußere soziale Beziehungsstrukturen und innere Muster zu erfassen;
- das Entstehen von inneren Mustern aus Beziehungsstrukturen zu erklären und den Einfluss von inneren Mustern auf äußere Beziehungsstrukturen zu erfassen.

Wir versuchen damit der Systemikerin im Gesundheitswesen vielmehr eine Orientierung zu geben, welche zentralen Gedanken des Ansatzes auf welche Weise und an welcher Stelle des Prozesses berücksichtigt werden sollten – damit es systemische Therapie ist. Wir halten dies vor allem für die Approbationsausbildung aus didaktischen Gründen für hilfreich. Gleichwohl sind diese Setzungen nicht unbedingt Konsens in der systemischen Community.

Für uns bleibt trotz dieses Dilemmas der Text ein für uns momentan möglicher pragmatischer Weg, um Orientierung im Feld anzubieten. So ist für uns der Bericht an die Gutachterin nicht nur eine lästige Übung, nötig, damit die Therapie finanziert wird. Wir sehen darin eine Chance für Psychotherapeutinnen in Ausbildung, über das Erlernen der systemischen Fallkonzeptualisierung eine Identität als systemische Therapeutinnen zu entwickeln. Dazu braucht es Supervisoren und Ausbilder, die – neben ganz individuellen Auslegungen ihrer systemischen Identität – bereit sind, darüber konstruktiv eine Auseinandersetzung zu führen, was denn einigermaßen konsensfähige Grundsätze des systemischen Ansatzes sind. Es ist diese Einsicht, die uns zu diesem Text motiviert hat – wir wollen unsere vorläufigen Antworten finden auf die drängende Frage der Systemikerinnen in der Ausbildung: Was ist denn nun konkret systemisch an unserem Tun?

1.4 Warum gerade ein Buch über Therapieanfang und Probatorik?

Der systemische Ansatz fokussiert zu Beginn der Therapie auf die Beziehungsgestaltung, Auftragsklärung, gemeinsame Hypothesenbildung, Ressourcen- und Lösungsorientierung und die Vereinbarung eines Kontraktes. Gleichzeitig gibt die GKV ein starres Schema vor: Eine Diagnose nach ICD-10 muss gesichert, Anträge ausgefüllt, ein Konsiliarbericht eingeholt und ein Bericht an die Gutachterin verfasst werden. Eine erste Fallkontextualisierung erfolgt in dieser Phase, wird verschriftlicht und oft wird dem Klienten ein Therapieangebot gemacht. Aus unserer Sicht eignet sich deshalb der Therapieanfang besonders, darauf hinzuweisen, wie grundlegende systemische Ideen hier integriert werden können.

Wir wollen Möglichkeiten aufzeigen, wie der Spagat zwischen den Kulturen zufriedenstellend gelingen kann, ohne dass auf systemische Grundlagen verzichtet werden muss. Ein Spagat ist ein Kunststück, welches eine gewisse Meisterschaft erfordert und Bewunderung verdient!

Der weitere Therapieablauf sollte nach unserer Auffassung sehr auf die Einmaligkeit des Klienten und seine Lebenssituation zugeschnitten sein. Das therapeutische Vorgehen sollte sich stets an die sich verändernde Situation und die Veränderung der Bedürfnisse des Klienten anpassen. Jede Therapie verläuft unseres Erachtens einmalig und unwiederholbar. Deshalb ist es aus unserer Sicht weniger nötig, für den weiteren Therapieverlauf noch mal neu und besonders in Bezug auf das Gesundheitswesen systemisches Wissen zu beschreiben.

Wir vermuten allerdings, dass im Gesundheitswesen systemische Therapien insgesamt weniger Mehrpersonensettings aufweisen als in anderen Bereichen. Ebenso beobachten wir in den Ambulanzen der Ausbildungsinstitute oft nur einen Wochenabstand zwischen den Sitzungen. Die hohe Zahl von Einzelsitzungen ist sicher auch der Honorarstruktur[18] und der für die Finanzierung

18 Einzelsitzungen und MPS werden mit dem gleichen Satz abgerechnet. Natürlich erfordert ein MPS mehr Aufwand und Vorbereitung.

nötigen Diagnose eines Individuums geschuldet. Vielleicht spielt hier auch die Erwartung vieler Klienten, Einzelsitzungen zu erhalten, eine Rolle. Der häufige Wochenabstand zwischen Sitzungen in den Ambulanzen der Ausbildungsinstitute ergibt sich aus der Ausbildungsstruktur.[19] Beides verändert die systemische Therapie, wie wir sie außerhalb des Gesundheitssystems kennen. Vielleicht verliert sie dadurch wesentliche Wirkfaktoren, die sie bisher zu einem besonders effektiven Verfahren machten. Vermutlich braucht es noch mehr Zeit und Erfahrung, um auszuwerten, wie sich die Strukturen in Gesundheitswesen und Ausbildung auf die systemische Therapie auswirken.

1.5 Das alles in der Probatorik? Bitte nicht!

Im Kapitel 2 empfehlen wir, sich Zeit zu lassen, die Klientin willkommen zu heißen und sie gut zu informieren über unser Vorgehen.

Im Kapitel 3 schlagen wir nicht weniger als 15 verschiedene Module vor, die alle sinnvoll sind, um eine Konzeptionalisierung des Falls zusammen mit der Klientin hinzubekommen.

Im Kapitel 6 empfehlen wir dringend, ein Mehrpersonensetting in Form einer Doppelstunde in der Probatorik zu machen.

All das ist in den bis zu sechs Sitzungen (Sprechstunde und Probatorik) schlicht nicht möglich. Zu Beginn einer Therapie unter Stress zu stehen, ist für den Beziehungsaufbau und den Therapieerfolg nicht förderlich. Daher gleich zu Beginn ein Hinweis zu einer schnellen Priorisierung aus unserer Sicht:

Eine positive Beziehungsgestaltung, wie in Kapitel 2 beschrieben, ist die Grundlage jeder erfolgreichen Therapie und hat oberste Priorität.

In einer systemischen Therapie halten wir den Einbezug der wichtigen Mitglieder des Lebenskontextes zu Beginn in einem Mehrpersonensetting (Kapitel 6) für wesentlich im Hinblick auf eine erfolgreiche Therapie.

Von den 15 Modulen des Kapitels 3 kann dagegen viel zunächst entfallen. Für unverzichtbar halten wir die gründliche Exploration der Beschwerden (siehe 3.2). Unumgänglich ist zudem eine mit der Klientin geteilte Hypothese, die der Therapie eine gemeinsame inhaltliche Grundlage gibt.

Auch das Gespräch über die Diagnose und den Bericht (siehe 3.14) halten wir für unverzichtbar in einer Therapie, die im Gesundheitswesen stattfindet.

19 Um die 600 Stunden Therapie in der Ambulanz zeitnah zusammenzubekommen, sind natürlich Wochenabstände vorteilhaft.

Alles andere kann, muss aber nicht in der Probatorik stattfinden. Wir empfehlen hier, immer nur Methoden/Module in den Sitzungen vorzuschlagen, die in der jeweiligen Sitzung für das Klientensystem anschlussfähig sind und für die situativ bei der Klientin echtes Interesse besteht.

Begründungen für diese Priorisierung finden sich in den jeweiligen Kapiteln. Offen für die Klientin zu sein und Zeit für ihre Anliegen und Sorgen zu haben, sollte an oberster Stelle stehen. Das heißt immer wieder, im Zweifelsfall methodische Forderungen des systemischen Ansatzes, eigene Vorstellungen und Ideen eines systemischen Manuals hintenanzustellen, um nicht selbst unter Stress zu kommen. Das erfordert manchmal innere Arbeit und Abgrenzung gegenüber einem möglicherweise vorhandenen »systemischen Über-Ich«. Das erfordert auch, wach zu bleiben für die eigene Intuition und dem, was jetzt stimmig ist, Gewicht zu geben.

2 Im Therapieraum: Eine positive Kooperationsbeziehung aufbauen – Fallverstehen in der Begegnung[20]

»Only fools use only tools.«
(Unbekannter angloamerikanischer Weiser)

»Don't be a tooligan!«
(Anderer Weiser, vermutlich ebenfalls
aus dem angloamerikanischen Kulturraum)

»Was ist der Unterschied zwischen einem Gesprächstherapeuten
und einem Verhaltenstherapeuten?
Stellen Sie sich vor, eine Katze liegt in der Mitte unter einem Lastwagen.
Ein Gesprächstherapeut könnte wissen, wie er die Katze anlockt,
aber nicht, was er dann tun soll. Ein Verhaltenstherapeut wüsste,
wie er mit der Katze arbeiten kann, aber nicht,
wie er sie dazu bringen kann, zu ihm zu kommen.«
(Ellert Nijenhuis erzählte die Geschichte 2016
in einem Seminar in Stuttgart)

Anfänge lassen sich nicht wiederholen. Ausschlaggebend für eine gelungene Therapie ist immer eine gute, vertrauensvolle, offene Kooperationsbeziehung zwischen Therapeutin und Klient. Die Qualität der Beziehung trägt nach einigen Untersuchungen mehr zum Therapieerfolg bei als die Methodik:

> »So kamen Ted Asay und Michael Lambert (2001) nach der Analyse zahlloser Psychotherapie-Wirksamkeitsstudien über unterschiedlichste Verfahren hinweg zu dem Schluss, dass die jeweiligen Techniken nur etwa 15 % Anteil am Erfolg von Psychotherapie ausmachen. [...] Eine wichtige Rolle spielt die therapeutische Beziehung (30 %), zu der die Beraterin mit Akzeptanz, Wärme und Empathie beitragen kann« (von Schlippe u. Schweitzer, 2016, S. 212).

20 In Anlehnung an Welter-Enderlin und Hildenbrand (2004). Systemische Therapie als Begegnung. Stuttgart: Klett-Cotta.

Die probatorischen Sitzungen sind der Rahmen, in dem nicht nur Fallverstehen stattfindet, sondern auch der Rahmen, in dem die Grundlage der Therapeutin-Klient-Beziehung gelegt wird. Welche Momente tragen nun zum Aufbau einer positiven Kooperation zwischen Therapeutin und Klient bei? Welche Fokussierungen der Aufmerksamkeit beim Beziehungsaufbau empfiehlt der systemische Ansatz?

Uns gefällt der Ausdruck von Welter-Enderlin und Hildenbrand (2004) eines »Fallverstehens in der Begegnung« sehr. Fallverstehen ist immer mit einem Beobachter und einer Beziehung verbunden (Kybernetik 2. Ordnung; siehe dazu den erläuternden Hintergrundtext »Kybernetik 2. Ordnung und Metaebenen im Therapieraum«, ▶ S. 103 ff.). Unsere eigene Voreinstellung, der Fokus unserer Aufmerksamkeit und unsere Beziehung zum Klienten bestimmen unsere Beschreibung des Klienten, unser Fallverstehen. Diese spezielle Art der Reflexion ist für uns zentral im systemischen Ansatz. Später beschäftigen wir uns mit dem Fallverstehen (Kapitel 4, ▶ S. 100 ff.) genau unter dieser Perspektive ausführlich.

Dieses Denken im Rahmen der Kybernetik 2. Ordnung ist für manche nichtsystemischen Kollegen vielleicht zunächst irritierend. Immerhin behaupten wir damit, dass andere Therapeuten den Fall anders sehen und anders diagnostizieren werden, den Fall höchstwahrscheinlich anders verstehen werden. Kybernetik 2. Ordnung geht davon aus, dass Fallverstehen viel mit der Therapeutin und ihrer Art, die Beziehung zum Klienten zu gestalten, zu tun hat und nur bedingt mit dem Klienten. Das ist eine erhebliche Provokation und eine Attacke auf angeblich objektive Falldarstellungen und Diagnosen. »Der Patient ist so«, das gibt es dann nicht mehr, sondern nur: »Ich sehe den Patienten so.« Das steht im Widerspruch zum objektivierenden Anspruch und der entsprechenden Art, zu formulieren (im Gespräch, in Berichten, in Diagnosen) im Gesundheitswesen (Kapitel 5).

Eben weil unser Bild vom Klienten und unsere Äußerungen über ihn so sehr von unserer Beziehung zu dem Klienten abhängen, haben wir eine so große Verpflichtung dafür, dass wir eine Begegnung herstellen, die positiv, offen und kooperativ ist – wenn wir die Kybernetik 2. Ordnung wirklich ernst nehmen. Das ist nicht nur eine notwendige gute Arbeitsgrundlage für die Therapie, sondern auch wesentlich dafür, welches Bild in uns über den Klienten entstehen wird und wie wir uns über ihn äußern werden. Eigene Vorbehalte gegenüber dem Klienten, Antipathien in uns und wahrgenommene Störungen in Bezug auf den Klienten sind deshalb ein wichtiger Arbeitsansatz und -gegenstand für die Therapeutin in der Anfangsphase einer systemischen Therapie. Gerade vor dem Hintergrund der Epistemologie der systemischen Therapie ist es deshalb besonders sinnvoll, zu Beginn einer Therapie die eigenen inneren Vorbehalte und die Beziehung zum Klienten zu reflektieren. Wir beschäftigen uns in Kapitel 2.1 mit dieser Forderung.

Was sind weitere zentrale Erwartungen – neben der Reflexion eigener Vorbehalte – des systemischen Ansatzes an unsere Begegnung mit dem Klienten bzw. der Klientin? Zentrale Forderungen der systemischen Kultur an die Beziehungsgestaltung im Therapieraum erscheinen uns darüber hinaus zu sein:

- die Fokussierung auf die Ressourcen (2.2),
- der Erhalt der Autonomie des Klienten (2.3)[21],
- den Klienten »willkommen heißen«, so dass er erlebt, dass die Therapeutin sich Zeit nimmt und ihm die volle Aufmerksamkeit schenkt (2.4),
- die Vermeidung einer allzu starken Fixierung der Therapeutin auf Veränderung im Sinne von »Quick Fixes« (2.5).

Ohne gute Beziehung zwischen Therapeutin und Klient geht wenig Veränderung – mit einer solchen erstaunlich viel! Zwei Momente wirken in systemischen Therapien zusammen: verstehen und irritieren. Verstehen im Sinne von »einfühlen können«, die Klientin erst mal so annehmen können, sie so akzeptieren können, wie sie ist. Damit werden wir uns im Kapitel 2.1 beschäftigen. Diese Art der Akzeptanz müssen wir uns oft erarbeiten. Sie gibt Klienten Sicherheit und ist somit die Voraussetzung dafür, dass Klienten Irritationen annehmen können. Irritationen meint Neues sehen und fühlen können, alte Gewissheiten in Frage stellen, früheres Fühlen hinterfragen. Nach unserer Erfahrung ist diese Art von sich irritieren lassen Klienten nur möglich aus erlebtem Verstehen und Angenommenwerden.

2.1 Arbeit an den eigenen Vorbehalten

Wir möchten Sie zu einem kleinen Gedankenexperiment einladen. Stellen Sie sich vor, Sie werden von jemandem beschrieben, mit dem Sie einen Konflikt haben und von dem Sie wissen, dass er/sie ärgerlich auf Sie ist. Jemand, von dem Sie glauben, er versteht Sie nicht wirklich und gibt sich auch keine große Mühe, Sie tiefer zu verstehen. Schreiben Sie nun fünf Eigenschaftswörter untereinander, die dieser Mensch Ihnen zuordnen könnte. Welche Eigenschaften würde er bei

21 Kriz (2015) beschreibt, wie sich die Beziehungsgestaltung zum Klienten im Laufe der Entwicklung der systemischen Therapie immer wieder geändert hat. Er kommt zu dem Schluss, dass es so etwas gibt wie einen aktuellen Stand der Forderungen an die Beziehungsgestaltung. Seine Beschreibung deckt sich weitgehend mit den Vorstellungen, die wir hier vertreten und die in der aktuelleren Literatur zur Beziehungsgestaltung zwischen Klient und Therapeutin zu finden sind (Hilzinger, Schweitzer u. Hunger, 2016; Loth u. von Schlippe, 2004).

Ihnen also besonders wahrnehmen? Zeichnen Sie nun einen Rahmen um diese Aufzählung von Adjektiven. Das ist ein mögliches Bild von Ihnen.

Nun stellen Sie sich jemanden vor, von dem Sie wissen, dass er Sie mag und wertschätzt, ja vielleicht sogar liebt. Jemand, der viel Entwicklungsoptimismus in Bezug auf Ihre Fähigkeiten und Ihr Gestaltungsvermögen in Bezug auf eine gute Zukunft hat. Bitte überlegen Sie, welche fünf Eigenschaftswörter dieser Mensch nennen würde, um Sie zu beschreiben. Schreiben Sie bitte auch diese Adjektive untereinander und zeichnen Sie einen Rahmen darum. Ein anderes mögliches Bild von Ihnen ist entstanden.

Wenn Sie die Wirkung beider Bilder auf sich vergleichen: Welche Wirkung hat jedes Bild auf Sie? Welche Empfindungen und welche Körpergefühle entstehen in Ihnen, wenn Sie das jeweilige Bild auf sich wirken lassen? Spüren Sie, wie sich Ihre Lebensfreude, Ihr Optimismus und Ihre Kraft in Bezug auf Ihre Zukunft je nach Bild verändern? Angenommen, Sie wären selbst in einer Therapie. Haben Sie Assoziationen, wie diese Therapie wohl aussehen würde, wenn Ihre Therapeutin Sie wie in dem einen Bild sehen würde, und wie die Therapie aussehen würde, wenn sie Sie wie in dem anderen Bild sehen würde? Was würde das für Ihr Gefühl in Bezug auf Ihre Therapie und für Ihre Einschätzungen von Erfolg oder Misserfolg Ihrer Therapie verändern?

Eine wesentliche Frage zu Beginn einer Therapie ist, ob wir einen liebevollen, wertschätzenden und wirklich interessierten Blick auf den Klienten haben – neben allen Schwierigkeiten und dysfunktionalen Mustern, die wir möglicherweise ebenfalls bei ihm wahrnehmen. Genau dieser positive Blick ist unser notwendiger Beitrag dazu, dass die Beziehungsaufnahme und die Therapie gelingen. Empfinden wir zudem so etwas wie einen Entwicklungsoptimismus in Bezug auf den Klienten? Mit dysfunktionalen Mustern des Klienten in der Beziehung zum Therapeuten meinen wir Kommunikationsmuster des Klienten, die die Kooperation mit ihm einschränken und deshalb für den Therapeuten durchaus ärgerlich sein können:

Ein Klient lässt sich nicht in seiner Exploration anleiten und unterstützen. Er nimmt deshalb Vorschläge der Therapeutin in der Regel nicht oder nur mit offensichtlichem Widerstreben an.
Eine andere Klientin redet sehr viel und kontrolliert so die Situation. Das kann den Therapeuten durchaus nerven, weil er kaum dazu kommt, der Klientin Anregungen zu geben oder seinerseits überhaupt auf ihre vielen Beiträge zu reagieren. Wenn es ein Mehrpersonensetting ist, dann kommen die anderen Beteiligten nicht zu Wort. Wenn der Therapeut dem Mann der Klientin eine Frage stellt, antwortet dann doch sehr schnell die Klientin (seine Frau) für ihn.

Ein Klient ist offensichtlich tief betroffen und schockiert über das, was ihm gerade – innerhalb oder außerhalb der Therapie – begegnet. Das löst bei der Therapeutin das menschliche Bedürfnis aus, Anteil zu nehmen, zu trösten und Verständnis zu zeigen. Der Klient kann dies aber gar nicht annehmen, leugnet vielleicht die offensichtliche Betroffenheit.

Ein Klient gebärdet sich in der Therapiesituation in Mimik und Gestik versteckt bedrohlich, wirkt auf die Therapeutin abweisend und entwertend, ist sehr raumeinnehmend.

Der Beispiele gäbe es viele mehr (siehe dazu Kapitel 4.1.3). Für Therapeuten macht es den Umgang mit Klienten, die solche und ähnliche Kommunikationsmuster haben, schwer. Eine zielführende Kommunikation und Kooperation in der Therapie ist erschwert und das Selbstwirksamkeitserleben der Therapeutin wird beschädigt. Liebel-Fryszer und Biondi (2019) beschreiben solche Einschränkungen in der Kommunikation und Kooperation. Sie führen das darauf zurück, dass solche Muster bei Klienten entstehen, wenn diese bestimmte Bindungshandlungen von Bindungspersonen nicht lernen konnten (z. B. sich trösten lassen zu können, sich in der Exploration führen zu lassen, Resonanz für Gefühle bekommen zu haben, sich in schwierigen Situationen an die Hand nehmen zu lassen). Natürlich sind Mängel an guter Ausstattung von kommunikativen Fähigkeiten und Kooperationskompetenz besonders bei Klienten in Psychotherapie – aber nicht nur dort – erwartungsgemäß anzutreffen.

Der positive Blick auf den Klienten, der solche Muster im Therapieraum zeigt, entsteht nicht von allein. Ihn entstehen zu lassen, gehört zum professionellen Handwerk in der Therapie und ist vor allem zu Beginn der Therapie von großer Bedeutung. Deshalb sind die Wahrnehmung und Auseinandersetzung der Therapeutin mit ihren Vorbehalten gleich von Beginn an so wesentlich.

Wir plädieren also für eine Professionalität, die einen ehrlichen Blick nach innen und die Bereitschaft zur Selbstreflexion erfordert. Professionalität heißt nicht, schwierige Empfindungen und Antipathien nicht zu erleben! Professionalität heißt, solche Empfindungen bei sich wahrnehmen zu können und sich Zeit dafür zu nehmen. Supervisionen – mit Supervisor oder als Intervision in der kollegialen Peergroup – sind genau für solche Fragen und besonders zu Beginn einer Therapie da.

Eine professionelle Reflexion der eigenen Sicht auf den Klienten und seine Interaktionsmuster zu Beginn der Therapie lässt sich in den folgenden Schritten beschreiben. Außerdem schlagen wir Fragen vor, die bei der Erkundung und Erforschung der therapeutischen Beziehung helfen können:

- Sie beginnt mit der Untersuchung der eigenen Empfindungen gegenüber dem Klienten und den eigenen inneren emotionalen Reaktionen auf seine Interaktionsmuster und auf die therapeutische Beziehung, die daraus entsteht.

Wie fühle ich mich, wenn ich mit dem Klienten in einem Raum bin? Welche Sicht vermute ich bei dem Klienten auf mich als Therapeutin? Wer bin ich für ihn? Welchen Blick des Klienten auf mich als Menschen vermute ich? Wie nimmt er mich wohl wahr? Was ist mir an seinem Verhalten bzw. seinem Erzählten (zu Beginn, während oder am Ende der Sitzung) Besonderes, Einmaliges aufgefallen? Welche Interaktionsmuster kann ich daraus ableiten?

- Sie setzt sich fort mit der Bereitschaft, auch unangenehme/negative Empfindungen zuzulassen und zu äußern.

Welche Vorbehalte habe ich gegenüber diesem Klienten? An welchen Stellen im Gespräch ist er mir unsympathisch? Stört und ärgert er mich? Wodurch macht er das? An welchen Stellen kommen in den Sitzungen Ärger, Angst, vielleicht sogar Wut in mir hoch?
Fühle ich mich durch ihn kontrolliert und eingeschüchtert? Spüre ich leichte Angst vor ihm in der Begegnung? Wie und durch was kontrolliert er mich? Wie und durch was fühle ich mich in meiner Handlungsfähigkeit als Therapeutin eingeschränkt?
Empfinde ich Langeweile in der Sitzung mit ihm? Habe ich Lust dazu, ihn und mit ihm sein Leben zu erforschen? Oder muss ich mich dazu zwingen?
Empfinde ich unangenehmen Leistungsdruck in der Begegnung – habe ich das Gefühl, besonders gut, besonders schnell, besonders effektiv sein zu müssen? Was hat das mit ihm und was hat das mit mir zu tun?
Empfinde ich so etwas wie Hoffnungslosigkeit in Bezug auf die Entwicklungsmöglichkeiten des Klienten? Raubt er mir Optimismus in seine Entwicklung? Wie genau macht er das?
Nach einer der ersten Sitzungen kann eine Skulptur, die die Beziehung Klient – Therapeutin darstellt, hilfreich sein in der Peersupervision. Dies kann die Erforschung der Vorbehalte und die empfundenen Einschränkungen der Therapeutin unterstützen.

- Es folgt die exakte Untersuchung, durch was und wie der Klient dieses Empfinden bei der Therapeutin auslöst. Diese exakte und nüchterne Beschreibung der Auslöser der unmittelbaren Vorbehalte und Hindernisse eines wertschätzenden, annehmenden und liebevollen Blickes der Therapeutin ist eine erste Distanzierung von ihren intuitiven Reaktionen.

> Durch was genau löst dieser Klient diese Empfindungen aus? Was tut oder sagt er genau, oder genau nicht? Ist es die äußere Erscheinung? Was an der äußeren Erscheinung ist es? Sind es Mimik, Gestik, Körperhaltung, Bewegungen, Betonung, bestimmte Formulierungen? Wie lassen sich diese Beobachtungen präzise beschreiben? Wie würde der innere nüchterne Beobachter der Therapeutin diese auslösenden Momente ganz sachlich beschreiben?

- Nun können Hypothesen gebildet werden einerseits, warum der Klient so auftritt, und andererseits, warum bei der Therapeutin die aversiven Reaktionen erfolgen.

> Was wissen wir zu diesem frühen Zeitpunkt schon über den Klienten und seine Geschichte, wodurch ein solches Auftreten plausibel wird? Was sollten wir auf dem Hintergrund dieser Hypothesen in den nächsten probatorischen Sitzungen explorieren, um besser verstehen zu können, wie dieses auslösende Verhalten erklärbar wird?

- Was hat das mit biografischen Erfahrungen der Therapeutin zu tun?

> Die Therapeutin kann mit der Technik der »emotional bridge« arbeiten: Diese Empfindungen, die der Klient bei ihr auslöst, wie genau fühlen die sich an (körperlich, psychisch, im Kommunikationsverhalten, in der Rollengestaltung)? In welchen Situationen in ihrem Leben hatte sie genau diese oder sehr ähnliche Reaktionen und Empfindungen? Wie hat sie diese Situationen für sich gelöst?

- Schließlich gehört der Versuch dazu, eine wohlwollende Sicht auf den Klienten zu entwickeln. Dazu können auch Vorsätze gehören, den Dialog im Therapieraum anders zu führen, sodass die Therapeutin sich wohl damit fühlt und auf Kontrollstrukturen durch den Klienten kompetent reagieren kann.

> Welche Ressource steckt in dem Muster, das der Klient im Therapieraum zeigt? Wann könnte dieses Verhalten einmal Sinn gemacht haben? In welchem (Lebens-)Kontext und mit welchem nachvollziehbaren Ziel könnte das gewesen sein? Was ermöglicht dieses Interaktionsmuster des Klienten im Hier und Jetzt? Welches wichtige Bedürfnis des Klienten wird damit möglicherweise befriedigt?
> Was kann die Therapeutin in der nächsten Sitzung tun (Körperhaltung, Distanz, Positionierung im Raum, Sagen oder Tun), um aus diesem Erlebensraum hinauszukommen, um die unkomfortable innere Haltung zu brechen?

Ein solcher Reflexionsprozess in der Supervision hilft in der Regel, den Blick auf den Klienten zu ändern, eigene Vorbehalte und Befangenheiten bewusst zu machen oder in den folgenden Sitzungen aufzulösen. Manchmal ist es nicht leicht, solche Vorbehalte gegenüber Klienten aufzulösen. Manchmal ist dazu auch Selbsterfahrung der Therapeutin nötig. So kann dann eine kooperative, unterstützende Therapiebeziehung gelingen, auch mit für uns schwierigen Klienten. Nicht immer wird das gelingen. Dann ist es vielleicht sinnvoll, mit diesem Klienten nicht zu arbeiten.

Weitere Anregungen zum methodischen Vorgehen bei der Reflexion der therapeutischen Beziehung und Vorbehalten der Therapeutin geben wir in den Kapiteln 4.1.2 und 4.1.3. Neben Methodik benötigt diese Reflexion auch eine *Haltung*, die im systemischen Ansatz durch die Erkenntnistheorie einer Kybernetik 2. Ordnung angeregt wird: *»Alles Gesagte ist von jemandem gesagt«* (Maturana u. Varela, 1990, S. 32). Das heißt: Jede Aussage enthält die Sichtweise eines Sprechers oder Beobachters und ist nie objektiv – im Sinne von unabhängig von einem Beobachter (siehe Hintergrundtext »Kybernetik 2. Ordnung und Metaebenen im Therapieraum«, ▶ S. 102 ff.). Natürlich erfordert es Offenheit, Bereitschaft, Mut und Wachsamkeit, die eigene Brille und die eigene Art, Beziehungen zu gestalten, zu reflektieren und damit die eigenen Wahrnehmungen zu und Aussagen über Klienten zu relativieren. Andere Therapeuten werden andere Beziehungen im Therapieraum herstellen und folglich auch andere Aspekte des Klienten wahrnehmen. Es liegt an uns systemischen Therapeuten, durch Reflexion unserer Wahrnehmungen, besonders und einschließlich der Vorbehalte, diese systemisch-konstruktive Haltung einzulösen. Deshalb brauchen, gerade zu Beginn einer Therapie, diese

Themen Raum in Supervision und eigener Reflexion – und nicht nur die Reflexion des Klienten und seines Lebenssystems.

In den – recht seltenen – Fällen, in denen die Vorbehalte und Einschränkungen der Therapeutin bestehen bleiben, sollte die Möglichkeit erwogen werden, in der Probatorik die Zusammenarbeit zu beenden: besser keine Therapie anbieten als eine Therapie unter ungünstigen Umständen.

Ein Klient (35 Jahre) mit Zwangssymptomen kommt auf Druck seiner Lebenspartnerin in die Therapie. In den ersten beiden Sitzungen weist er immer wieder auf seine Zugehörigkeit zur Naziszene in der Stadt hin. Er macht immer mal wieder abfällige Bemerkungen über Migranten oder Andersdenkende. Die Therapeutin bringt dies in Bedrängnis. Sie mag nicht darauf eingehen, bittet ihn, dies zu unterlassen. Er hält sich nicht durchgängig an diese Bitte. Auch nachdem die Therapeutin herausfindet, welche Erfahrungen ihrer Herkunftsfamilie – neben ihrer eigenen politischen Überzeugung – sie so stark auf den Klienten reagieren lassen, bleiben ihre starken Vorbehalte und sie kündigt nach einer Supervision die Zusammenarbeit mit dem Klienten auf.

2.2 Ressourcenaktivierung – von Beginn an

Es ist eine zentrale Forderung des systemischen Ansatzes, die radikale Fokussierung auf Ressourcen und die Spiegelung von Ressourcen der Klienten von Beginn an in den Mittelpunkt zu stellen.[22] Wir interessieren uns für Stärken, Kompetenzen und gelungenes Leben des Klienten. Das beeinflusst erheblich unsere Sicht auf ihn, unser Fallverstehen.

Prinzipiell hat sicher im Gesundheitssystem niemand etwas dagegen, dass systemische Therapeuten länger über Ressourcen mit Klienten sprechen. Aber tendenziell kann das in Konflikt zum Zeitdruck und der Defizitorientierung des Gesundheitswesens stehen, mit der Notwendigkeit, möglichst schnell und vollständig die Symptome, Schwierigkeiten und Konflikte des Klienten zu erfassen. Auch hier können systemische Therapeuten leicht in eine unnötige Überanpassung an den umgebenden Kontext gehen.

22 Damit steht die Systemikerin nicht allein. Auch in der Verhaltenstherapie ist Ressourcenaktivierung inzwischen ein Anliegen. Grawe (2004) konnte in seiner Therapiebegleitforschung eindrucksvoll zeigen, dass in erfolgreichen Therapien die Therapeuten von Beginn jeder Stunde an ressourcenaktivierend gearbeitet haben. Das war in seiner Forschung ein zentraler Faktor für Therapieerfolg.

Für Berichte zu Anträgen auf Kostenübernahme einer ambulanten Psychotherapie sind Ressourcen und Kompetenzen des Klienten deutlich weniger gefragt als Symptome und Diagnosen. Entsprechend wird die Exploration der Defizite zunächst im Prozess priorisiert und die Ressourcenexploration zu Beginn oft übergangen. Diese Priorisierung ist manchmal sinnvoll. Klienten fühlen sich nicht richtig ernstgenommen damit, wenn das, womit es ihnen schlecht geht, nicht ausreichend Raum findet – wenn man mit ihnen am Anfang etwa hauptsächlich über ihre Hobbys und das Gelingende im Alltag spricht. Trotzdem ist es sinnvoll, von Beginn an auf Ressourcen zu fokussieren. Wie der Fokus Ressourcenaktivierung konkret im Gespräch mit dem Klienten gestaltet werden kann, beschreiben wir im Kapitel 3.3.

2.3 Autonomie schützen – bereits am Anfang

> »Autonomie ist der Ausgangspunkt therapeutischer Bemühungen, nicht ihr Ziel. Dies bedeutet den Verzicht auf jegliche manipulative oder autoritäre Einflussnahme – mit der Chance für die Möglichkeit generativer Veränderungen.«
> (Loth u. von Schlippe, 2004, S. 342)

Im systemischen Verständnis unterstützen wir Selbstregulation und regen diese an. Die Idee der Selbstregulation von Systemen beinhaltet, den Klienten von Beginn an als autonom zu sehen und entsprechend zu respektieren, statt ihn zu behandeln und damit zum Objekt zu machen:[23]

> »Patienten werden in erster Linie nicht behandelt, sondern im therapeutischen Prozess beraten und unterstützt, welche Schritte sie unternehmen können, die zu einer Besserung der Beschwerden beitragen könnten« (Retzlaff, 2021a, S. 19).

Im systemischen Verständnis unterstützen wir Selbstregulation und regen diese an. Machen wir den Klienten zum Objekt unserer Behandlung, dann behindern wir ihn eher in seiner Funktion als handelndes, sich selbst regulierendes und entscheidendes Subjekt. Diese Sichtweise kann in erheblichem Maße im Widerspruch zur vorherrschenden Umgangsweise mit Klienten im Gesundheits-

---

23 Diese starke Betonung auf Unterstützung von Autonomie und Aufrechterhaltung von Autonomie trifft auf die meisten systemischen Traditionen zu. Es gibt einige Zweige, in denen diese Sicht und dieser Umgang mit Autonomie nicht im Vordergrund stehen. Beispiel wäre die strategische Therapie, wie Jay Haley und Cloé Madanes sie vertraten (Haley, 1990).

wesen stehen, in dem diese oft als zu behandelndes Objekt gesehen werden.[24] Die Vorgehensweisen, wie wir konkret im systemischen Ansatz die Autonomie unserer Klienten von Beginn an würdigen, sind alle im Gesundheitswesen durchaus möglich, werden aber selten genutzt und kosten Zeit. Die konkreten Vorgehensweisen beim Beziehungsaufbau, mit denen wir die Autonomie der Klienten erhalten, sind:

- *Strikte Auftragsorientierung:* Sauberes Explorieren der Aufträge des Klienten und das Besprechen, was möglich ist. Konsequentes Arbeiten im Rahmen der so entstandenen Vereinbarung. Für im Gesundheitssystem arbeitende Therapeutinnen kann es hier zu Konflikten kommen, wenn die Aufträge vom Klienten und Kostenträger – meist Symptomreduktion – sich widersprechen.
- *Recontracting:* Verändert der Klient den Auftrag, oder sehen wir die Notwendigkeit, den Auftrag zu verändern – schon in der Probatorik –, wird von uns aus neu das Gespräch über die Vereinbarung und den Rahmen initiiert.
- *Informierter Konsens:* Dazu gehört es, die Klienten zu informieren:
  - Im Sinne einer *generellen Gebrauchsanleitung*: In welchem Kontext die Therapie stattfindet (Träger, Räume, welche Menschen suchen hier Hilfe und warum, Abläufe, Schweigepflicht, Kosten etc.). Die generelle Gebrauchsanleitung können wir mit den bekannten Beipackzetteln von Medikamenten vergleichen. Das sind sehr viele Informationen, die einen Klienten, der mit hohem Leidensdruck in seiner ersten Therapiestunde sitzt, in diesem Moment sicher wenig interessiert. Wir empfehlen eine schriftliche Information. Wir stellen im Anhang 1 einen solchen »Beipackzettel« für eine systemische Therapie vor. Dieser Beipackzettel wird momentan in der Ambulanz der HAiP verwendet. Er ist von den Autoren mit Unterstützung der Supervisoren und der Ausbildungsteilnehmenden der systemischen Ausbildungsgruppen an der HAiP entwickelt worden.
  - Im Sinne einer *spezifischen Gebrauchsanleitung:* Was in der speziellen Therapie des Klienten sinnvoll und möglich ist, welche seiner Beschwerden mit welchen Zielen behandelt werden sollen und können. Dies kann zu Beginn der Probatorik nur sehr rudimentär über eine Vorgabe durch die Therapeutin erfolgen. Der Zeitpunkt, an dem eine spezielle Gebrauchsanleitung umfassender möglich ist, ist das Ende der Probatorik und der Bericht an den Gutachter. Die Punkte gemeinsame Hypothese, Erklärungs-

---

24 Natürlich gibt es auch gegenläufige Entwicklungen im Gesundheitswesen. Das erleben wir alle in unserer Rolle als Patienten: Es gibt große Unterschiede zwischen den Akteuren (Ärztinnen, Physiotherapeuten, MTAs, Psychotherapeutinnen usw.). Im Studiengang Medizin an der Charité werden zum Umgang mit Patienten inzwischen Konzepte wie »informed consensus« und »shared decision-making« gelehrt.

modell und Therapieplanung sind eine klare spezielle Gebrauchsanleitung. Informationen vorzuenthalten, schafft ein Machtgefälle in Beziehungen (Bertrando u. Arcelloni, 2006). Deshalb ist das Lesen des Berichts an den Gutachter durch den Klienten gerade aus dem systemischen Ansatz heraus so bedeutsam. Diese Forderung bringt Therapeuten durchaus in Schwierigkeiten. Bestimmte Ideen der Therapeutin oder des Therapeuten zu diesem Zeitpunkt mit dem Klienten zu teilen, erscheint manchmal zu konfrontativ. Die Ausführungen zum Erklärungsmodell können eine starke Konfrontation mit dem inneren oder auch äußeren System des Klienten sein.[25] Aber was tun wir da, wenn wir unsere Ideen zu sehr persönlichen Dingen des Klienten weiter innerlich verfolgen, zur Strukturierung unseres Dialogs im Therapieraum nutzen, darüber mit Kollegen kommunizieren, aber der Klient von diesen Sichtweisen nichts weiß? Jedenfalls führt diese Sichtweise regelmäßig zu Diskussionen mit systemischen Kollegen. Zu Beginn der Probatorik können zur spezifischen Gebrauchsanleitung auch z. B. Vorschläge gehören, wer aus dem Lebensfeld des Klienten im Laufe der Therapie für ein Mehrpersonensetting infrage kommt, zu welchem Zeitpunkt der Probatorik, wie und durch wen die Einladung erfolgen könnte.
- Im Sinne einer *situativen Gebrauchsanleitung*: was man für die jeweilige Therapiestunde, für die nächsten Minuten vorschlägt und wozu.

So kann die Basis für einen informierten Konsens mit dem Klienten gelegt werden. Eggemann-Dann und Fryszer (2022, S. 177 ff.) führen diese drei Formen von Gebrauchsanleitungen näher aus.

- *Gemeinsames Besprechen der Diagnose* mit dem Klienten und gemeinsames Erarbeiten einer geteilten Hypothese zur Diagnose, ihrem Sinn und ihrer Bedeutung.
- *Validieren der Sicht des Klienten:* Geduldiges Zuhören bei den Sichtweisen des Klienten, einfühlsames Verstehen dieser Sichtweisen auf dem Hintergrund seiner Biografie und seiner Lebenssituation, dies dem Klienten gegenüber ausdrücken und damit validieren (im Sinne von »für gültig erklären«) –

25 Dieser Gedankengang erinnert sehr an Ideen des psychoanalytischen und tiefenpsychologischen Ansatzes: »Der Klient ist noch nicht reif für die Deutung.« Gleichwohl bleibt diese Hypothese der Therapeutin richtungsleitend für die Dialogführung im Therapieraum. In der systemischen Therapie gab es je nach Tradition durchaus unterschiedliche Umgangsweisen mit Hypothesen: von strikter Trennung der Hypothesen der Therapeutin und ihrer Kolleginnen über Reflecting Team mit Äußerung nur bestimmter, nicht konfrontierender Hypothesen bis zur Aufgabe aller Hypothesen zur Verursachung der Probleme. Bertrando und Arcelloni (2006) geben hier einen fundierten Überblick über den Umgang mit Hypothesen und ihrer Veröffentlichung gegenüber Klienten in der Geschichte der systemischen Therapie.

ohne inhaltlich zuzustimmen. Wenn dieser Prozess abgeschlossen ist, kann die Therapeutin immer noch eine andere Sicht der Dinge vorschlagen. Dieser Punkt ist besonders relevant, wenn es um Dinge geht, die der Klient anders als die Therapeutin sieht. Im beschriebenen Sinne zuzuhören und nicht zu überhören, heißt, den Klienten und seine Sicht ernst zu nehmen:

> »Für die praktische Arbeit heben Goolishian und Anderson (1997, S. 272) hervor, dass es als Therapeut wichtig sei, ein guter Zuhörer zu sein. Zu rasches Verstehen berge nämlich die Gefahr in sich, dass Missverständnisse und Vorurteile entstünden. Verstehen sei ein Vorgang, der sich mit dem Fortgang des Gespräches ändere« (Kriz, 2015, S. 221).

Mit allen diesen Vorgehensweisen können wir von Beginn an die Autonomie des Klienten erhalten und fördern. Auch hier gilt wieder: All diese Vorgehensweisen brauchen Zeit und Geduld. Die Autonomie des Klienten von Beginn an zu erhalten, ist ein Kernanliegen des systemischen Ansatzes bei der Beziehungsgestaltung. Damit sind die aufgezählten Methoden unverzichtbar, auch wenn wir unter Zeitdruck stehen. Der Wert dieser Methoden und ihr großes Gewicht werden im Gesundheitswesen oft nicht gesehen und noch seltener realisiert. Auch das erfordert manchmal den Mut der systemischen Therapeutin, »anders zu sein«.

Grawe (2004) zeigt in seiner Therapiebegleitforschung, dass erfolgreiche Therapien sich dadurch auszeichnen, dass neben Ressourcenaktivierung von Beginn der Stunde an als weiterer entscheidender Faktor dem Klienten möglichst weitgehend die Kontrolle und die Orientierung über den Therapieprozess gegeben werden.

Nach systemischem Verständnis bauen wir mit solchem Vorgehen die Sicherheit auf, die notwendig ist, damit verändernde, irritierende, die innere und äußere Homöostase destabilisierende Interventionen anschlussfähig werden (Loth u. von Schlippe, 2004). Eine Beziehungsgestaltung, die ganz praktisch die Autonomie des Klienten unterstützt und möglichst weitgehend erhält, schafft Sicherheit und damit die Grundlage für den Klienten, um Anregungen zu Veränderungen aufzugreifen. Verstehen und Irritieren müssen in Balance sein, damit Therapie verändern kann.

2.4 Die Klientin willkommen heißen

Zeit und Geduld zeigen Menschen in der Regel, dass sie willkommen sind, dass sie an einem Ort sind, an dem Platz für sie ist. Es lohnt sich, vor der Begegnung mit der Klientin zu prüfen, ob wir wirklich entspannt sind und Zeit haben. Es lohnt sich, sich vor der Therapiestunde zu zentrieren und all das, was uns privat und professionell bedrückt und stresst, beiseitezuschieben. Können wir den Druck durch das alles, was im Gesundheitssystem, von der Klinik oder der Ambulanz von uns als Therapeuten erwartet wird, ablegen? Die innere Haltung eines »für die Klientin Bereitmachens und Zeithabens« signalisiert ihr, dass sie willkommen geheißen wird. Wenn wir dies realisieren, findet eine Aufmerksamkeitsfokussierung bei uns auf die Klientin statt. Wir stellen ihr so bewusst unsere Zeit und unsere ungeteilte Aufmerksamkeit wohlwollend (mit Geduld) zur Verfügung.

In Anlehnung an Lafranchi empfehlen wir eine kleine Fantasie für die Therapeutin, um besser in diesen besonderen inneren Zustand zu kommen: Die Klientin, die jetzt vor der Tür sitzt und die ich gleich hereinbitten werde, ist motiviert, etwas zu verändern. Es gelingt ihr allein nicht ausreichend. Sie hat es auf sich genommen, zu kommen, sich anzumelden und hat gewartet. Sie ist gekommen, um hier in der Therapie die Hilfe zu erfahren, die ihr Veränderung ermöglicht. Sie hat Hoffnung. Ich will ihr meine Zeit, meine Geduld und meine ganze Aufmerksamkeit wohlwollend zur Verfügung stellen, um ihr zu helfen sich neu und anders zu organisieren.[26]

Mangelnde Zeit, Hetze und einengende Strukturen führen schnell dazu, die Klientin zu behandeln und zum Objekt eines schnellen, professionellen Handelns zu machen. Zeitdruck, Stress, Überbelastung im Gesundheitswesen sowie eigene persönliche Sorgen führen leicht dazu, dass wir nicht die notwendige innere Zentrierung und Konzentration aufbringen, um eine Begegnung anzubieten, in der sich die Klientin wirklich angenommen fühlt.

Leider kann auch das vorliegende Buch diesen Druck zusätzlich verstärken, wie wir völlig berechtigt während der Ausbildung in der Diskussion zu hören bekommen:

»Ich finde das einen zentralen Punkt, gerade die ›einengenden Strukturen‹ – denn auch Euer Buch, soweit ich es bis dato gelesen habe, bietet ja eine ausführliche

26 Andrea Lafranchi führte diese Ideen auf einem Seminar 2006 in Frankfurt aus, an dem Andreas Fryszer teilnahm.

und klare Struktur an, was in den ersten 6 Sitzungen passieren muss. Da ist vieles nachvollziehbar, allerdings – je nach Leidensdruck und auch innerer Struktur der Klientin – gar nicht so leicht umzusetzen. Man müsste als Therapeutin durch die ersten Sitzungen rigide durchführen, um tatsächlich alle Empfehlungen Eurerseits (Ressourcen, Beziehung, Exploration sämtlicher Lebenskontexte, Diagnose, Bericht, gemeinsame Hypothesen etc.) ernst zu nehmen. Dabei trotzdem den Prozess, die Individualität und Wünsche/Bedürfnisse der Klientin zu berücksichtigen, ist ein wahnsinniger Spagat, bei dem eigentlich nur etwas hintenrunterfallen kann. Es wäre spannend zu diskutieren, wie stark gehe ich ins Leading, auf welchen der Punkte setze ich bei der Klientin nun genau die Priorität, was kann ich bei dem bestimmten Fall etwas weniger Bedeutung geben?« (Lisa Hartke[27]).

So stellt unser Buch an dieser Stelle eine Paradoxie dar: Wir erhöhen zusätzlich die Anforderungen an den Einstieg in eine systemische Therapie – obwohl schon so viele Anforderungen durch die GKV gestellt werden – und fordern dann dazu auf, sich von den vielen Anforderungen freizumachen und in völliger Offenheit und ohne jeden Zeitdruck die Klientin willkommen zu heißen.

Was hat nun die höhere Priorität: Die Manualtreue oder die Klientin in der beschriebenen Weise anzunehmen?

»Eine weitere Frage ist, ob sich ein Zusammenhang zwischen der Manualnähe von TherapeutInnen und dem Therapieerfolg finden lässt. Lambert (2013) stellt dazu fest, dass Technik im Schnitt nur 15 Prozent des Behandlungserfolges einer Therapie ausmache. Ein weitaus größerer Anteil komme der Einstellung und dem Einfühlungsvermögen der TherapeutInnen sowie der therapeutischen Beziehung zu« (Hilzinger et al., 2016, S. 335).

Hilzinger et al. (2016) formulieren an anderer Stelle, dass sich manchmal Adhärenz[28] und Kompetenz gegenüberstehen. Wir sollten dann der Kompetenz den Vorrang geben. Die Antwort ist klar: Willkommen heißen mit Zeit, Geduld und feinfühligem Zuhören und Wertschätzen hat Priorität gegenüber allen Forderungen des systemischen Ansatzes selbst, wie wir diese hier formulieren. So ist dieses Buch zu verstehen: als Anregung und Ratgeber bei bestimmten Fragen und Situationen, nicht aber als Manual, dessen Einzelschritte sklavisch

27 Lisa macht in der HAiP ihre Ausbildung und hat unseren Text gelesen und 2024 kommentiert.

28 Adhärenz meint hier Treue zum Manual, in unserem Kontext die Treue zum systemischen Ansatz und Vorgehen. Der Begriff hat in der Medizin auch noch andere Bedeutungen.

eingehalten werden müssten. Ohne dass die Menschen sich wohlfühlen bei uns und angenommen fühlen, können wir kaum Veränderung unterstützen.

Offenheit für die Klientin und »Willkommenheißen« der Klientin sind für manche Klientinnen einer kassenfinanzierten Therapie besonders wichtig:

> »Dies ist bei manchen Klientinnen wichtig, deren Therapie kassenfinanziert ist. Klienten im Kassensystem neigen eher dazu, ihr Leid mit dem Anderer zu vergleichen, sich zu fragen, ob sie jemand anderem, der es ›dringender braucht‹ einen Platz wegnehmen. Ob sie die Inanspruchnahme der gesamtgesellschaftlichen Ressourcen in Form der Finanzierung durch die GKV auch wirklich ›verdient‹ haben. Eine Klientin sagte beispielsweise, sie habe sich für die Therapie ›beworben‹. Willkommen heißen und validieren kann bei kassenfinanzierten Therapien noch wichtiger sein als bei privat finanzierten. Klienten wollen zu Therapiebeginn Defizite ausreichend sichtbar machen, um Rechtfertigung und Akzeptanz herzustellen und mögliche eigene oder beim Therapeuten angenommene Dissonanzen zu reduzieren« (Anna Trusheim[29]).

2.5 Einer Haltung von »Quick Fixes« widerstehen[30]

> »Wenn das die Lösung für mein Problem ist,
> dann hätte ich gern mein Problem wieder zurück!«
> (Enttäuschte Psychotherapieklientin)

Klienten möchten schnell geheilt werden. Therapeuten streben danach, sich möglichst wirksam zu fühlen. Eine Therapeutin, die Symptome in kurzer Zeit beseitigt, erhält viel Anerkennung. Eine schnelle Heilung ist in der gesetzlichen Krankenversicherung (GKV) erwünscht – verständlich! Der systemische Ansatz kokettiert eher damit, in kurzer Zeit Veränderung zu bewirken. Wir leben in einem Zeitalter, in dem Effizienz einen hohen Stellenwert hat. Dabei wird schon mal etwas verändert, dessen Bedeutung noch gar nicht verstanden ist.

Aufseiten der Therapeutin können es verschiedene Momente sein, die einen besonders starken Sog auf sie ausüben, sich mit schneller Veränderung zu identifizieren:

- die Erwartungshaltung und das Leid des Klienten;
- die eigenen Erwartungen an sich selbst, zu helfen und selbstwirksam zu sein;
- die Erwartungen und der Druck durch den Therapiekontext.

---

29 Anna macht ihre Ausbildung in der HAiP und hat diesen Text gelesen und 2024 kommentiert.

30 »Quick Fixes« im Sinne von schnellen »Sofortmaßnahmen«.

Die Verführung zu Beginn einer Therapie ist groß, dass wir uns einseitig und intensiv mit dem Veränderungswunsch des Klienten verbinden. Wir setzen uns selbst unter einen hohen Veränderungsdruck. Wir versuchen dann mit Übungen und direkter Symptombeseitigung schnell zu helfen. Das resultierende Vorgehen kann man gut als orthodoxes Vorgehen bezeichnen: Problem erkannt – Problem gebannt.

»Die Klientin steht unter Stress, dann machen wir doch ein paar Entspannungsverfahren.«

»Die Klientin unterwirft sich schnell in sozialen Situationen und ist wenig durchsetzungsfähig, dann wäre ein Frauenselbstverteidigungskurs hilfreich oder Frauenboxen.«

»Dem Klienten fehlt es an Emotionsregulation, dann wäre MBSR[31] eine sinnvolle Intervention.«

»Der Klient hat eine generelle Angststörung, dann nutzen wir doch die wertvolle Anregung der Verhaltenstherapie und bitten ihn, seine Befürchtungen zu notieren und realistische Umformulierungen zu finden. Albträume quälen den Klienten, dann machen wir doch einfach Imagery Rescripting[32].«

Orthodoxes Vorgehen entspricht eher einer Vorstellung des Menschen als triviale Maschine. Von Förster (von Förster u. Pörksen, 2002) charakterisiert eine triviale Maschine als ein System, bei dem einem bestimmten Input ein definierter Output recht sicher zugeordnet werden kann. Ein Auto sollte eine triviale Maschine sein: Bremst man, dann sollte es langsamer fahren; lenkt man nach links, dann sollte es nach links fahren. Wenn man bei einer trivialen Maschine nur das Richtige tut, dann kommt es auch zu dem gewünschten Ergebnis. Menschen sind jedoch definitiv komplexe Systeme. Ein Kind, welches man ausschimpft oder bestraft, weil es etwas Verbotenes getan hat, kann dies in Zukunft lassen oder aber die Konsequenz ziehen, es erneut, aber geschickter zu tun und sich nicht mehr erwischen zu lassen oder sich wegen des Ausschimpfens/der Strafe an anderer Stelle zu rächen, sich zurückzuziehen, weil es die Sache ungerecht findet. Komplexe Systeme sind nicht derart instruierbar, dass sich sicher vorhersagen ließe, welcher Output auf einen bestimmten Input erfolgen wird. In

31 Mindfulness-Based Stress Reduction, abgekürzt MBSR, wurde 1979 von Prof. Dr. Jon Kabat-Zinn und seinen Mitarbeitern an der Stress Reduction Clinic der Universität Massachusetts als Methode zur Stressbewältigung durch Achtsamkeit entwickelt.

32 »Imagery Rescripting« ist eine psychotherapeutische Technik, mit deren Hilfe negative Emotionen durch das »Überschreiben« (engl. »rescripting«) negativer Erinnerungen und Bilder positiv verändert werden sollen.

komplexen Systemen wirken viele Faktoren und Rückkopplungen zusammen und im System finden eigene Entscheidungen statt, die oft wenig voraussagbar sind. Orthodoxes Vorgehen kann man von daher als Trivialisierung verstehen, was dann oft zu enttäuschenden Ergebnissen führt: Das Gewünschte passiert eben doch nicht.[33]

In der systemischen Tradition gibt es verschiedene Sichtweisen und Metaphern, die diese besondere Ausgangslage gegenüber Veränderung vor allem zu Beginn einer Therapie reflektieren. Als systemische Therapeutin kann man wählen, welche Metaphorik einem zusagt.

Selvini Palazzoli, Boscolo, Cecchin und Prata (2011)[34] beschreiben die Ausgangssituation einer Therapie so, dass der Klient bzw. das Klientensystem die Therapeutin mit einer Paradoxie konfrontiert. Ein Paradoxon in der systemischen Therapie bezieht sich auf eine scheinbar widersprüchliche oder absurde Aussage oder Handlung, die dennoch eine tiefere Wahrheit oder Funktion hat. Der Klient will seine Symptome loswerden. Aber Symptome haben auch immer eine Funktion, einen Sinn im System. Sie sind die bisher besten Lösungen des Klientensystems. Irgendwelche Vorteile oder eine irgendwie geartete Stabilität des Systems sind damit verbunden. Deshalb können wir neben dem Veränderungswunsch eine gleichzeitige Tendenz, auf diese Vorteile oder die Stabilität nicht verzichten zu wollen, unterstellen. In dieser Hinsicht gibt es bewusst oder unbewusst eine Tendenz zur »Nichtveränderung« neben einem meist starken Veränderungswunsch. Zu Beginn der Therapie wird die Therapeutin oft damit konfrontiert, dass diese Paradoxie von der Familie oder dem Klienten aufrechterhalten wird und gleichzeitig der Wunsch nach Veränderung vehement vertreten wird. Der Klient sucht Hilfe für ein Problem, das er selbst nicht lösen kann, und gleichzeitig bringt er das Problem in einer Weise ein, die das Eingreifen der Therapeutin erschwert.

In der Sprache von Selvini Palazzoli et al. (2011) erkennt die Therapeutin die Paradoxie des Klientensystems und antwortet mit einem Gegenparadoxon, indem sie sowohl deutlich macht, dass sie die Veränderung unterstützen wird, aber gleichzeitig mit dem Klienten den Sinn des Symptoms exploriert bzw. die Nebenwirkungen des Symptoms untersucht.

---

33 Wenn wir uns dafür entschieden haben, mit Menschen zu arbeiten, dann haben wir uns entschieden, uns mit einer nicht trivialen Welt zu beschäftigen, mit einer Welt, die eben oft nicht vorhersehbar ist, die oft nicht einfach manipulierbar ist, die meist wenig instruierbar ist. Wenn »Quick Fixes« und frühe Skills nicht funktionieren, wie wir es gehofft haben, trivialisieren wir vielleicht gerade unsere Klienten!

34 Selvini Palazzoli et al. (2011) haben in ihrem Buch »Paradoxon und Gegenparadoxon« diese Situation beschrieben und den Grundstein für eher paradoxe Interventionen gelegt.

Wir können aber auf den Begriff des Paradoxons auch verzichten und stattdessen die Situation als ambivalente Haltung des Klientensystems verstehen (Schwing u. Fryszer, 2015) im Sinne eines: »Bitte hilf möglichst schnell, dass sich was verändert. Bitte aber keine Veränderungen oder nur solche, die keine Nachteile haben!«[35] Das kann die Therapeutin unter erheblichen Stress setzen und dazu verleiten, nur die quasi offizielle Seite und den Wunsch nach baldiger Veränderung wahrzunehmen und sich damit ganz zu identifizieren.

In der weicheren Metapher der Ambivalenz sieht die Therapeutin die Ambivalenz des Klienten und nimmt ebenfalls eine ambivalente Haltung zur Veränderung ein. Sie versteht sich dann als »Anwältin der Ambivalenz«.

»Wir sollten zunächst verstehen, in welchen Situationen das Symptom auftaucht ... wer dabei ist ... wie es sich auf die Beziehungen auswirkt ... Alles hat auch Vorteile.«
»Wir sollten zunächst verstehen, welche Vorteile mit den Symptomen verbunden sind. ... Bitte verändern Sie nicht zu schnell etwas ... und nicht zu früh.«
»Man sollte nichts abschaffen, was man nicht verstanden hat ... schnelle Veränderungen führen oft zu schnellen Rückfällen. ... Lassen Sie uns zunächst etwas beobachten, bevor Sie etwas verändern!«

Entsprechend ist eine Beziehungsaufnahme sinnvoll, in der sich die Therapeutin nicht als »Quick Fixer«[36] präsentiert, sondern eher etwas zögerlicher vor einer zu schnellen Veränderung warnt.

»Ja, wir arbeiten an Veränderung. Aber bitte erst einmal die Symptome aufrechterhalten! Bitte nicht zu schnell die Symptome aufgeben.«

Diese Haltung in der beginnenden Therapie zu realisieren, ist eine Herausforderung. Der Druck durch den Klienten und der innere Druck der Therapeutin, schnell und effektiv zu sein, können sehr groß sein. Neben Veränderung auch die Haltung der Nichtveränderung (oder genauer: der nicht sofortigen und nicht so schnellen Veränderung) in der Begegnung mit dem Klienten zu ver-

35 Getreu dem bei Therapeuten bekannten Motto: »Wasch mir den Pelz, aber mach mich nicht nass.«

36 Im Sinne von schnellem Reparateur.

treten, ist nicht einfach. Das Dilemma zu erkennen, sich näher anzusehen und einer Haltung des »Quick Fixers« zu widerstehen, ist hilfreich und entspricht der systemischen Tradition. In welchen verschiedenen Formen aber kann die Therapeutin die Position der »Nichtveränderung« konkret in der Begegnung leben? Im Folgenden geben wir einige Hinweise zur Haltung und zum konkreten Vorgehen, wie diese Ambivalenz der Therapeutin gegenüber Veränderung im therapeutischen Dialog ausgedrückt werden kann:

Wertschätzendes, respektvolles Zuhören. Unterschiedlichen Sichtweisen im Dialog Raum geben, ohne zu werten und ohne Ursache-Folge-Kausalitäten im Hinblick auf richtig oder falsch zu beurteilen – anstelle von »Ärmel hochkrempeln« und »schnell reparieren!«. Kriz (2015, S. 221) bezieht sich bei der Gestaltung der therapeutischen Beziehung im systemischen Ansatz auf die narrative Tradition:

> »Für die praktische Arbeit heben Goolishian & Anderson (1997, S. 272) hervor, dass es als Therapeut wichtig sei, ein guter Zuhörer zu sein. Zu rasches Verstehen berge nämlich die Gefahr in sich, dass Missverständnisse und Vorurteile entstünden. Verstehen sei ein Vorgang, der sich mit dem Fortgang des Gespräches ändere. [...] Die Position des Therapeuten soll dabei durch Gegenseitigkeit, Bescheidenheit und Respekt gekennzeichnet sein.«

Es kann aber auch schon genügen, sich Zeit zu nehmen und dem Klienten aufmerksam zu folgen, wenn er sein Erleben, seine Gedanken rund um die Beschwerden ausdrückt. Allein ein ruhiges und verständnisvolles Begleiten der bestehenden Symptomatik und das Angebot, die schlimme Situation gemeinsam auszuhalten, kann sehr viel Akzeptanz und Verständnis für das eigene Leid bei den Klienten auslösen, was ein sehr wichtiger Schritt für (langfristige) Veränderung ist.

Untersuchen und Explorieren des Symptoms. Dazu einige Anregungen, die helfen können, diese Haltung als Therapeutin in sich zu finden:

> »Durch Respekt und Neugier gegenüber Menschen und ihren Ideen, gegenüber uns selbst und unseren Klienten, durch Offenheit und Flexibilität gegenüber der Entwicklung neuen Sinns und Verstehens in dieser therapeutischen Haltung wird weder das Erleben von Sinn noch die Integrität irgendeines der Beteiligten angefochten« (Anderson u. Goolishian, 1992, S. 270).

Wertschätzen und Entdecken der Selbstorganisation des Klientensystems – ohne gleich verändern zu wollen:

> »Und umgekehrt erhöht der Respekt gegenüber dem System die Neugier darauf, wie Ideen, Verhaltensweisen und Ereignisse die Integrität eines Systems erzeugen und aufrechterhalten können. Ein System zu respektieren bedeutet, ihm gegenüber mit dem Verständnis dafür zu handeln, daß das System einfach das tut, was es tut, und daß dieses Tun darin besteht, daß es das tut« (Cecchin, 1988, S. 195).

Carl Rogers hat diese Haltung von Wertschätzung gegenüber der Selbstorganisation von Klienten sehr schön ausgedrückt:

> »Eines der schönsten und befriedigendsten Gefühle, die ich kenne, und auch eine der wachstumsförderndsten Erfahrungen für mein Gegenüber entsteht aus meiner Freude und Bewunderung für diese Person. Es ist eine ähnliche Bewunderung und Wertschätzung, mit der ich einen Sonnenuntergang bestaune und bewundere. Menschen sind so wunderbar wie ein Sonnenuntergang, wenn ich sie so sein lassen kann, wie sie sind. Tatsächlich glaube ich, dass wir einen Sonnenuntergang vielleicht besonders deswegen so bewundern und uns an ihm freuen, weil wir ihn nicht kontrollieren können. Wenn ich einen Sonnenuntergang betrachte, wie ich es gestern Abend getan habe, sage ich nicht: ›Machen Sie das Orange in der rechten Ecke ein wenig sanfter, legen Sie etwas mehr Lila auf den Horizont und bitte etwas mehr Rosa in den Wolken.‹ So etwas mache ich eben nicht. Ich versuche nicht, einen Sonnenuntergang zu kontrollieren. Ich sehe mit Ehrfurcht zu, wie er sich entfaltet« (Rogers, 1995, S. 134; übers. von den Autoren).

Es geht darum, Bestehendes zu wertschätzen und als bisher beste Lösung der Selbstorganisation zu verstehen und zu würdigen.

Die Haltung des zunächst gemeinsamen Erforschens kann in Form von Beobachtungsaufgaben für den Klienten in der Sitzung oder als After-Session-Intervention (Anhang 2) zum Ausdruck kommen:

»Bitte beobachten Sie einmal genau, wenn das Symptom (depressiv sein, phobisch sein, generelle Angstgedanken ...) da ist, was bemerken Sie körperlich, psychisch, in der Kommunikation, wie Sie Ihre Rollen im Leben ausfüllen?« (siehe 3.2).
»Wann vor allem kommen Sie in solche Zustände? In welchen Situationen? Zu welchen Tageszeiten? Mit welchen Menschen? Bitte beobachten Sie dies verstärkt in der Zeit bis zur nächsten Sitzung.«
»Es mag komisch klingen und ich weiß, Sie leiden sehr unter diesen Symptomen, aber lassen Sie uns mal dahin schauen, ob mit den Symptomen durchaus auch Vor-

teile verbunden sein können. Ich weiß, das ist ein etwas verrückter Gedanke, aber manchmal entdeckt man da durchaus was Hilfreiches!«

»Ich weiß, dass diese Albträume Sie wirklich quälen! Ich weiß, dass Sie die so gern los wären! Aber stellen wir uns mal vor, es gäbe in Ihnen den Regisseur Ihrer Träume. Stellen wir uns vor, er will Ihnen mit den Träumen etwas mitteilen. Stellen wir uns vor, er will damit einen Beitrag leisten, dass Ihr Leben gelingt. Vielleicht vor etwas warnen oder erinnern. Was könnte seine Botschaft sein?«

Siehe dazu auch das Fallbeispiel auf ▸ S. 121 und die Ausführungen auf ▸ S. 108 zum Sinn des Symptoms.

Hausaufgaben mit einem leicht paradoxen Charakter können diese ambivalente Haltung zur Veränderung in der Therapie umsetzen.

»Bitte verabreden Sie sich doch mit Ihrem Symptom zu einer festgesetzten Zeit zum Tee. Nehmen Sie sich vor, zu einer bestimmten Tageszeit depressiv, phobisch, voller Angstgedanken und Befürchtungen (oder Ähnliches) zu sein. Stellen Sie sich vielleicht eine Gestalt vor, die diese Beschwerden gut darstellt. Wie könnte die aussehen? Was für Kleidung könnte sie tragen? (Hier kann man die Imagination noch intensivieren.) Reservieren Sie sich für die Verabredung 30 Minuten und geben Sie sich Mühe dabei, dass der Zustand auch wirklich eintritt. Beobachten Sie, ob es Ihnen gelingt, wie weit es Ihnen gelingt. Machen Sie das bitte zweimal die Woche. Notieren Sie jedes Mal, ob und wie weit es gelungen ist. In der nächsten Sitzung können Sie mir darüber berichten.«

»Bitte wählen Sie einen Zeitpunkt, an dem Ihre Beschwerden nicht da sind und Sie mit Menschen zusammen sind, die auf Ihre Beschwerden reagieren. Dann spielen Sie bitte die Beschwerden – ohne dass die anderen wissen, dass Sie nur spielen. Beobachten Sie, was Sie tun müssen, damit die anderen reagieren wie immer. Beobachten Sie, ob Sie das hinbekommen. Jetzt können Sie genau beobachten – da Sie ja nur spielen –, wie genau die anderen reagieren und was das bei Ihnen auslöst. Das ist eine schwere Aufgabe. Sie ist etwas merkwürdig, aber die Aufgabe kann uns helfen, besser zu verstehen, was in Ihnen und zwischen Ihnen und anderen vorgeht, wenn die Beschwerden da sind.«

Eine differenzierte Sicht auf diese ambivalente oder paradoxe Situation gegenüber Veränderung vor allem zu Beginn einer Therapie bietet Steve de Shazer (1985), indem er unterschiedliche Verhaltensweisen von Klienten beschreibt, die Hindernisse für eine schnelle Veränderungsarbeit sein können:

- »Besucher (Visitors)« sehen sich selbst nicht als Teil des Problems und haben keine klare Motivation, etwas zu ändern. Manchmal sind sie von anderen geschickt worden und sehen noch keinen eigenen klaren Änderungsbedarf.
- »Klagende (Complainants)« erkennen, dass ein Problem existiert, aber sie sehen die Verantwortung oder die Notwendigkeit zur Veränderung nicht bei sich selbst. Sie sehen noch keine Ansatzpunkte für Veränderung. Sie sind bereit, das Problem zu besprechen, aber sehen sich nicht in der Lage, aktiv an einer Veränderung zu arbeiten.
- »Kunden (Customers)« erkennen das Problem und sehen sich selbst als Teil der Lösung. Sie sind bereit und motiviert, aktiv an der Veränderung zu arbeiten und Maßnahmen zu ergreifen, um das Problem zu lösen.

Dies ist keine Typologie von Klienten, sondern eine Typologie konkreter Kommunikationen der jeweiligen Therapiesituation:

> »Wenn eine Klientin bei einer Therapeutin als Besucherin reagiert, kann sie trotzdem gegenüber einer anderen Therapeutin als Kundin reagieren« (Sparrer, 2021).

Hier wird daran erinnert, dass diese Einordnung keine Eigenschaft des Klienten ist, sondern eine Eigenschaft des Dialoges im Therapieraum. Die Beziehung zwischen Therapeutin und Klient entscheidet, ob der Klient in das Verhalten eines Kunden geht oder in das eines Besuchers.

Sparrer dekonstruiert die Idee einer Typologie von Klienten noch weiter, indem sie eine interessante Entwicklungsperspektive einnimmt. Sie normalisiert die drei Stufen als ganz alltägliche Stadien von Veränderung:

> »Ich möchte […] hervorheben, in welcher Weise die Stadien ›Besucherin‹, ›Klagende‹ und ›Kundin‹ ganz natürliche Varianten eines Entwicklungsprozesses sein können. Wie eine Besucherin verhält sich eine Klientin dann, wenn sie nicht weiß, ob sie etwas verändern möchte, und unklar bleibt, ob sie ein Anliegen hat. Im Gegensatz dazu gibt eine Klagende ein klares Bild ihres Ziels; sie sieht sich jedoch in einer Opferrolle, aus der heraus sie nicht handeln kann. Die Kundin hingegen kennt ihr Ziel und hat Ideen, was sie unternehmen könnte, um dieses zu erreichen. […] Jede selbst bewirkte Veränderung setzt ein Motiv voraus, den gegenwärtigen Zustand zu verändern. Das erste Stadium, das der Besucherin, kann gesehen werden als ein Zustand, indem jemand beginnt, sich mit der gegenwärtigen Situation nicht mehr wohl zu fühlen. Sie beginnt, sich verändern zu wollen, weiß aber noch nicht wie, in welche Richtung, und kann auch noch nicht einordnen, was ihr Unbehagen bereitet. Sie spürt also die Notwendigkeit einer Veränderung,

ohne ein Ziel benennen zu können. Sie weiß nur, dass sie [...] nicht will. Genau dies ist der Zustand, in dem sich eine Besucherin befindet.
Das nächste Stadium zeichnet sich dadurch aus, dass die Besucherin zum Beispiel eine Erfahrung macht, die ihr eine Idee gibt, in welche Richtung sie eine Veränderung wünscht, und dadurch zur Klagenden wird. Gewissermaßen taucht am Rand ihrer erlebten Welt etwas auf, dass für sie neu und anziehend ist. Ihr wird klar, was sie stattdessen möchte. Sie weiß jedoch noch nicht, wie sie dorthin gelangen kann. In dieser Hinsicht empfindet sie sich wie ein Opfer, dass sich in seiner Lage gefangen fühlt und über den eigenen Zustand nur klagen kann.
Zu einer Kundin wird die Klagende, wenn sie Ideen bekommt, was sie dazu beitragen kann, dass der neue gewünschte Zielzustand erreicht wird. Ab diesem Zeitpunkt kann sie Eigeninitiative ergreifen und beginnen zu handeln. Aus dem Opfer ist so eine Handelnde geworden. Diese Stadien durchlaufen wir, wenn wir etwas als Problem empfinden« (Sparrer, 2021, S. 70 ff.).

In einfachen Worten: Wir alle sind oft in einer Situation, in der wir uns verändern sollen oder müssen, zunächst unsicher, schauen, ob es wirklich nötig ist, wissen auch gar nicht, wohin die Reise geht. Dann leiden wir darunter, dass wir erkennen, dass der momentane Zustand wirklich schlecht ist, uns Lebensqualität nimmt. Wir wissen vielleicht, wie die Situation sich ändern müsste oder andere Menschen, damit wir aus der misslichen Lage herauskommen. Aber wir sehen noch nicht, was wir selbst verändern können. Später dann finden wir erste Ansätze, was wir selbst tun können, damit es uns besser geht und sich was verändert. Klienten geht es in Therapien bei neuen Themen und vor allem zu Beginn einer Therapie ähnlich.

Sparrer regt damit an, darüber nachzudenken, wie wir uns gegenüber unserer Klientin verhalten können, um ihre Selbstorganisation in den einzelnen Phasen so unterstützen zu können, dass sie zur Kundin werden kann. Was braucht die Klientin in der jeweiligen Phase ihrer Entwicklung, um von einer Besucherin zu einer Klagenden und später von einer Klagenden zu einer Kundin zu werden? Welche Interventionen werden in der jeweiligen Phase nicht greifen und den Dialog eher stören?

So braucht eine *Besucherin* zunächst einen Raum in der Therapie, um zu untersuchen, was genau ihr Unwohlsein ausmacht, wie das Unwohlsein genauer aussieht, wann es auftritt, welches Ausmaß es hat, ob überhaupt ausreichend Motivation da ist, etwas zu verändern. Genaue Exploration der erlebten Beschwerden, das Finden subjektiv passender Benennungen sowie die Untersuchung der Wechselwirkungen zwischen den Erlebensebenen und konkreten Situationen können hier die Besucherin unterstützen, Ziele und Motivation für Veränderung zu finden. Dazu können die oben beschriebenen Beobachtungsaufgaben gehören (siehe Anhang 2: After-Session-Intervention, Beobachtungsaufgaben). Die in den Kapiteln 3.2, 3.7, 3.8 und 3.9 beschriebenen Module können nützlich sein. Skills zur Veränderung, übende und trainierende Verfahren haben wenig Aussicht, erfolgreich an die innere Situation der Besucherin anzukoppeln, wenn sie als Klientin in den Therapieraum kommt.

Eine Klagende braucht zunächst Validierung ihres Erlebens im Sinne von Facilitation (siehe Hintergrundtext »Rollen des Therapeuten«, ▸ S. 110 ff.). Hier können Hinweise sinnvoll sein, Veränderung nicht zu schnell zu versuchen, den Sinn des Symptoms zu untersuchen. Hier können auch die oben beschriebenen Aufgaben umgesetzt werden, das Symptom willentlich zu bestimmten Zeiten herzustellen oder nur so zu tun, als sei das Symptom anwesend (siehe Anhang 2: After-Session-Intervention, hier Ambivalenzarbeit und Experimentieren).

Auch eine *Kundin* ist nicht sofort zu Veränderungen bereit. Sie braucht vielleicht noch eine Exploration, worin das Leiden konkret besteht (3.2), womit es zusammenhängt (3.8 und 3.10), welche Ziele sie denn momentan hat (3.9), was man vereinbaren kann (3.11) und welches gesellschaftliche Etikett ihr passend erscheint (3.14). Dazu kommt die Auseinandersetzung darüber, was sie verliert, wenn das Symptom weg ist, und ob der damit einhergehende Verlust von momentaner Stabilität verkraftbar erscheint.

So haben wir nun drei Beschreibungen aus der systemischen Tradition für diese merkwürdige Situation, auf die wir oft zu Beginn einer Therapie treffen: Veränderung soll schnell möglich gemacht werden, aber der Veränderung steht Verschiedenes im Weg. Der Therapeut muss eine Haltung dazu finden:

- Wir können es als Paradoxon verstehen, dem wir mit einem Gegenparadoxon begegnen.
- Wir können es als Ambivalenz verstehen, der wir ebenfalls mit einer ambivalenten Haltung unsererseits begegnen.
- Wir können die Situation als normale Durchgangsphasen eines Veränderungsprozesses sehen und die Klientin in der jeweiligen Phase passgenau unterstützen.

Aus einer konstruktivistischen Perspektive heraus verzichten wir darauf, zu entscheiden, welche Sicht richtig ist (siehe Hintergrundtext »Kybernetik 2. Ordnung und Metaebenen im Therapieraum«, ▸ S. 103 ff.). Wir können wählen, welche Sichtweise uns liegt oder welche gerade passend für die gegebene Situation im Therapieraum ist. Wir entfernen uns damit in jedem Fall von den manchmal im Gesundheitswesen anzutreffenden Sichtweisen von Klienten, sie seien

- im Widerstand befindlich,
- untherapierbar,

- nicht motiviert,
- veränderungsunfähig.

Solche Beschreibungen werden manchmal verwendet, wenn Klienten sich nicht schnell verändern, wenn sie uns nicht folgen, wenn sie unsere Vorschläge nicht umsetzen oder sogar offen ablehnen, wenn sie sich nicht so verhalten, wie wir es wünschen – eben, wenn sie unsere gut gemeinten Anregungen zu Veränderung nicht annehmen. Von diesen Sichtweisen wegzukommen, empfehlen wir in jedem Fall.

Wir bleiben als Therapeuten weiterhin zuständig für Veränderung. Es geht lediglich darum, sich nicht von Beginn an ausschließlich und zu leidenschaftlich mit der einen Seite – dem Veränderungswunsch – zu verbinden. Die systemische Grundhaltung der Neutralität beziehen wir – für einige Momente – auch auf die Veränderung. Eine veränderungsneutrale Haltung – für eine kurze Zeit und für die beschriebenen Situationen – einzunehmen, ist insbesondere im GKV-System herausfordernd. Auch systemische Therapeutinnen könnten annehmen, sich durch die Kostenübernahme der GKV einer möglichst schnellen Symptomreduktion mit orthodoxem Vorgehen verpflichtet zu haben.

Immerhin ist laut Psychotherapeutengesetz Psychotherapie eine Tätigkeit zur Feststellung, Heilung oder Linderung von Störungen mit Krankheitswert. Heilung oder Linderung entwickelt sich nach systemischem Verständnis aber eben nicht durch orthodoxe Komplexitätsreduzierung und »Quick Fixes«. Systemische Therapeutinnen würdigen auch Symptome als Lösungen und explorieren sie. Systemische Therapeuten berücksichtigen auch die unterschiedlichen, teils widersprüchlichen Tendenzen im Klientensystem.

Es lohnt sich, diesem Sog hin zu »Quick Fixes« – ausgehend von GKV und Anteilen der Klienten – zu widerstehen. Viele Klienten zu Beginn der Therapie sind noch nicht wirklich veränderungsbereit:

- In der vorliegenden therapeutischen Situation und Beziehung ist es ihnen noch nicht möglich,
- oder in ihrem aktuellen inneren Zustand ist es ihnen noch nicht wirklich möglich,
- oder sie haben das Problem in all seinen Facetten und Funktionen noch nicht erfassen können,
- oder bestimmte mit den Symptomen verbundene Vorteile sind noch unverzichtbar,
- oder die Stabilität ihres Lebenssystems würde durch die Aufgabe der Symptome gefährdet,
- oder …

Es geht darum, bei Therapiebeginn die Bedingungen für Veränderung und einen möglichst sicheren Raum für Veränderung zu schaffen. Wenn wir die beschriebenen differenzierten Sichtweisen aus den verschiedenen systemischen Traditionen für den Beginn einer Therapie nutzen, dann holen wir die Klienten mit größerer Wahrscheinlichkeit da ab, wo sie wirklich stehen – und das ist in der Anfangsphase der Therapie oft eben nicht nur der offiziell kommunizierte Wunsch nach Veränderung.

3 Im Therapieraum: Relevante Dimensionen für ein systemisches Fallverstehen

> »Im Unterschied zu Therapiemethoden, die vor den eigentlichen Beginn der Behandlung eine diagnostische Phase zur Erarbeitung eines komplexen Fallverständnisses mit daraus folgender Behandlungsplanung stellen, verzichten systemisch arbeitende Therapeutinnen meist auf eine ausführliche anfängliche Exploration der Biografie und der ›Störungsanamnese‹. Diagnose und Intervention werden nicht als zeitlich oder funktionell getrennte Arbeitsabschnitte gesehen, sondern es werden laufend Informationen gewonnen, die für die Prozess-Steuerung genützt werden.«
> (Wagner, 2020, S. 38)

Wenn eine ICD-Diagnose zu Beginn der Therapie nicht sehr leitend in der systemischen Therapie für die Fallkonzeptualisierung und Therapieplanung ist, welche Themenbereiche sind es dann, die für die Konzeption einer systemischen Therapie relevant sind? Auch hier folgt der systemische Ansatz nicht dem traditionellen medizinischen Vorgehen, in welchem eine richtige Diagnose vor der Therapie nötig ist und die Therapie sich an der Diagnose ausrichtet. Ausschlaggebend für die Therapieplanung im systemischen Vorgehen ist eher der Auftrag der Klientin und die Fallkonzeptionalisierung.

Wir schlagen in diesem Kapitel Module vor, die wir aus systemischer Perspektive für sinnvoll halten, um die Situation und das Leid der Klientin in ihrem Kontext kennenzulernen. Diese Inhalte sind für die Konzeptionalisierung einer systemischen Therapie wesentlicher als die ICD-Diagnose.[37]

Die Reihenfolge der Aufzählung der Module in diesem Kapitel ist nicht im Sinne eines Kochrezepts zu verstehen, welches in dieser Reihenfolge abgearbeitet werden sollte. Es sind sinnvolle Module für die probatorischen Sitzungen, um

37 Die ICD-10-Diagnose nicht zum zentralen Moment der Therapieplanung zu machen, sondern die Aufträge der Klienten und die gemeinsame Fallkonzeptualisierung ist von Vorteil, wenn man berücksichtigt, dass die Retest-Reliabilität von ICD-Diagnosen nicht sehr hoch ist. Wir begründen diese Aussage und die Haltung zu Diagnosen im systemischen Ansatz im Kapitel 3.14 ausführlicher.

Informationen zu generieren, die Fallverstehen und Therapiekonzeptionalisierung unter systemischer Perspektive ermöglichen. Die Reihenfolge und auch die Intensität, in der die Module exploriert werden, ergibt sich aus der situativen Passung für die Klientin. Wo steigt sie ein? Wo liegt ihr Interesse? Was passt in der aktuellen Situation? Ebenso ist es sicher nicht sinnvoll, *alle* diese Module in der Probatorik komplett durchzugehen. Systemisches Vorgehen ist immer prozessorientiert! Die jeweilige Situation, Stimmung der Klientin und der jeweilige Auftrag der Klientin für die Sitzung entscheiden, was sinnvoll ist und was gerade anschlussfähig ist – und nicht irgendein Protokoll. Der Therapeut sucht und prüft, welches der Module in der aktuellen Situation ihm und der Klientin sinnvoll erscheint und beobachtet dann, ob es tatsächlich in diesem Moment passend für diese Klientin ist – oder etwas ganz anderes. Für uns gibt es keine allgemeinen Regeln im Vorgehen, die für alle Therapien gültig sind.

Diagnostik und Intervention lassen sich nicht trennen, sondern stellen eine zirkuläre Einheit dar. Eine gelungene therapeutische Kommunikation verändert immer auch die Klientin und diese Veränderung der Klientin bestimmt wieder ihre Wahrnehmung und Handlung. Aus systemischer Sicht ist eine gute Diagnostik deshalb auch eine, die nicht nur Informationen für den Therapeuten generiert, sondern eine, die gleichzeitig sinnvolle, nützliche und gute Anregungen für die Klientin bietet und Veränderungen unterstützt. Wenn der Dialog über die folgenden Module gelingt, dann wird nicht nur der Kenntnisstand des Therapeuten angereichert, auch der Kenntnisstand der Klientin und ihre Sicht der Dinge verändern sich (Schwing u. Fryszer, 2015).

3.1 Eine Warnung: Kompetenz vor Manualtreue!

Kapitel 3 kann – wie auch Kapitel 2 – nicht nur Orientierung geben, sondern als To-do-Liste missverstanden werden und den Effekt haben, zusätzlichen Druck aufzubauen. In Kapitel 1.4 haben wir einen Vorschlag zur Priorisierung in der Probatorik gemacht und dabei empfohlen, vielen der hier aufgezählten Punkte eher eine geringere Priorität zu geben im Hinblick auf die geringe Zahl der probatorischen Sitzungen. Die 15 Unterpunkte dieses Kapitels lassen sich wie ein systemisches Manual lesen, welches nun auch noch neben den Anforderungen des Gesundheitswesens in den vier Sitzungen der Probatorik und den zwei Sitzungen Sprechstunde beachtet sein will. Genau darum geht es uns aber nicht! Wir sind im Gegenteil davon überzeugt, dass eine Umsetzung der Punkte 3.2 bis 3.15 den Grundstein für eine wahrscheinlich ineffektive Therapie legen würde. Wir sind davon überzeugt, dass es so etwas wie ein systemisches

Therapiemanual nicht geben sollte. In Kapitel 2.4 haben wir diesen Gegensatz von Kompetenz und Adhärenz schon diskutiert.

Dazu aus einem Gespräch mit Jochen Schweitzer auf dem Kongress des Praxis Instituts in Hanau im September 2019: Jochen erzählte von einem Experiment mit einem systemischen Kollegen. Sie tauschten jeweils eine Videoaufzeichnung ihrer Therapien aus und wollten sich dann Rückmeldung geben. Der Kollege befand über Jochens Videoband, dass Jochen in seiner Aufzeichnung alles anders mache, als in seinem Lehrbuch beschrieben. Jochen dagegen befand, dass der Kollege in dessen Aufzeichnung alles so mache, wie im Lehrbuch beschrieben. Er bescheinigte dem Kollegen eine hohe Adhärenz zum systemischen Ansatz. Er meinte aber auch, er finde dessen Vorgehen nicht überzeugend kompetent. Kompetenz sei eben, auf den jeweiligen Klienten einzugehen, beim Klienten anzukoppeln und eine Begegnung herzustellen. Das sei kompetentes therapeutisches Vorgehen und nicht das Umsetzen eines Manuals. Er selbst habe in seiner Sitzung eben alles anders gemacht, als in seinem Lehrbuch beschrieben, weil er das in dieser Therapiesituation für angemessen gehalten habe.

Ein Manual kann eine gute Orientierung für Ausbildungsteilnehmende sein. Es beinhaltet die Grundideen der jeweiligen therapeutischen Tradition. Die Therapeutin kann darauf zurückgreifen, wenn ihr die Intuition ausgeht. Priorität sollte aber die Beziehung zum Klienten haben, die Anschlussfähigkeit der Interventionen und ihre Stimmigkeit für den Klienten. Wenn auf dieser Basis das Gespräch mit dem Klienten in einen Flow-Zustand kommt, in dem der Klient sich aufgehoben, verstanden und angeregt fühlt, dann können wir von Kompetenz sprechen. Hier liegt für uns die Priorität in der Probatorik, aber auch in der gesamten Therapie. Die meisten der folgenden Punkte (3.2–3.15) werden naturgemäß von allein in der Probatorik Gesprächsinhalt werden. Wir wollen an dieser Stelle noch mal an das Untersuchungsergebnis von Lambert (2013) in unserem Zitat von Hilzinger et al. (2016) auf ▶ S. 40 erinnern, der zu dem Ergebnis kommt, dass Technik nur ca. 15 Prozent am Erfolg einer Therapie ausmacht.

3.2 Angaben zu spontan berichteten und vertiefend erfragten Beschwerden

Mit welchen *Klagen und Beschwerden* kommt die Klientin in die Therapie? Der Grund der Klientin, die Therapie aufzusuchen, ihr Leiden eröffnet meist ganz naheliegend den Dialog in der Probatorik. Wir können diesen Dialog intensivieren und vertiefen, indem wir grundlegende Ideen des systemischen Ansatzes in der Exploration der Beschwerden der Klientin nutzen, die im Folgenden zusammengestellt sind. Sich dafür Zeit zu nehmen, lohnt sich. Die Beschwerden sind schließlich die Ursache für die Therapie. Alle anderen Gesprächsgegenstände in der Therapie versuchen die Beschwerden zu verstehen, zu erklären, einzuordnen und zu verändern. Bei dem Erfassen der Beschwerden sind wir deshalb bei den Grundlagen der ganzen Therapie.

3.2.1 Einmaligkeit des Leidens versus kategoriales Erfassen mit Befundbegriffen

Unter systemischer Perspektive geht es darum, das subjektive Erleben der Beschwerden des Klienten in seiner Einmaligkeit zu erfahren und zu explorieren. Es ist wesentlich, *sein* Erleben in *seinen* Worten zu erfahren. Poetisch ausgedrückt: Es geht darum, radikal die Einmaligkeit seines Leidens zu verstehen. Tatsächlich gibt es im Alltag des Gesundheitssystems die Praxis, das Leid des Klienten mit kategorialen Begriffen zu erfassen: »Ich bin depressiv …«, »Ich habe Angstzustände …«, »Ich habe Panikattacken … ruminierende Gedanken … Schlafstörungen …«

Die oft aus dem Internet entnommenen Begriffe, mit denen der Klient sein Leid ausdrückt, werden meist einfach angenommen. Selten wird vertiefend erfragt, was denn genau der Klient meint, d. h., wie genau er sein Depressivsein spürt. Vielleicht erlebt die Therapeutin sogar diese »professionelle« Ausdrucksweise des Klienten als zeitsparend. Solche kategorialen Beschreibungen sind wie Schubladen, in denen wir Zustände mehr oder weniger im Wording des ICD/DSM unterbringen. Diese kategoriale Zuordnung von subjektiv erlebten, einmaligen Zuständen des Klienten sind dann sog. Befunde. Befunde brauchen wir, um uns im Fachfeld mit Kollegen zu verständigen. Im Gespräch mit dem Klienten über sein Leid und seine Beschwerden geht es aber nicht um kategoriale Befunde. Im systemischen Vorgehen geht es darum, beim Gespräch mit dem Klienten über sein subjektiv erlebtes Leid eben nicht kategoriale Symptombegriffe zu nutzen oder sich damit zufriedenzugeben.

Eine Arbeitsgruppe um Jochen Schweitzer (Hilzinger et al., 2016) entwickelte eine Systemtherapeutische Adhärenzskala[38] (STAS), eine Skala, mit der sich überprüfen lässt, ob die Therapeutin den Dialog auch tatsächlich systemisch gestaltet.

> Ein Item dieser Skala ist, »ob die TherapeutInnen die Sprache der KlientInnen aufgreifen und ob der Therapeut/die Therapeutin im Sinne eines radikalen Konstruktivismus Begriffe nicht unhinterfragt übernimmt, sondern operationalisiert. TherapeutInnen sind dem Manual dann treu, wenn die Rater zur Einschätzung kommen, dass sie eines der beiden Kriterien erfüllen: A) Sie nutzen Begriffsvorschläge der KlientInnen, um eine gemeinsame Sprache zu konstruieren, oder B) Sie lassen sich von den KlientInnen neu eingeführte Begriffe genau erklären« (Hilzinger et al., 2016, S. 339).

Ankerbeispiele: »›Was bedeutet das für Sie, wenn Sie sagen, dass Sie schüchtern sind?‹, ›Was genau tun Sie, wenn Sie Angst haben?‹, ›Wie kann ich mir das genau vorstellen, wenn Sie beschreiben, dass Sie sich in ein Schneckenhaus zurückziehen? Wie machen Sie das genau?‹« (Hilzinger et al., 2016, S. 339).

Wie in STAS gefordert, geht es unter systemischer Perspektive darum, das subjektive Erleben und die subjektive Sprache des Klienten aufzugreifen und zu explorieren, was er damit genau meint.

Wenn Klienten ihre Beschwerden in den vorgefertigten Befundbegriffen des Gesundheitssystems beschreiben, dann ist es eher unsere Aufgabe, das unmittelbare Empfinden wieder neu zu explorieren; d. h., mit Geduld und Anleitung den Klienten ins Spüren zu bringen, um zu wissen, woraus das eigene Leiden wirklich besteht – wie sich z. B. Depressivsein bei ihm in körperlichen Empfindungen, in der Psyche, über Gedanken oder Stimmungen, in der Kommunikation und in der Gestaltung seiner Rollen ausdrückt.

Beispiele für individuelle Ausdrucksformen: »Wenn es mir schlimm geht, dann brennt meine Seele«, »Wenn ich Angst bekomme, dann spüre ich eine plötzliche Kraftlosigkeit in meinen Muskeln vom Nacken über die Arme bis in die Finger«.

Die Nutzung von kategorialen Befundbegriffen statt subjektiver Beschreibungen erleichtert durchaus auch einige Klienten. Durch die Feststellung, es gibt für

38 Adhärenz meint »Manualtreue«, also ob auch systemisch drin ist, wenn systemisch draufsteht.

diese plötzliche Angst, die Atemnot, das Zittern etc. einen Begriff (Panikattacke), fühlen sich manche weniger allein, weniger »verrückt« oder »sonderbar«, weil sie einen anerkannten »professionellen« Begriff haben, mit dem auch andere (Gefühl von Zugehörigkeit) ihr Leid beschreiben. Ihr Leiden ist so zudem in der Fachsprache benennbar. Damit kann sich auch die Hoffnung auf Veränderung erhöhen. Ganz ähnlich erleben manche Klienten dies in Bezug auf eine Diagnose. Die kategoriale professionelle Begrifflichkeit kann etwas Entlastendes und Klärendes haben. Im Kapitel 3.14 zum Gespräch über Diagnosen haben wir diesen Effekt im Fallbeispiel eines Klienten genauer beschrieben.

Die kategoriale Begrifflichkeit hat so zwei Seiten: Sie macht Leiden benennbar, zeigt, dass man nicht allein mit diesem Problem ist, und erhöht die Hoffnung auf Behandelbarkeit. Sie verdeckt gleichzeitig das individuelle, subjektive, einmalige Erleben. Wir sollten beides tun: den Nutzen der kategorialen Begriffe benennen und würdigen und dann vertiefend nachfragen, wie genau der Klient seine Panikattacke erlebt:

»Gut, dass Sie rausgefunden haben, dass Sie unter Panikattacken leiden – wie viele andere auch. Damit wir besser verstehen, wie Ihre Panikattacke aussieht, bitte ich Sie, sich zu erinnern, was Sie genau spüren und wo Sie es genau spüren, wenn die Panikattacke da ist.«

Psychotherapie in Deutschland ist heute wesentlich auch Psychotherapie mit Expats[39], Migranten und Geflüchteten der ersten, zweiten und dritten Generation. Es ist damit häufig auch interkulturelle Psychotherapie, die zwischen Kulturen stattfindet. Ausdrucksformen psychischen Leids sind aber von Kultur zu Kultur unterschiedlich. Watters (2016) gibt viele Beispiele, wie in verschiedenen Kulturen und zu verschiedenen Zeiten psychisches Leid sehr unterschiedlich als körperliches und psychisches Erleben zum Ausdruck kommt und auch beschrieben wird. Besonders auch unter einem kultursensiblen psychotherapeutischen Vorgehen heißt das, geduldig die subjektiven Beschreibungen des Klienten – egal aus welcher Kultur – zu erfragen.

39 Ex Patria meint außerhalb des Vaterlandes oder, wie man in China sagt, des Mutterlandes. Mit Expatriates – verkürzt Expats – ist eine durch die Globalisierung durchaus größere, meist in größeren Städten lebende Gruppe von Ausländern gemeint, die in der Regel feste Arbeitsverträge, oft bei internationalen Konzernen, und eine gute finanzielle Situation haben. Manche bleiben nur für einige Jahre, bis sie woanders einen neuen Arbeitsvertrag haben. Oft leben Expats in ihren eigenen Szenen, ihre Kinder besuchen häufig die internationalen Schulen.

Watters (2016, S. 158) berichtet über die verschiedenen Ausdrucksweisen von Depression, die Kirmayer[40] gefunden hat:

> »[...], dass ein nigerianischer Mann eine kulturspezifische Form der Depression als ›pfeffriges‹ Gefühl im Kopf beschreiben würde. Ein chinesischer Bauer vom Land würde seinem Arzt hingegen nur von Schulter- oder Bauchschmerzen berichten. Einen Inder könnte man wiederum von Samenverlust erzählen hören oder von einem Abrutschen des Herzens respektive von Hitzegefühlen. Ein Koreaner würde von der ›Feuerkrankheit‹ berichten, die sich als brennendes Gefühl in den Eingeweiden äußerte. Jemand aus dem Iran spräche von Enge in der Brust, und ein Indianer würde Depression in etwa wie Einsamkeit empfinden.«

Wenn wir diese Anregung aufnehmen – ohne jetzt anzunehmen, dass *jeder* nigerianische Mann Depression als pfeffriges Gefühl im Kopf erlebt – aber doch häufig Depression in Nigeria so erlebt wird –, dann kann uns solche ethnopsychiatrische Forschung kultursensibler machen. Konkret sollten wir uns dann besonders Zeit nehmen, die subjektiven Beschreibungen der Beschwerden von Menschen mit anderem kulturellen Hintergrund zu erfragen.

Leider stehen nicht nur Klienten unter dem Anpassungsdruck des Systems, zu dem sie gehören. Therapeutinnen, die lange im Gesundheitswesen arbeiten, täglich in der Klinik sind, übernehmen manchmal dankbar kategoriale Begrifflichkeiten, möglichst aus dem ICD oder der medialen Öffentlichkeit:

»Ich bin depressiv«, »Ich habe in einer toxischen Beziehung gelebt«, »Ich bin so ein Aspergertyp«, – »Ich bin ein People Pleaser«.

Die Therapeutin verliert so leicht den Sinn für die Wahrnehmung der Einmaligkeit des Leidens eines Klienten – das spart scheinbar Zeit und Energie und vereinfacht den Dialog hin zu einer »quasi professionellen« kognitiven gemeinsamen Einschätzung der Situation. In dem Aspekt, den wir gerade diskutieren, geht es aber darum, den therapeutischen Dialog offenzuhalten für das Individuelle, Einmalige und eben nicht schon hier so früh zu Beginn

40 L. J. Kirmayer ist Professor und Direktor der Division of Social and Transcultural Psychiatry, Department of Psychiatry, McGill University, und hat sehr viel zu kulturellen Unterschieden im Erleben von psychischem und körperlichem Leid geforscht und veröffentlicht. Er vertritt die Auffassung, dass Erkrankungen nicht Teil der Natur, sondern der Kultur sind. Jede Kultur stellt bestimmte Ausdrucksformen für psychisches Leid zur Verfügung und die Individuen einer Gesellschaft bedienen sich in ihrem Erleben und ihrem Ausdruck von Leid bei den zur Verfügung gestellten kulturellen Konstruktionen dieser Gesellschaft.

einer Therapie in eine kategoriale Begrifflichkeit zu rutschen – auch wenn der Klient sie anbietet. Wir brauchen Fragen, um möglichst konkrete subjektive Beschreibungen vom Klienten zu erhalten. Mit dem Klienten erlernen wir so sein Empfinden und seine Sprache. Dadurch entsteht ein Zugewinn nicht nur bei der Therapeutin, sondern auch beim Klienten:

> »Der Philosoph Gadamer zitiert häufig eine Aussage von Hans Lipps, wonach jeder sprachliche Bericht einen ›Bereich des Unausgesprochenen‹ in sich berge (Lipps 1938). Gadamer nennt dies die ›Unendlichkeit des Ungesagten‹ (Gadamer 1975). Damit meint er, daß kein mitteilender Bericht, kein Wort vollständig, klar, eindeutig sei. Allen haften unausgesprochene Bedeutungen und mögliche Neuinterpretationen an, die nach Ausdruck und Artikulation verlangen. Damit soll nicht gesagt sein, daß der ursprüngliche sprachliche Bericht mangelhaft gewesen wäre, sondern daß alle kommunikativen Handlungen eine unerschöpfliche Quelle möglichen neuen Ausdrucks und neuer Bedeutungen sind« (Anderson u. Goolishian, 1990, S. 226).

Beispiele für Fragen an den Klienten: »Wenn Sie sagen, Sie sind depressiv, woran merken Sie das?«, »Wie fühlt sich Ihr Körper an, wenn Sie depressiv sind?«, »Was spüren Sie dann in Ihren Empfindungen?«, »Welche Gedanken kommen dann typischerweise, wenn Sie depressiv sind?«, »Wie verändert sich Ihre Kommunikation, wenn Sie depressiv sind?«, »Wie sind Sie als Vater (Kollege, Partner …), wenn Sie depressiv sind?«

Wenn wir am Erleben des Klienten arbeiten, an seiner Sprache und seiner Bedeutungsgebung, dann schaffen wir Raum für neues Erleben, neues Benennen. Dieser Dialog generiert neues, genaueres Spüren und wiederum neuen sprachlichen Ausdruck.

> »Anders gesagt: die Sprache spiegelt nicht Natur wider (Rorty 1972); sie gestaltet vielmehr die Naturen, die wir kennen. Bedeutungen und Verständnis existieren nicht vorgängig zu sprachlichen Äußerungen« (Anderson u. Goolishian, 1990, S. 222).

Der Ansatz der Mentalisierung (Asen u. Fonagy, 2014) betont den therapeutischen Wert präziser Selbst- und Fremdmentalisierung. Je genauer ich eigene Befindlichkeit spüren und auch mental fassen kann, desto mehr Möglichkeiten, Unterschiede wahrzunehmen und zu handeln, eröffnen sich. Wer über präzise Selbstmentalisierung verfügt, ist klar im Vorteil. Unterstützen wir unsere Klienten dabei! Diese Art, die subjektiven Beschwerden des Klienten zu erfassen, ist zudem eine Schulung des inneren Beobachters des Klienten, eine Anregung zur Verfeinerung der Selbstmentalisierung und unterstützt so die Selbstorganisation.

Hintergrund: Das ganzheitliche systemische Menschenbild

Ohne unseren Körper können wir nicht fühlen und denken. Fühlen und Denken sind Voraussetzung für unsere Kommunikation und Interaktion, mit denen wir soziale Systeme schaffen und uns mit diesen koppeln. Ohne Kommunikation wiederum sind soziale Systeme und Institutionen nicht denkbar. Die Institutionen, denen wir angehören, beeinflussen wiederum die Art unserer Kommunikation, unseres Denkens und Fühlens. Unser Denken und Fühlen wirken sich auf unsere körperliche Befindlichkeit und Gesundheit aus. Im Sinne des ganzheitlichen systemischen Menschenbildes verstehen wir den Menschen in seinen vier Systemebenen: dem Körper, der Psyche, seiner Kommunikation und seinen gesellschaftlichen Funktionen und Rollen (Rotthaus, 2019; Eggemann-Dann u. Fryszer, 2010, S. 266 ff.; Loth, 1998).

Aus der Homepage der DGSF zum Thema »Was heißt systemisch?«:

> »Die systemische Perspektive rückt deshalb die dynamische Wechselwirkung zwischen den biologischen und psychischen Eigenschaften einerseits und den sozialen Bedingungen des Lebens andererseits ins Zentrum der Betrachtung, um das Individuum und seine psychischen Störungen angemessen verstehen zu können« (Rotthaus, 2019).

Diese vier Ebenen oder Subsysteme lassen sich wie folgt skizzieren:

1. Die biologische Ebene (physisch) ist unser Körper. Wir nehmen als Körper mit allen Sinnen wahr und reagieren auf die inneren und äußeren Situationen, in denen wir sind – oft unwillkürlich. Nur manchmal sind unsere körperlichen Reaktionen willkürlich und vom Bewusstsein kontrolliert. Wir Menschen sind als Körper sowohl leistungsfähig als auch störanfällig.

2. Die psychische Ebene (seelisch) ist eng verbunden mit dem Körper. »Psychisch« nennen wir das System, innerhalb dessen wir denken und fühlen. Unser Denken und Fühlen sind immateriell. Es ist die mentale Welt in uns. Wir können unser Denken und Fühlen selbst beobachten und zum Teil auch beeinflussen. Diese Ebene ist direkt nur uns und nicht anderen zugänglich. Wir schaffen hier Konstrukte und Muster über uns und die Welt, darüber, was wir für wahr und sinnvoll halten.

3. Über Kommunikation verbinden wir uns mit anderen Menschen, schaffen Kooperation, Rivalität oder halten uns heraus. Wir erzeugen und empfangen Sympathie

und Konsens (aber auch das Gegenteil), schaffen gemeinsame Sinngebung (bzw. torpedieren sie). Entsprechend bilden sich soziale Systeme, lösen sich wieder auf und bilden sich anders neu.

4. Wir sind Mitglied in verschiedenen Institutionen wie Freundesnetzwerken, Familien, Arbeitsplätzen, Sportvereinen ... Auf dieser institutionellen Ebene kommunizieren wir nicht nur, sondern haben auch mehr oder weniger stabile Zugehörigkeiten, Verdienste, Rollen, Positionen, Beziehungen und Funktionen (Mutter, Vater, Sohn, Tochter, Kollege, Chefin, Schülerin, Spieler, Soldat, Trainer, Hausmeister).

> »Alle vier Lebensbereiche - das physische Existieren, psychische (Selbst)Beobachten und Verarbeiten, das soziale Miteinander und das institutionelle Eingebundensein - sind notwendig, um der Komplexität menschlichen Lebens beschreibend annähernd gerecht zu werden« (Loth, 1998, S. 49).

Wir entgehen damit der häufigen Reduktion des Menschen im Gesundheitswesen auf Körper und Seele. Auch Beschwerden oder Symptome werden konsequent reduziert nur als körperliche oder psychische Ereignisse erfasst, wie das auch in den Diagnostiksystemen (ICD und DSM) geschieht. Wenn wir diese Reduktion nicht mitmachen und systemisch ganzheitlich mit Menschen arbeiten wollen, dann sollten wir Beschwerden und Symptome nicht nur in ihrer körperlichen und psychischen Manifestation erfassen, sondern auch als kommunikative Ereignisse und in ihrer Auswirkung darauf, wie wir unsere gesellschaftlichen Rollen wahrnehmen:

- Wie verändert sich unsere Kommunikation in den Situationen, in denen die Beschwerden vorhanden sind?
- Wie verändert sich unser Verhalten in unseren gesellschaftlichen Rollen, wenn die Beschwerden da sind? Wie sind wir dann als Mutter, Kollegin, Hausmeister ...? Sind damit Funktionseinschränkungen verbunden? Und wenn ja, wie sehen sie aus und wie stark sind sie?

Daneben erfassen und erfragen wir die Wechselwirkungen zwischen den vier Subsystemen. Auch hier sind wir an einem zentralen Punkt systemischer Sichtweise, den wir nicht aus Überanpassung aufgeben sollten. Zumal es für Klienten in der Regel hilfreich ist zu lernen, das eigene Leiden auf allen vier Systemebenen wahrnehmen und die Wechselwirkungen zwischen den vier Ebenen beobachten zu können. Diese erweiterte Sicht eröffnet oft neue Handlungsmöglichkeiten und kann Alltagssituationen in einem neuen Rahmen zugänglich machen.

3.2.2 Ganzheitliches Erfassen versus Reduktion auf Körper und Psyche

Die Beschreibungen von Symptomen/Beschwerden im ICD/Gesundheitssystem beziehen sich fast ausschließlich auf körperliches und psychisches Erleben. Diese Reduktion auf die körperliche und psychische Ebene entspricht nicht dem systemischen Ansatz (siehe obigen Hintergrundtext »Das ganzheitliche systemische Menschenbild«, ▶ S. 61 f.). Auch die Veränderungen in der Kommunikation und in der Gestaltung der gesellschaftlichen Rollen der Klientin, wenn die Beschwerden da sind, sind relevant. Dadurch entgehen wir der Komplexitätsreduzierung des Menschen auf Psyche und Körper, sondern sehen ihn zudem in seinem sozialen Kontext: seiner Kommunikation mit anderen und seinen gesellschaftlichen Funktionen.

Das können wir direkt als praktische Anleitung für unseren Dialog mit der Klientin über ihre Beschwerden nehmen:

»Wie äußern sich Ihre Beschwerden körperlich?«, »Wo im Körper spüren Sie den Druck (oder das Brennen, den Kloß ...)?«, »Wie genau spüren Sie ihn?«
»Wie äußern sich Ihre Beschwerden als seelische Empfindungen und Gedanken?«, »Was für Gedanken gehören zu den Körperempfindungen, die Sie eben beschrieben haben?«, »Sind es immer ähnliche Gedanken, die dann kommen?«, »Wie würden Sie dann Ihr seelisches Empfinden beschreiben? Welche Begriffe passen dazu?«
»Wie äußern sich die Beschwerden in der Kommunikation?«, »Wie sprechen Sie dann anders mit Ihren Kollegen (Ihrem Mann, Ihrem Sohn ...), wenn Sie voller Angst sind ... so gedückter Stimmung sind?«, »Wie reagieren die dann?«, »Wie verändert sich Ihr Umgang mit den Menschen Ihrer Umgebung, wenn die Beschwerden da sind?«
»Wie verändern die Beschwerden Ihr Verhalten im Job, als Partnerin in der Beziehung, als Mutter oder Vater ...?«, »Wie sind Sie dann anders als Freundin? Wie genau?«, »Welche Auswirkungen haben die Beschwerden auf Ihr Leben?«, »Wie und wo schränken die Beschwerden Ihr Leben ein?«

Gerade der letzte Punkt ist wegen der großen Bedeutung von Teilhabe und Zugehörigkeit zu sozialen Systemen unter systemischer Perspektive wichtig. Als Systemiker wissen wir, dass befriedigende soziale Interaktionen und Zugehörigkeit ein wesentlicher Faktor seelischer und körperlicher Gesundheit sind. Es geht dabei um ein Erfragen von Funktionseinschränkungen, wenn die Beschwerden akut sind.

Diese Sicht auf die Beschwerden wird wesentlich dadurch ganzheitlich und intensiv, wenn wir die Klientin auffordern, tatsächlich ins Spüren zu gehen (siehe Kapitel 3.2.1). Dazu brauchen die meisten Klienten Anleitung und Geduld des Therapeuten. Dabei spüren Klienten, ob der Therapeut echtes Interesse hat, die Einmaligkeit ihres Erlebens zu erfassen. Die Aufforderung oder Fragen danach,

- genauer im Körper Veränderungen spüren, wo, was und wie sie erlebt werden,
- wie genau die seelischen Empfindungen sind, wenn die Beschwerden da sind,
- welche wiederkehrenden, immer gleichen oder ähnlichen Gedanken typisch für die Beschwerden sind,
- wie genau sich das Kommunikationsverhalten ändert, wenn die Beschwerden da sind, wie die anderen darauf reagieren und welche anderen Interaktionen sich um die Beschwerden herum entwickeln,
- wie das Symptom das Rollenverhalten als Mutter, als Ehefrau oder Kollegin etc. denn im Detail verändert,

verlangsamen das Gespräch und leiten zur Selbstexploration an. Das Gespräch wird weniger kognitiv. Tatsächlich kann das zunächst Klienten irritieren. Manche Klienten wollen schnell weitererzählen. Diese Art, Leid zu erfassen, ist dagegen schon auf Veränderung ausgerichtet, ist gleichzeitig Intervention. Sich selbst besser verstehen, sich selbst besser mentalisieren zu können, stößt oft Entwicklung an. Verstehen und Irritieren kennzeichnet systemisches Vorgehen.

3.2.3 Zirkuläre Wechselwirkungen zwischen den vier Ebenen und Kontextualisierung des Leidens

Gemeinsam mit der Klientin untersuchen wir die Rückkopplungen und die Wechselwirkung zwischen den vier Systemebenen. So erfassen wir die zirkulären Prozesse zwischen den vier Ebenen menschlicher Existenz.

»Wenn eine Beschwerde körperlich auftritt, wie verändert sie dann das psychische Empfinden, die Gedankenwelt, die Kommunikation und das Rollenverhalten der Klientin? Und weiter: Wenn ein bestimmtes Kommunikationsmuster auftritt, wie verändert dies dann das Denken und Erleben ... und hat es körperliche Auswirkungen ... und wie handeln wir dann als Eltern, Kolleginnen oder Partnerinnen anders?«

Das kann noch vertieft werden, indem Situationen und soziale Konstellationen erfragt werden, in denen typischerweise die Beschwerden auftreten. Es geht darum, zu erforschen, in welchen Kontexten die Beschwerden auftreten. Leiden wird so schon in diesem frühen Dialog kontextualisiert. Kontextualisierung und Zirkularität werden für die Klientin unmittelbar in diesem Dialog erfahrbar und dies eröffnet natürlich Handlungsoptionen. Rekursive Wechselwirkungen zwischen Körper, Psyche, Kommunikation, gesellschaftlicher Rolle und Ereignissen im Lebenskontext werden erlebbar. Die Klientin wird angeleitet zur Selbsterfahrung, zur genaueren Beobachtung dieser Wechselwirkungen und damit angeregt zum Ausprobieren und zur Veränderung. Ihre Kompetenz der Selbstorganisation wird erhöht. Der diagnostische Blick ist so untrennbar mit Intervention, mit Anregung zur Veränderung verbunden.

Natürlich braucht ein solches Verstehen des Leidens auch hier wieder Geduld und Zeit. Nicht nur für den Therapeuten, auch für die Klientin stellt sich im Dialog ein differenzierteres Verstehen ihrer selbst ein. Für beide wird in diesem Dialog das Wechselspiel von psychischem Erleben, körperlichen Reaktionen, Kommunikationsverhalten, verändertem Rollenverhalten, Situationen und Beziehungsstrukturen deutlich.

> Die Magenschmerzen und die Verzweiflung kommen immer, wenn die Klientin von anderen kritisiert wird.
> Besonders wenn die Lebenspartnerin der Klientin sich mit sich selbst beschäftigt und gestresst ist, kommen bei der Klientin das Empfinden von Kraftlosigkeit in den Schultern und Unruhe sowie Gedanken der Angst, die Partnerin könnte die Liebe und das Interesse verloren haben.
> Besonders, wenn andere Menschen aggressiv in der Kommunikation werden, dann »brennt die Seele« und die Traurigkeit breitet sich im Brustraum aus.

Dieses Erfassen aller vier Systemebenen und ihrer zirkulären Wechselwirkungen in der individuellen Sprache der Klientin ist kaum Bestandteil der üblichen Erfassung der Beschwerden der Klientin im Gesundheitswesen – ist aber auch nicht verboten. Für die Klientin wird dadurch erfahrbar, wie systemisches Verstehen einerseits kontextualisierend und ganzheitlich ist, und zugleich werden konkrete zirkuläre Wechselwirkungen zwischen Innenwelt und Außenwelt erkennbar. Damit wird in der Probatorik für die Klientin deutlich, wie systemisches Vorgehen aussieht und ob es was für sie ist.

Auf diese Weise findet von Beginn an keine Trennung zwischen den Beschwerden und dem Kontext statt; vielmehr wird von Beginn an mit der Klientin gemeinsam die Wechselwirkung von Beschwerden und Kontext konkret erarbeitet. Diese Kernidee systemischen Denkens sollten wir im Gesundheitswesen nicht aufgeben, sondern bewusst implementieren – weil sie hohe Veränderungskraft hat und Klienten unterstützt!

3.2.4 Ausnahmen – Nichtauftreten des Leidens

Damit sind wir unter systemischer Perspektive aber immer noch nicht fertig mit der Erfassung der Beschwerden des Klienten. In der systemischen Vorgehensweise ist nicht nur wesentlich, in welchem Kontext die Beschwerden auftreten, sondern auch, wann und wo sie nicht auftreten, ob es Ausnahmen gibt.

»Welche Unterschiede oder Ausnahmen kennen Sie bei den Beschwerden?«, »Wann sind sie gar nicht da?«, »Wann nur sehr leicht?«, »Können Sie Momente der Abwesenheit der Beschwerden wahrnehmen und innerlich feiern?«, »Wie erklären Sie sich solche Momente der Symptomfreiheit?«, »Wie erklären Sie sich das Auftreten der Beschwerden in anderen Situationen?«, »Welche Schlüsse ziehen Sie daraus?«

Im dem oben angeregten ausführlichen Gespräch über die Beschwerden triggern wir in der Therapie stark die Problemtrance. Wir wissen aber, dass Klienten in der Problemtrance nicht besonders fähig zur Veränderung sind. Wir wissen von Grawes Therapiebegleitforschung (siehe Fußnote ▶ S. 34, ▶ S. 38, ▶ S. 74), dass Aktivierung und Aktualisierung von Ressourcen – von Beginn der Therapiestunden an – erfolgreiche Therapien auszeichnen. Wir wissen, dass sich dadurch die Fähigkeit, an Lösungen zu arbeiten, erhöht. Genau das geschieht, wenn wir mit Klienten schon bei der Erfassung ihres Leidens, welches sie in die Therapie führt, über Ausnahmen reden. Der Klient erinnert sich an Situationen, in denen die Beschwerden nicht da waren oder mal nicht da waren oder weniger stark da waren. Wenn wir uns dafür interessieren, aktualisieren wir das Erleben von Kompetenz und Stärke in der Therapie. Das Bild wird wieder kompletter: Zwar hat er manchmal Leiden, aber es gibt in seinem Leben und in ihm auch eine andere Seite.

Gunther Schmidt hat in einem Seminar ein sehr schönes hypnotherapeutisches Bild für diese systemische Sicht auf Probleme und Symptome benutzt: Hinter den Wolken von Symptomen und von Problemen scheint immer die Sonne der Kompetenz! Wir wissen, dass sie immer vorhanden ist – selbst wenn der Klient kaum glaubt, dass sie auch dann scheint, wenn gerade die Wolken davor sind. Für sie interessieren wir uns und sie suchen wir.[41] Wenn wir über

41 Frei wiedergegeben nach seiner Äußerung in einem Seminar.

Ausnahmen vom Leiden intensiv sprechen, dann schauen wir hinter die Wolken der Symptome und des Leidens. Dies verändert den inneren Zustand der Klientin im Gespräch meist deutlich.

Damit der Zustand der Kompetenz sich in dem Klienten aktualisieren kann – und er nicht in der Problemtrance nach all dem Sprechen über die Beschwerden gefangen bleibt –, braucht es intensiven Cheerleadings und glaubhafter Freude der Therapeutin. Die Wirkung entfaltet sich nicht durch eine bloß kurze, trockene Benennung der Ausnahmen. Es braucht schon etwas Zeit, bis diese Selbstaktualisierung von Kompetenzerleben sich bei der Klientin einstellt.

Wenn wir darauf verzichten, uns für Ausnahmen vom Leiden zu interessieren und das vertiefende Gespräch darüber auslassen, geben wir aus Anpassung an eine stark aufs Pathologische fixierte Fragetechnik im Medizinsystem eine Kernidee des systemischen Ansatzes auf. Auch hier sollten Systemikerinnen nicht einer Organisationstrance des Gesundheitssystems erliegen und sich die Zeit nehmen, Ausnahmen und später auch Ressourcen so zu erfragen, dass bei dem Klienten das Gefühl von Kompetenz und Momenten von Beschwerdefreiheit in der Situation erlebbar wird.

Hintergrund: Cheerleading

Schwing und Fryszer (2015, S. 307 ff.) haben sich mit der Intervention des Cheerleadings näher beschäftigt. Cheerleading ist nötig, damit Ausnahmen vom Leiden und die Arbeit mit Ressourcen nicht nur eine verbale, kognitive Intervention bleiben. Die Intervention muss Ressourcen aktivieren und innerlich aktualisieren. Damit unterstützen wir die Klientin, aus der Problemtrance herauszukommen und wieder Hoffnung zu schöpfen.

> »Der Begriff des Cheerleading (Walter u. Peller, 1995) fasst treffend zusammen, was mit dem zuvor Gesagten gemeint ist. Der Bedeutungsgehalt wird deutlich, wenn man die zwei Teile des Begriffes betrachtet: cheering und leading. Indem wir (kleine) Veränderungen bejubeln, uns dafür begeistern und sie feiern, können wir Menschen dahinführen, größere Veränderungen anzugehen, mutiger zu werden, sich mehr zuzutrauen. Es sind in Anlehnung an Walter und Peller (1995) und Durrant (1996) vier Fragen oder Kommentare, die dies befördern« (Schwing u. Fryszer, 2015, S. 307 ff.).

Wir benötigen Cheerleading, um Ausnahmen vom Leiden, Ressourcen, aber auch kleine, positive Veränderungen zu bejubeln und damit das Kompetenzerleben der Klientin zu aktualisieren: Cheerleading ist nicht nur eine innere Haltung des Therapeuten, sondern lässt sich auch im methodischen Tun darstellen. Dazu nutzen wir die folgenden vier Punkte:

1. *»Wie haben Sie sich entschieden, in dieser Situation nicht ins Leiden zu gehen, anders zu empfinden, zu handeln ...? Wie haben Sie sich dazu entschieden, das Neue, Überraschende zu tun?«*

Fragen dieser Art zielen auf den eigenen Anteil, die eigene Entscheidung der Klientin. Oft erhalten wir auf diese Fragen erst einmal keine differenzierte Antwort, die wenigsten denken so über ihr Handeln nach. Das spielt jedoch keine Rolle, lenken wir doch mit diesen Fragen die Aufmerksamkeit der Klienten auf den Punkt, dass sie sich selbst entschieden haben; und diese Tatsache wertschätzen wir. So wirken diese Fragen, auch wenn wir nach mehrmaliger Wiederholung keine differenzierte Antwort erhalten. In der Betonung, dass die Klientin entschieden hat, liegt auch ein Reframing. Bisher hat sie vielleicht immer erlebt, dass nicht sie es war, die etwas dazu getan hat, sondern Kontextbedingungen dafür gesorgt haben, dass sie nicht ins Leiden gegangen ist.

2. *»Wie genau haben Sie das gemacht? Wie haben Sie das schaffen können?«*

Während wir mit ähnlich konkretisierenden Fragen Problemkonstellationen erkunden, können wir auch Erfolgskonstellationen explorieren. Wir lenken damit den Blick darauf, in welchen Verhaltens- und Interaktionssequenzen Erfolge entstehen. Dies ist wichtig für Klienten, da sie oft wenig Bewusstsein darüber haben, mit welchen Verhaltensweisen oder auch über welche Kontextfaktoren sie Erfolge produzieren. So gesehen kann dieses Vorgehen weitere Erfolge und Veränderungen unterstützen.

3. *»Wie erklären Sie sich, dass das möglich wurde?«*

Wir fragen nach den Alltagstheorien der Klienten, nach ihren Erklärungen, um wichtige Erkenntnisse – für uns und für die Klienten – zur Konstruktion weiterer Veränderungen zu erhalten. Manchmal beschreiben Klienten den Erfolg nicht als von ihnen angestrebt und gemacht, quasi als Zufallsprodukt oder von anderen gemacht. Dann können wir ihn reframen als Wirksamkeit und Leistung der Klientin: Das irritiert dysfunktionale Konstruktionen.

4. *»Das ist ja großartig!«*

Das Vorgehen sollte insgesamt von einer begeisterten Grundstimmung getragen sein. Nun wäre es am Ziel vorbei, wenn Berater üben würden, hohle Jubelchöre anzustimmen. Wie schon mehrmals erwähnt, kommt es auf die innere Haltung an: Kann ich authentisch einem Menschen, der vielleicht schon länger in vielen ruminierenden Problemgedanken steckt, widerspiegeln, welch dramatische Wende es ist, wenn er beginnt, einiges anders zu machen? Schaffe ich es, bewusst und persönlich Begeisterung gegen die ruminierenden Problemgedanken zu setzen?

Es geht beim Cheerleading also nicht um plattes Jubeln! Hier kann der Begriff Cheerleading leicht missverstanden werden, weil sofort entsprechende Bilder von Cheerleadern aus dem amerikanischen Football hochkommen. Es geht tatsächlich darum, sensibel zu unterstützen, dass die Klientin in ihrem Erleben Selbstwirksamkeit, erfolgreiches Handeln und eigene Erfolge spürt. Dafür sind die vier beschriebenen Punkte eine methodische Unterstützung.

Es ist eine Gelegenheit für Interesse, Zuwendung und ernsthaftes Eingehen auf das Erleben des Klienten, wenn wir uns ausführlich Zeit nehmen, um die Beschwerden, Klagen, aber auch Ausnahmesituationen des Klienten zu verstehen. Dies ist eine gute Botschaft zu Beginn einer therapeutischen Beziehung und eine gute Grundlage für positive Kooperation.

Zudem wird der Dialog so kein einseitiger Prozess der Informationsgewinnung über die Beschwerden des Klienten durch die Therapeutin. Er wird ein interessiertes Kennenlernen und eine Erweiterung der Wahrnehmung des Selbstbildes auch für den Klienten. Exploration und so verstandene Diagnostik ist immer auch Intervention und Anregung zu ersten Veränderungen. Diese Einheit lässt sich in einem gelungenen Dialog nicht trennen. Der Klient erweitert in einem solchen Dialog seine Introspektionsfähigkeit, seine Fähigkeit zur Selbstmentalisierung, er lernt differenzierter zu erleben und erfassen, worin sein Leiden besteht und durch welche äußeren Bedingungen es ausgelöst wird – und welche Bedingungen für Ausnahmen vom Leiden verantwortlich sind. Er lernt die Wechselwirkungen zwischen Situationen in seinem Leben, seinem Körper, seinem Fühlen und Denken, seinem Kommunikationsverhalten und seinem Agieren in seinen gesellschaftlichen Rollen besser kennen. Er wird unterstützt, dies alles in seine Worte fassen zu können. Es bilden sich erste Dekonstruktionen, erste Neukonstruktionen und erste Veränderungsoptionen.

Die hier dargestellten Empfehlungen für die Erfassung der aktuellen Beschwerden der Klientin greifen wir noch mal im Kapitel 5.2.1 auf und illustrieren wir in den Beispielen der drei Berichte an den Gutachter im Anhang 5, 6 und 7.

Hintergrund: Beschwerden und Medikation

Sind die Beschwerden der Klientin exploriert, ist es sinnvoll, noch einmal in der Nachbereitung das Ergebnis mit den Medikamenten abzugleichen, die die Klientin einnimmt. Auch hier ist es sinnvoll, sorgfältig mögliche Wechselwirkungen zwischen physischen und psychischen Beschwerden und der aktuellen Medikation in die Behandlung einzubeziehen.

Ein 55-jähriger Mann kommt wegen depressiver Störung in die Therapie. Zum Zeitpunkt des Therapiebeginns nimmt er Escitalopram 15 mg/Tag. Dies wurde vom Hausarzt wegen der depressiven Beschwerden verordnet. Neben anderen depressiven Beschwerden benennt der Klient deutlich, Interesse an sexuellen Aktivitäten mit seiner Frau verloren zu haben. Zudem könne er sich nun bei der Sexualität kaum entspannen, weil er in der letzten Zeit öfter Probleme mit der Erektion hatte. Dies wirke sich deutlich auf die eheliche Beziehung aus, was wiederum auch seine Stimmung drücke. Die bekannten möglichen Wechselwirkungen zwischen seinen sexuellen Beschwerden und Escitalopram konnten mit ihm besprochen werden. Es wurde vereinbart, nach Beginn der Psychotherapie und ersten positiven Effekten auf seine Stimmung Escitalopram abzusetzen, um zu prüfen, ob dies zu einer Reduktion der sexuellen Beschwerden führt. Tatsächlich kehrten nach ersten Verbesserungen der Stimmung und Absetzen des Antidepressivums seine Libido und auch die Erektionsfähigkeit zurück.

Ein 40-jähriger Mann kommt in die Therapie, nachdem er durch die unerwartete Trennung seiner Frau massiv destabilisiert und deutlich suizidal ist. Er kann sich glaubhaft von seinen Suizidwünschen distanzieren und in der ersten Sitzung einen Überlebenspakt mit dem Therapeuten schließen. Trotzdem wünscht er medikamentöse Unterstützung, um mit der aktuellen Krise zurechtzukommen. Da er einen guten Kontakt zum Hausarzt hat, wird auf seinen Wunsch hin vereinbart, dass er bei diesem um die medikamentöse Unterstützung anfragt. In der dritten Sitzung berichtet er, dass seine psychische Situation sich deutlich verschlechtert habe: Er sei oft müde, könne aber überhaupt nicht mehr schlafen und sei zudem sehr unruhig. Diese Kombination verstärkt seine Suizidwünsche deutlich. Die erhoffte Stimmungsaufhellung durch die Medikamente sei überhaupt nicht eingetreten. Ihm gehe es schlechter als zuvor. Er nehme seit zwei Wochen Sertralin 50 mg/Tag. Tatsächlich sind verstärkte Müdigkeit, Schlaflosigkeit und Unruhe bei dem Medikament als Nebenwirkungen bekannt, die durchaus vor der Stimmungsaufhellung eintreten können. Dem Hausarzt habe er nicht von der Suizidalität berichtet, nur von den depressiven Zuständen und der Trennung. Der Hausarzt hatte so keine Chance, die Auswirkungen der möglichen Nebenwirkungen auf die Suizidalität des Klienten vor Einsatz der Stimmungsverbesserung zu bedenken. Eine Aufklärung über mögliche Nebenwirkungen, Absetzsymptome oder sogar einen Rebound-Effekt[42] fand nicht statt. Die Nebenwirkungen haben den Klienten so uninformiert ereilt und zudem

42 »Rebound-Effekt: Beim Absetzen mancher Anti-Depressiva kehrt die Erkrankung stärker, rascher oder mit größerer Wahrscheinlichkeit zurück, als wenn keine medikamentöse Behandlung erfolgt wäre« (Bschor et al., 2022).

zu einer verstärkten Suizidalität im Sinne von Ringel (2017) mit depressiver Stimmung bei gleichzeitiger Unruhe geführt. Mit dem Klienten konnte nun besprochen werden, ob er noch einige Tage abwarten wolle, damit die stimmungsaufhellende Wirkung einsetze oder er mit dem Hausarzt besprechen wolle, welche Medikation im Hinblick auf die Suizidalität angemessener wäre.

Eine 53-jährige Frau klagt neben einer Reihe anderer Beschwerden auch über depressive Stimmungen, Vergesslichkeit und Libidoverlust. Dieser Fall ist zusammenhängend als Bericht an die Gutachterin im Anhang 5 dargestellt. Der somatische Konsiliarbericht spricht von einer Schilddrüsenunterfunktion, die mit Levothyroxin kompensiert wird. Hier ist es sinnvoll, zu prüfen, ob die Medikation ausreicht, da die Klientin nicht regelmäßig die Medikation prüfen lässt und depressive Stimmung, Vergesslichkeit und Libidoverlust auch mitveranlasst werden können durch eine unzureichend behandelte Schilddrüsenunterfunktion.

Ganzheitliches Menschenbild und ganzheitliche Behandlung heißt auch, mögliche Wechselwirkungen zwischen den durch die Klientin beschriebenen Beschwerden und Medikationen zu überprüfen. Falls es Hinweise auf solche Wechselwirkungen gibt, kann entweder eine Empfehlung an die Klientin sinnvoll sein, dies medizinisch zu klären, oder auch die direkte Kooperation zwischen Therapeutin und behandelndem Arzt.

3.3 Ressourcen aktivieren

Welche Ressourcen, Kraftquellen und stützende Beziehungserfahrungen kennt die Klientin (innere, äußere, ökonomische oder soziale Ressourcen)? Welche davon sind besonders nutzbar für die Lösung der Probleme/Beschwerden?

Auch hier ist das Ziel nicht die nüchterne Aufzählung und Erfassung von Ressourcen, sondern die Aktivierung von Ressourcen. In der systemischen Tradition gehen wir davon aus, dass eine Klientin, die leidend in die Therapie kommt, dort zunächst in der Regel unter einer Problemtrance steht. Problemtrance ist ein Zustand, in dem Angst und Unvermögensempfindungen das aktuelle Erleben der Klientin dominieren, in dem sie wenig in der Lage ist, optimistisch zu sein und kreative Lösungen zu finden. In diesem Zustand fehlen die Zugänge zu unserer Kraft und Kompetenz, aus denen heraus Lösungen entstehen können. Eine Aufzählung von Ressourcen mit buchhalterischer Gründlichkeit und Sachlichkeit führt aber nicht dazu, dass Klienten die Problemtrance verlassen. Eine Ressource, die nicht empfunden wird, ist keine Ressource, die die Problemtrance beenden könnte.

Damit die Ressource von der Klientin erlebt wird, braucht es authentische Freude, Cheerleading (siehe Hintergrundtext »Cheerleading«, ▶ S. 67 ff.) und einige Minuten Zeit, damit sich dieser innere Zustand entfalten kann. Dann erst aktualisieren sich Kompetenz- und Stärkeerleben in der Klientin. Der Therapeut sollte mit einer gewissen Beharrlichkeit bei der Beschreibung seiner eigenen authentischen Freude und dem Feiern dieser Ressource bleiben. Das durchzuhalten, ist manchmal nicht leicht. Wenn es gelingt, dann ist die Veränderung in der Klientin beobachtbar. Die Haltung, die Mimik, die Ausstrahlung, der Blick der Klientin verändern sich.

Eine aktivierte Ressource ist ein Zustand, ein State. Damit dieser sich im Hier und Jetzt in der Klientin aktualisiert, ist Unterstützung durch den Therapeuten nötig.

Das BASK-Modell von Braun (1988) ist hilfreich, um solche States stärker fassbar und spürbar zu machen. Das Modell ist ein strukturiertes Erfassen eines bestimmten Zustands. Das Erleben von Ressourcen ist ebenfalls ein Zustand. Wir können das Modell deshalb nutzen, um den Ressourcenzustand der Klientin im Erleben zu verstärken und zu aktualisieren. Es ist dabei wichtig, die einzelnen Ebenen der Empfindung langsam und beharrlich durchzugehen, auch wenn es der Klientin zunächst schwerfällt, ihre Ressource so genau zu erfassen (und sie im Gespräch evtl. immer wieder abschweift). Die Buchstaben BASK stehen für:

- Behaviour: Wenn Sie so empfinden, was würden Sie dann gern tun?
- Affection: Wenn Sie so empfinden, welche Gefühle spüren Sie dann?
- Sensation: Wenn Sie so empfinden, was nehmen Sie dann besonders wahr? Was sehen, hören, riechen, fühlen Sie dann anderes als sonst? Was ist an Ihrer Wahrnehmung der Welt dann anders?[43]
- Kognition: Wenn Sie so empfinden, welche Gedanken gehen Ihnen dann üblicherweise durch den Kopf?

Ähnlich wie in der Exploration von Ausnahmen in Kapitel 3.2.4 geht es wieder darum, die Klientin dabei zu unterstützen, die Ressource zu empfinden und sichtbar aus der Problemtrance zu kommen. Auch hier nutzen wir Fragen und die damit einhergehende Aufmerksamkeitsfokussierung, damit die Ressource sich in der Klientin aktualisiert. Benennung und Freude aufseiten des Therapeuten allein bewirken das nicht. Durch die Fragen und dadurch, dass wir die

43 Wir greifen hier auf das VAKOG-Modell zurück, welches alle fünf Sinne des Menschen nutzt. Diese sind: visuell = Sehen, auditiv = Hören, kinästhetisch = Tasten, olfaktorisch = Riechen und gustatorisch = Schmecken.

Ressourcen auf verschiedenen Ebenen beleuchten und erfahrbar machen (Verhalten, Gefühle, Gedanken etc.), entsteht die Aktualisierung.

Ist dies mit der Klientin möglich oder nicht? Wie viel Mühe kostet es? Darüber erhalten wir Aufschluss in Bezug auf das, was uns in der weiteren Therapie wahrscheinlich erwartet. Je stärker und leichter Ressourcenaktivierung gelingt, desto besser ist die Prognose auf schnelle Erfolge in der Therapie. Gelingt Ressourcenaktivierung nicht, dann wissen wir, dass es sehr wahrscheinlich mehr Zeit brauchen wird, um Fortschritte zu erreichen.

Auch die Validierung von für die Klientin wichtigen positiven Identitäten (gute Mutter, attraktive Partnerin, fähige und geschätzte Kollegin ...) ist eine Aktivierung von Ressourcen. Wenn wir die Klientin in solchen ihr wichtigen Identitäten validieren können, fühlt sie sich in der Regel verstanden und angenommen. Sie kommt darüber in ein positives Identitätserleben und Zustände von Freude und Stolz. Gleichzeitig muss sie sich nun nicht mehr anstrengen, um uns zu zeigen, dass sie auch – trotz aller anderen Leiden und den Problemen – über all diese positiven Identitäten verfügt. Das ermöglicht eine offene, vertrauensvolle Kooperation und erlaubt der Klientin, sich weitgehender mit ihren Problemen und Defiziten zu zeigen – wohl wissend, dass sie trotzdem in anderen Bereichen des Lebens funktionsfähig ist, und wohl wissend, dass das auch der Therapeut weiß (Eggemann-Dann u. Fryszer, 2022, S. 211 ff.).

Eine Klientin kommt wegen depressiver Problematik und Angstzuständen in die Therapie. Diese treten besonders in der Familie, der Ehe und in der Freizeit auf. Bei der Exploration von Ausnahmen beschreibt sie, dass in der Arbeit die Probleme fast nie da sind. Sie arbeitet als OP-Krankenschwester. Sie fühlt sich dort im Team als Kollegin, als Fachkraft kompetent und anerkannt. Wenn die Therapeutin dieses Identitätserleben der Klientin als fähige und geschätzte Kollegin und Fachkraft mit BASK exploriert und Cheerleading einsetzt, verändern sich die Körperhaltung, die Stimmung und die Mimik der Klientin. Die Gedrücktheit durch die Beschwerden treten mehr in den Hintergrund. (Siehe dazu Anhang 5 mit dem Bericht an die Gutachterin, Fall A.)

Schiepek empfiehlt einen weiteren Weg, damit sich eine Ressource aktualisiert und nicht nur benannt wird:

> »Im Anschluss soll der Klient/die Klientin ihre Ressourcen benennen und vor allem jeweils durch ein oder mehrere Beispiele konkretisieren und beschreiben. Ziel ist dabei die Induktion eines kognitiv-emotionalen Ressourcenzustandes bzw. einer ›Ressourcen-‹ oder ›Lösungstrance‹. Meistens triggert die anschauliche Beschreibung der Beispielszenarien Assoziationen zu weiteren Ressourcen. Die Inter-

viewerin/der Interviewer ermutigt die Klientin/den Klienten, weitere Ressourcen aufzuspüren und zu benennen, wobei erfahrungsgemäß 10 bis 20 genannt werden, auch von stark ›depressiven‹ Personen« (Schiepek, 2016, S. 35).

Wenn wir die Klientin bitten, anschaulich Beispielszenarien zu erzählen, in denen die jeweilige Ressource wirksam war, aktualisiert sich das Erleben dieser Ressource ganz harmonisch. Auch hier verbinden sich wieder diagnostisches Erfassen und Intervention. Die Klientin lernt zu Beginn der Therapie, dass Stärken und Kompetenzen in der Therapie auftauchen dürfen, dass Stärken und Kompetenzen zeitgleich mit Problemen vorhanden sind und beides in der Therapie genutzt wird: Eine Erfahrung, die für viele Klienten neu ist und sie stärkt.

Wir haben an anderer Stelle darauf verwiesen, dass Grawe (2004) zeigt, dass Therapien, in denen Ressourcen aktiviert werden, erfolgreiche Therapien sind. Er konnte zusätzlich demonstrieren, dass die positiven Effekte nur auftreten, wenn der Therapeut von Beginn der Sitzung an ressourcenaktivierend arbeitet und dies nicht nur in den letzten zehn Minuten der Sitzung – was in seiner Untersuchung fast alle Therapeuten taten!

Dieses Kapitel steht in engem Zusammenhang mit den »Ausnahmen und dem Nichtauftreten des Leidens« im Kapitel 3.2.4. Beides sind Wege, um Klienten aus der Problemtrance zu helfen.

3.4 Überweisungskontext

Hier geht es darum, den Kontext, der den Klienten in ebendiesen Therapieraum geführt hat, zu explorieren.

Warum kommt der Klient zu ebendiesem Zeitpunkt?
Was ist über den Überweisungskontext bekannt? Wer hat die Therapie angeregt?
Und warum gerade in dieser Organisation?
Wer im System sieht keinen Therapiebedarf und steht der Therapie kritisch gegenüber?
Was für Therapieziele würden potenzielle Überweiser für sinnvoll halten?
Gibt es zurzeit andere Behandler (Sozialarbeiterinnen, Ärzte, Psychotherapeuten, Physiotherapeuten ...)? Und wenn ja, mit welchem Auftrag und in welchem Setting?
Gibt der Klient die Erlaubnis zu einer Kontaktaufnahme mit ihnen durch die Therapeutin?

Diese Informationen sind im systemischen Ansatz wichtig, um andere therapeutische Prozesse, deren Aufträge und Ziele, eigene Erfolgsaussichten und Grenzen, Motivationen des Klienten und positive sowie negative Interferenzen einschätzen zu können. Dabei wird zudem deutlich, ob wir es mit einem Klienten, der geschickt wurde, zu tun haben. Wir können uns darüber unterhalten, von wem der Klient geschickt wurde und wo sein eigener Stand auf einer Skala der Freiwilligkeit (z.B. von 0 bis 10) liegen würde. Auch die Frage, wem es denn, einschließlich des Klienten, wie wichtig ist, dass die Therapie stattfindet, lässt sich gut skalieren (Eggemann-Dann u. Fryszer, 2022, S. 155 ff.).

Die Therapiesituation selbst steht in einem *Kontext*. Genau dieser Kontext gibt der Therapie einen Sinn zu genau diesem Zeitpunkt. Für Systemiker ist es bedeutsam, diesen Sinn zu verstehen oder eine Idee zu haben, was der Sinn der Therapie zu diesem Zeitpunkt und vielleicht an diesem Ort sein könnte. Es geht hier nicht nur darum, den Klienten zu verstehen, sondern auch die Situation, in der man mit diesem Klienten zu Beginn der Therapie steht. Dadurch findet man eine realistischere Einschätzung dazu, was man da gerade tut und welche Erfolgsaussichten für die ganze Unternehmung und auch für einzelne Interventionen bestehen.

Den Überweisungskontext kann man vertieft erfragen, indem die ausgesprochenen oder durch den Klienten vermuteten Aufträge der verschiedenen beteiligten Überweiser oder auch der beteiligten anderen Behandler erfragt werden. So kann man ambivalente, sich widersprechende oder einfach nur unterschiedliche, verdeckte oder fremde Aufträge des Klienten und anderer Beteiligter erfassen (Schwing u. Fryszer, 2015, S. 112 ff.). Gerade für die Vereinbarung der Therapieziele ist dies eine wichtige Vorarbeit. Der Therapeut kann sich von vorhandenen unrealistischen, vielleicht verdeckten oder auch widersprüchlichen Aufträgen abgrenzen und die Aufträge, die realisierbar und sinnvoll sind, kontraktieren.

3.5 Aktuelle Lebenssituation explorieren

Wir interessieren uns für die aktuelle soziale Situation (familiäre und außerfamiliäre Beziehungen, ökonomische Verhältnisse, Arbeits- und Lebensverhältnisse) der Klientin, die für die Aufrechterhaltung und Veränderung der Beschwerden bedeutsam ist. Im systemischen Ansatz geht es darum, Störungen zu kontextualisieren. Die Erfassung des relevanten Lebenskontextes ist die Grundlage, um soziale Bedingungen zu finden, die das Symptom entweder haben entstehen lassen oder dazu beitragen es aufrechtzuerhalten – auch wenn vielleicht biografische Situationen die Entstehung des Symptoms eher erklären. Im systemischen Ansatz können wir Ideen zur Ätiologie der Symptome aus der Biografie oder aus der aktuellen Lebenssituation ziehen. Beides sind sinnvolle Kontextualisierungen von Symptomen. Die Fragen sind dann jeweils:

- Wie machen die Symptome Sinn vor dem Hintergrund der Biografie?
- Wie machen die Symptome Sinn vor dem Hintergrund der aktuellen Lebenssituation? Was in der aktuellen Lebenssituation unterstützt, dass das Symptom weiterhin aufrechterhalten wird?

In diesem Kapitel beschäftigen wir uns mit dem aktuellen Lebenskontext als Möglichkeit der Kontextualisierung der Beschwerden. Im Kapitel 3.7 geht es dann um die Biografie oder Anamnese der Klientin. Wir explorieren den relevanten Lebenskontext der Klientin in Bezug auf die vorliegenden Beschwerden. Wir lernen so den aktuellen Lebenskontext der Klientin kennen und die wesentlichen Bezugspersonen, die in das Problem involviert sind. Wir empfehlen, mit einer Visualisierung zu arbeiten, die für die Klientin und den Therapeuten gleichermaßen einsehbar ist: der Family-Helper-Map (Fryszer, 2012a; Schwing u. Fryszer, 2015). Wir ziehen diese Darstellung einem Genogramm bewusst vor. Wichtige Freunde, Unterstützer, unter Umständen Nachbarn, Ressourcen, andere professionelle und informelle Helfer, frühere Helfer, soziale Netzwerke bestimmen das Leben der Klientin. Wir können die Wirksamkeit unserer Interventionen in der Therapie erheblich besser einschätzen, wenn wir den gesamten Lebenskontext der Klientin – und nicht nur den familiären Kontext – kennen. Die Reduktion des Lebenskontextes einer Klientin auf die Familie, die wir auch oft sehen, erscheint uns aus systemischer Sicht unangemessen.

Bestandteil der Family-Helper-Map können auch Beziehungszeichen der Philadelphia-Map von Minuchin (unangemessen enge Beziehung, Konflikte, Koalitionen, Triangulationen, klare, starre oder diffuse Grenzen) sein. Wir können so die Beziehungsqualitäten und Kommunikationsstrukturen erfassen, wie die Klientin sie erlebt. Wenn die Exploration des sozialen Kontextes in einem Mehrpersonensetting erfolgt, werden auch unterschiedliche Sichtweisen der Beziehungen deutlich. In einem moderierten Gespräch, in dem der Therapeut im Sinne des Neutralitätsbegriffs von Selvini Palazzoli et al. (1981) sequenziell allen Perspektiven der Beteiligten Raum und Respekt gibt, kann dies Klarheit und vielleicht schon erste Anregungen für alle geben. Dabei sollten wir uns auf die wesentlichen Beziehungen beschränken und auch nur Beziehungsqualitäten in die Map eintragen, bei denen die Klientin und die anderen Beteiligten sich ziemlich sicher sind und übereinstimmen.

Eine solche Visualisierung gibt Klienten meist schon ein Gefühl von Ordnung und Überblick, welches in komplexen Situationen leicht verloren geht. Aus der Distanz heraus, die durch so eine Visualisierung entsteht, haben Klienten oft auch erste Hypothesen dazu, wie Symptome in ihrem Lebenskontext Sinn machen oder wie sie sich auf den Lebenskontext auswirken. Wenn die Map halbwegs fertig ist, lohnt sich die Frage an die Klientin, ob sie Ideen dazu hat, wie die Beschwerden in das aktuelle Beziehungsnetz hineinpassen, ob sie einen Sinn oder eine Funktion in diesem Netz haben könnten (siehe zum Sinn des Symptoms ▶ S. 108 f.). Hier können erste Ideen für eine gemeinsame Erklärung der Symptome von Therapeut und Klientin entstehen.

Die Map kann auch die Grundlage sein, mit der Klientin zu besprechen, wen aus ihrem Lebenskontext man in der Probatorik oder in der Therapie in einem Mehrpersonensetting einbeziehen sollte, bei wem es besonders sinnvoll wäre, bei wem es für die Klientin eher einfach und bei wem es eher schwierig wäre. Solche Fragen bei der Erstellung einer Map können gute Vorbereitungen der Klientin für MPS-Sitzungen sein, die ihr der Therapeut später vorschlägt. Solche Fragen können auch Klienten, denen MPS-Sitzungen zunächst sehr fern liegen, anregen, in die Richtung eines MPS zu denken.

3.6 Krankheitsverständnis – multiperspektivische Beschreibung des Problems

Hier geht es darum zu erfassen, welches Verständnis der Beschwerden/Störung/Krankheit der Klient und wesentliche Menschen seines Lebenskontextes haben. Folgende Fragen sind dazu hilfreich:

Was hält der Klient für das Problem? Was halten bedeutende Beteiligte für das Problem?
Was hält der Klient für die Ursache des Problems? Was andere wesentliche Beteiligte?
Was hält der Klient für eine gute Lösung? Was andere relevante Menschen seines Lebenskontextes?
Was sind aus Sicht des Klienten gute Ziele für die Therapie? Was aus Sicht anderer relevanter Menschen seines sozialen Systems?

Die unterschiedlichen Sichtweisen wesentlicher Personen des aktuellen Lebenskontextes des Klienten auf das Problem, seine Ursache und eine erwünschte Lösung tragen wesentlich dazu bei, zu verstehen, welchen Sinn und welche Bedeutung das Problem im Kontext hat.

Im systemischen Verständnis sind multiperspektivische Beschreibungen ein Schlüssel zur Veränderung, weil sie andere mögliche, vielleicht sogar widersprüchliche Sichtweisen und Erzählungen der Situation liefern. So werden neue Informationen und neue Ideen unterstützt. Fryszer (2012a) beschreibt dieses Vorgehen als die Erstellung einer Legende zur Family-Helper-Map. Man kann die Sichtweisen wichtiger Menschen aus der Map zu den oben genannten Fragen notieren. Dadurch wird sichtbar, dass es unterschiedliche Auffassungen im Lebenskontext des Klienten dazu gibt, was das Problem ist oder seine Ursachen oder seine Lösungen oder auch sinnvolle Therapieziele sein können. Man kann den Lebenskontext des Klienten als strategisches Feld verstehen, in dem es auch um Koalitionen, Macht, Durchsetzung oder Konflikte geht. Es wird für die Therapeutin und den Klienten deutlich, dass er eben nicht allein mit dem Symptom und Veränderungswünschen steht, sondern durchaus unterschiedliche Interessen in seinem Lebensfeld vorhanden sind. Dies wird die Therapie und ihre Erfolgsaussichten beeinflussen. Natürlich werden die wesentlichen Beteiligten die Therapeutin beobachten, welche Seite, Sichtweise oder gar Koalition sie unterstützt, ob sie neutral[44] ist etc. Wenn der Dialog gelingt, dann erfährt auch der Klient Neues über sich und sein Netzwerk.

Die unterschiedlichen Sichtweisen bedeutender Beteiligter können zirkulär im Einzeltherapiesetting erfragt werden (gedankenlesende Fragen). Sie können im Einzeltherapiesetting auch über eine Übernahme der Rollen verschiedener Mitglieder seines sozialen Systems durch den Klienten in einer zuvor aufgebauten Skulptur (mit Stühlen oder auch mit Figuren auf einem Tisch) erfragt werden. Das ist weniger abstrakt und kognitiv als zirkuläre Fragen. Wir erleben dabei in jedem Fall die Fähigkeit des Klienten zur Empathie und Fremdmentalisierung.

Sie können aber auch direkt in einem Mehrpersonensetting mit den bedeutenden Personen der aktuellen Lebenssituation des Klienten erfragt werden. So wird oft unmittelbar im Therapieraum die Spannung im Lebensfeld deutlich und erlebbar, die oft durch die unterschiedlichen Perspektiven auf das Problem entsteht. Es kann in solch einer Sitzung auch geklärt werden, wie die anderen Beteiligten die Therapie unterstützen oder auch sabotieren können. Gerade indem wir uns nicht nur auf den Klienten als Informationsquelle verlassen, werden über ein MPS unsere Einschätzungen und die unseres Klienten realistischer. Das kann Umwege verhindern und die Therapie wird lebensnäher.

44 Neutral bezieht sich hier auf soziale Neutralität, aber auch auf Prozess-, Ergebnis- und Konstruktneutralität. Wir verwenden den Begriff »Neutralität«, meinen damit aber das Gleiche, was in der systemischen Literatur häufig als »Allparteilichkeit« bezeichnet wird.

Der hohe Stellenwert der unterschiedlichen Perspektiven, Bedeutungsgebungen oder Erzählungen im systemischen Ansatz ist sicher ein Spezifikum des systemischen Ansatzes.

Hier geht es um die verschiedenen Bedeutungsgebungen und Zuschreibungen in Bezug auf Beschwerden und auf Therapie – sowohl des Klienten als auch seiner Umgebung. Wie zentral Bedeutungsgebung oder die jeweilige Narration von Symptom und Therapie innerhalb eines systemischen Fallverstehens ist, stellen wir in Kapitel 5 im Hintergrundtext »Systemanalyse« (▶ S. 153 ff.) und im Hintergrundtext zum systemischen Erklärungsmodell (▶ S. 161 f.) dar.

Ganz besonders gilt dies für interkulturelle Therapien.[45] In Familien mit Migrationshintergrund können Bedeutungsgebungen von Störungen und Psychotherapie besonders unterschiedlich oder auch überraschend für deutsche Berater sein. Hier lohnt es sich, diese unterschiedlichen Bedeutungsgebungen mit der Klientin zu untersuchen. Dies ist über kulturelle Zeugen möglich: unterschiedliche Familienmitglieder oder relevante Personen aus dem Umfeld der Klientin explorieren. Man kann entweder über gedankenlesende Fragen die Klientin befragen, welche Bedeutung die entsprechende Person aus ihrem Feld der Störung und auch der Psychotherapie gibt. Dabei ist es sinnvoll, sowohl Zeugen zu wählen, die noch sehr in der traditionellen Kultur verhaftet sind (z. B. die Großeltern, die noch im anatolischen Dorf leben), als auch solche, die in der Migrationsentwicklung schon fortgeschritten sind (der Neffe, der zur dritten Migrationsgeneration gehört, hier voll sozialisiert und beruflich erfolgreich ist). Diese Art der Arbeit mit kulturellen Zeugen ist bei Eggemann-Dann und Fryszer (2022, S. 412 ff.) und bei Schwing und Fryszer (2015, S. 254 ff.) ausführlich dargestellt.

Hintergrund: Internationale Entwicklung im Feld interkultureller Therapie

In den USA und Kanada scheint uns die Berücksichtigung kultureller Sichtweisen in Therapien selbstverständlicher und systematischer zu geschehen als in europäischen Gesellschaften. Im DSM-5 gibt es Interviewleitfäden, mit denen unterschiedliche Bedeutungsgebungen von Krankheit und Therapie in interkulturellen Therapien exploriert werden. Dieser Interviewleitfaden heißt Cultural Formulation Interview (CFI). Als Anregungen, um gute Fragen für das Interview mit kulturellen Zeugen (siehe oben) zu finden, eignet sich die »CFI-Informant Version« (American Psychiatric Association, 2018). Ein anderer Interviewleitfaden aus Kanada mit der gleichen Intention ist das »McGill Illness Narration Interview« (MINI; Groleau, Young u. Kirmayer, 2006). Auch hier geht es darum, das Problem oder Symptom nicht nur

45 Wir verstehen unter interkulturellen Therapien solche, in denen die Klientin einen Migrationshintergrund hat (erste, zweite oder dritte Migrationsgeneration).

aus der Sicht westlicher Gesellschaften zu beschreiben. Die kulturell und milieuspezifisch geprägte Sichtweise des Klienten und seiner Umgebung auf das Problem oder Symptom soll erfragt und in die gemeinsame Arbeit einbezogen werden. Die erwähnten Interviewvorlagen kann man sich aus dem Internet herunterladen. Schön bringen die Namen der beiden Interviews die Sache auf den Punkt: Wie sieht die kulturelle Formulierung oder Beschreibung des Problems aus? Wie wird das Problem oder das Symptom in der Kultur des Klienten erzählt?

Bedeutsam erscheint uns, wegzugehen von pauschalen Annahmen, wie wohl in einer Kultur Krankheit und Therapie im Allgemeinen gesehen wird. Es geht darum, welche Bedeutungsgebungen im sozialen Nahbereich (Familie, Freunde) existieren. Therapeutische Interventionen lassen sich dann im Hinblick auf Anschlussfähigkeit besser bewerten.

3.7 Die für die Symptomatik relevante lebensgeschichtliche Entwicklung

In einem systemischen Verständnis von Symptomen geht es darum, diese auch mit der Biografie zu kontextualisieren – neben dem Kontextualisieren der Beschwerden über vergangene oder aktuelle soziale Lebenskontexte (siehe 3.5). Auch im systemischen Ansatz nutzen wir die Biografie der Klientin, ihre Geschichte und die Geschichte ihrer Familie, die Geschichte ihrer Beschwerden und die Geschichte ihrer bisherigen Lösungsversuche, um den Symptomen Sinn und Bedeutung zu geben, um sie verstehbar zu machen. Äußere Strukturen und Ereignisse können dazu führen, dass sich innere Muster als zunächst beste Anpassung herausbilden, die im späteren Leben als Ursache für Symptome verstanden werden können.[46]

Bei Anamnesen handelt es sich um eine Fülle von Informationen, bei denen man schnell den Überblick verlieren kann. Oft hat die Klientin schon lange diesen Überblick verloren. Wir empfehlen deshalb, die folgenden drei anamnestischen Ebenen auf einem Zeitstrahl grafisch darzustellen (Fryszer, 2012b; Schwing u. Fryszer, 2015).

- *Familienanamnese:* Darstellung der Entwicklung der Klientin und ihrer familiären Verhältnisse, besonders belastende und auch positive familiäre Er-

46 Zurückliegende soziale Beziehungen und Ereignisse können dazu geführt haben, dass sich innere Muster und Bedeutungszuschreibungen gebildet haben, die später die Gestaltung neuer sozialer Systeme der Klientin wiederum mitbeeinflussen. Beziehungsstrukturen, innere Muster und Bedeutungsgebungen können Beschwerden entstehen lassen oder aufrechterhalten.

eignisse: Beides sollte fokussiert auf die geschilderten Beschwerden geschehen und nicht eine ungerichtete Biografieforschung sein.

- *Anamnese der Beschwerden:* Zeitpunkte des Auftretens der Beschwerden, Besonderheiten, Auffälligkeiten, weitere Entwicklung, Schwankungen in der Heftigkeit der Beschwerden, auch früherer, anderer Beschwerden.
- *Anamnese bisheriger Lösungsversuche:* Welche Selbstbehandlungs- und Selbstlösungsversuche hat die Klientin bisher unternommen? Welche psychotherapeutischen/psychiatrischen/medikamentösen Behandlungen (ambulant/teilstationär/stationär) gab es bisher?

Dabei ist nicht eine vollständige, akribische Darstellung der Geschichte anzustreben, sondern die Reduktion auf Ereignisse, die für die Symptomatik relevant sein können.

Es empfiehlt sich, diesen Zeitstrahl gemeinsam mit der Klientin zu erstellen und zu visualisieren, dass auch die Klientin eine gute Sicht darauf hat. Ein Flipchartbogen im Querformat bietet sich hier an. So kann man die Klientin vor dem fertigen Zeitstrahl auch fragen, welche Zusammenhänge zwischen den drei anamnestischen Ebenen sie selbst findet. Vielen Klienten gibt ein solcher Überblick über ihre Geschichte auch eine gewisse innere Ordnung, die als wohltuend erlebt wird. Beim Blick darauf – mit neuem Überblick – entwickeln Klienten auch häufig Ideen zur Entstehung, Verstärkung oder Minderung von Symptomen.

Manche systemischen Therapeuten hängen in den folgenden Therapiesitzungen Zeitstrahl und Family-Helper-Map im Therapieraum auf und vervollständigen diese immer wieder, wenn neue Aspekte zur Sprache kommen.

3.8 Symptomverstärkende und -reduzierende Bedingungen

Welche Variablen wirken sich verstärkend oder auch reduzierend auf die Beschwerden aus? Es empfiehlt sich, dies zusammen mit dem Klienten zu explorieren. Hier wird man auf einiges zurückgreifen können, was schon in den Kapiteln 3.2, 3.5, 3.6 und 3.7 exploriert wurde.

Dabei ist es sinnvoll, sich ausschließlich auf variable Faktoren (graduell mal mehr oder mal weniger vorhanden) zu beschränken. Die Variablen können innere Zustände, eigenes Verhalten, das Verhalten anderer Menschen der Umgebung oder andere Ereignisse im Umfeld sein. Variablen können eine positive (verstärkende) oder (mindernde) negative Rückkopplung auf die Beschwerden haben.

Dadurch wird eine Sicht im Dialog etabliert, in der die Beschwerden als veränderlich und in Abhängigkeit von mehreren Variablen verstanden werden, je nachdem ob diese situativ stark, schwach oder gar nicht vorhanden sind. Dieses systemische Verständnis greift Ansätze wie die Arbeit mit dem Connection Circle (Cameron, 2020) oder der Ideografischen Systemmodulation (Böse u. Schiepek, 1989, S. 37) auf. Beide Verfahren visualisieren die Variablen, welche die Beschwerden verstärken oder abschwächen. Wir haben beobachtet, dass zu viele Variablen manche Klienten kognitiv überfordern und den Dialog sehr kognitiv werden lassen. Deshalb empfehlen wir, sich auf fünf oder sechs Variablen zu beschränken, die dem Klienten besonders bedeutsam erscheinen.

3.9 Anfängliche Anliegen, Wünsche und Ziele der Klientin explorieren

»Dem Schiff, das seinen Hafen nicht kennt,
ist jeder Wind ungünstig.«
(Seneca)

»Wie willst du wissen, dass du angekommen bist,
wenn du dein Ziel nicht kennst?«
(Chinesisches Sprichwort)

Für die Planung einer systemischen Therapie ist die Diagnose nicht so ausschlaggebend wie der Auftrag und die Anliegen der Klientin. Welche *Wünsche und Ziele* äußert die Klientin vorrangig in Bezug auf die Therapie?

Hier ist oft ein Dialog nötig, in dem Ziele konkretisiert und operationalisiert werden. Spontane Angaben wie »weniger Angst«, »mehr Glück und Zufriedenheit empfinden«, »besser mit dem Partner kommunizieren können« oder »weniger Sorgen haben« sollten wir uns genauer beschreiben lassen:

> »Was solche Ziele unerreichbar macht, ist ihre Verschwommenheit. [...] Unsere Erfahrung nach entspricht die Fähigkeit eines Patienten, ein konkretes Behandlungsziel entweder selbst anzugehen oder sich mit einem ihm vorgeschlagenen einverstanden zu erklären (gleichgültig, wie groß und monolithisch ihm sein Problem auch vorkommen mag), meist auch seiner Willigkeit, sich auf eine begrenzte Behandlungsdauer festzulegen« (Watzlawick, Weakland u. Fisch, 2019, S. 136 ff.).

Warum sind verschwommene Ziele wie: glücklicher zu leben, weniger Angst zu haben, weniger depressiv zu sein, mehr Freude zu empfinden ... ungeeignet für Therapien? Man kann immer weiter danach streben, immer noch glücklicher, mit immer noch weniger Angst zu leben, immer noch mehr Freude zu empfinden usw. – das können lebenslange und nie endende Projekte sein: Das sind Ziele für lebenslange Therapien!

Wie können wir Klientinnen unterstützen, ihre Ziele zu präzisieren? Dem dienen etwa folgende Fragen:

»Woran genau würden Sie – nach einer erfolgreichen Therapie – merken, dass Sie jetzt so wenig Angst haben, wie Sie es sich wünschen? ... Wie würden Sie das spüren? ... körperlich? ... im seelischen Erleben? ... in Ihrer Kommunikation? ... in der Ausübung Ihrer gesellschaftlichen Rollen? ... Welche Situationen genau meinen Sie, in denen Sie nach der erfolgreichen Therapie keine Angst mehr haben würden?«
»Woran – nach der erfolgreichen Therapie – würden Sie merken, dass Sie genauso viel Glück und Zufriedenheit haben, wie Sie es sich wünschen und es realistisch ist? Wie spüren Sie Glück und Zufriedenheit? In welchen Situationen würden Sie das dann spüren, wenn die Therapie gelingt?«

Auch dies ist ein Dialog, in dem nicht nur Wissen bei dem Therapeuten generiert wird, sondern der Klientin klarer wird, wohin sie konkret will, was realistisch ist, wann sie mit sich und der Therapie zufrieden sein kann.

Die Wunderfrage von Steve de Shazer ist ein gutes Mittel, eine solche Präzisierung und Operationalisierung der Therapieziele der Klientin vorzunehmen. Dazu ist es allerdings sinnvoll, mit Entspannungsinduktionen ähnlich einer Fantasiereise die Zukunft ohne die Beschwerden zu imaginieren. Nur dann wird die Klientin mit ihrem Erleben und ihrem körperlichen Empfinden in eine imaginative Welt ohne das Leiden gehen und anfangen, unter Umständen in diese Welt hineinzuleben. Das kann dann eine hypnosystemische Intervention mit großem Veränderungspotenzial sein – und nicht nur eine kognitive Anstrengung. Die Wunderfrage ist eine komplexe Intervention, die Übung und gute Vorbereitung erfordert und nicht immer bei allen Klientinnen und zu jedem Zeitpunkt anschlussfähig sein kann.

Manchmal lassen sich mit Klienten zu Beginn der Therapie nur unzureichend SMART-Ziele[47] (Schwing u. Fryszer, 2015, S. 145) finden. Oft kennen Klienten das »Angebot« der Therapie noch zu wenig. Wir sollten das akzeptieren. Schmidt (2010, S. 178–188) empfiehlt in solchen Situationen, »polynesisch zu

47 S für spezifisch, M für messbar, A für attraktiv (motivierend), R für realistisch, T für terminiert (mit einem Zeitpunkt, zu dem das Ziel erreicht werden soll). SMARTe Ziele sind in diesem Sinne vollständig operationalisierte Ziele.

segeln«: Er beschreibt damit ein Navigationsprinzip für Zeiten schneller Veränderungen, hoher Instabilität und großer Umfeldkomplexität. In solchen Situationen solle man sich gerade nicht von einem fixen zukünftigen Zielzustand abhängig machen, sondern flexibler auf überraschende Informationen immer wieder neu reagieren und die Richtung eigener Handlungen ändern. Viele Klienten leiden bereits unter der Überforderung durch Selbstoptimierungen und »gute Vorsätze«, was durch SMARTe Zielsetzungen noch weiter gesteigert wird.

Die Polynesier hatten bei der Erschließung des Pazifiks keine Karten und keine konkreten Ziele. Sie segelten ins Unbekannte. In ihren Booten mussten sie täglich neu Strömungen, Fische, Wind, Vögel etc. beobachten und diskutieren, um zu entscheiden, in welche Richtung sie weitersegeln sollten, mit der größten Hoffnung auf Land und Wasser.

Wenn Klienten keine smarten Ziele formulieren können, dann geht es darum, in jeder Stunde neu mit ihnen zu besprechen, was man wohl als Nächstes machen solle, was man bisher gelernt habe und wo es weitergehen könnte. So lassen sich trotzdem in verträglichem Maße Ziele finden und Aufträge vereinbaren – vorläufige und ohne Druck aufzubauen. Dabei ist auch die Arbeit an möglichen Zielen und Aufträgen schon ein wertvoller und wichtiger Teil der Therapie. Dies ist aus systemischer Sicht notwendig. Ohne Zielvereinbarungen geben wir der Klientin keine Kontrolle über den Prozess und arbeiten wenig auf Augenhöhe.

3.10 Gemeinsame Narration und geteilte Hypothesen

Zum Ende der Probatorik ist eine geteilte Hypothese oder eine gemeinsame Narration das wohl wesentliche Element bei der Vereinbarung einer Psychotherapie. Es geht um nichts weniger, als eine Kooperationsgrundlage für die weitere Therapie mit dem Klienten zu schaffen: Welches sind die Anliegen des Klienten? Was will er erreichen? Um welches Leiden geht es? Wie hängt das mit der Lebenssituation und der Geschichte zusammen? Welche gemeinsame Narration zwischen Therapeutin und Klient ist bis dahin entstanden? Das ist die vorläufige Grundlage für die Therapie, die man vereinbart.

Im systemischen Ansatz haben wir den Anspruch, möglichst auf Augenhöhe mit dem Klienten zu arbeiten. Wir wollen ihn nicht als Objekt behandeln, sondern ihn unterstützen, in der Rolle eines verantwortlich handelnden Subjekts zu bleiben. Wir unterstützen in der Therapie seine Selbstorganisation. Grawe (2004) konnte in seiner Therapiebegleitforschung zeigen, dass ein informierter Klient, der weiß, woran gearbeitet wird, und der informiert und im Konsens mit der Therapeutin ist über Ziele, Inhalte und Vorgehensweisen in der Therapie, zufriedener mit der einzelnen Therapiesitzung ist, und dass solche Therapien erfolgreicher sind. Bertrando und Arcelloni (2006) weisen berechtigt auf Michel Foucaults Idee hin, dass ein Informationsgefälle auch ein Machtgefälle schafft. Für Foucault entsteht zudem immer auch Widerstand, wenn Machtgefälle da sind. Eine Narration oder Hypothesen, die nur im Kopf der Therapeutin sind und natürlich Einfluss auf den Dialog mit dem Klienten nehmen, schaffen ein unnötiges Machtgefälle zugunsten der Therapeutin. Folgen wir Foucault, so weckt dieses Machtgefälle dann zwangsläufig (irgendwann) Widerstand im Klienten.

Was kann *eine geteilte Hypothese oder gemeinsame Narration* zwischen Therapeutin und Klient beinhalten? Welche Bestandteile einer Hypothese oder Narration helfen, dass diese für den Klienten anschlussfähig wird? Dabei können wir auf Erfahrungen zurückgreifen, wie gemeinsame Narrationen und geteilte Hypothesen beschaffen sein müssen, sodass Klienten sie mit größerer Wahrscheinlichkeit annehmen und teilen können (Eggemann-Dann u. Fryszer, 2010) und eine solche Narration gleichzeitig Entwicklungen bei dem Klienten anregt. Dazu ist eine vorbereitende Reflexion der Therapeutin nötig, um dem Klienten Vorschläge zu machen. Wir diskutieren diese Reflexion im nächsten Kapitel (4.2) ausführlicher und geben aus unserer Erfahrung Anregungen für die Entwicklung eines solchen Vorschlags. Hier einige wesentliche Elemente:

- Die Narration sollte möglichst aus funktionalen Hypothesen (Clement, Fischer u. Retzer, 2006) bestehen, die einen positiven Sinn, eine positive Bedeutung des Symptoms aufzeigen. So erfolgt ein positives Reframing des Symptoms (das Gute im Schlechten). Symptome werden üblicherweise zunächst nur als schlecht, störend etc. beschrieben (siehe zu funktionalen Hypothesen auch 4.2.3).
- Sie kann Wechselwirkungen/Rückkopplungen zwischen Symptomen und variablen Bedingungen des Lebenskontextes des Klienten (im Sinne von 3.9, Stichwort: Ideografische Systemmodulation oder Connecting Circle) beinhalten.
- Im Sinne von intentionalen Hypothesen (Clement et al., 2006) sollten den Beteiligten positive Motive unterstellt werden – durchaus im Sinne eines Reframings (siehe zu intentionalen Hypothesen auch 4.2.2).
- Sie sollte Ressourcen beinhalten, vor allem solche, die nützlich für eine weitere positive Entwicklung sind (siehe 3.3).
- Die Narration kann als »*vorläufige* gemeinsame Annahme« beschrieben werden, die erst einmal für den Einstieg in die Therapie gelten soll. Die Therapeutin kann betonen, dass diese Narration keinen Anspruch hat, eine finale Wahrheit darzustellen.
- Ungünstig sind lineare, kausale Hypothesen (Clement et al., 2006), die zu

Schuldzuweisungen führen (siehe 4.2.1), ebenso Hypothesen, die negative Eigenschaften und negative Motive von Beteiligten beinhalten. All dies hat wenig Potenzial, anschlussfähig für Klienten sein, und beinhaltet zudem wenig Veränderungspotenzial.

Diese Elemente helfen in der Regel, eine gemeinsame Narration/Hypothese zu entwickeln. Diese Narration schafft die Arbeitsgrundlage einer gelungenen Kooperation und eines gemeinsamen Verständnisses darüber, woran und wozu man arbeitet.

In der Geschichte des systemischen Ansatzes gab es sehr unterschiedliche Umgangsweisen mit Hypothesen (Bertrando u. Arcelloni, 2006; Selvini Palazzoli et al., 1981; Cecchin, 1988; Eggemann-Dann u. Fryszer, 2010; Schwing u. Fryszer, 2015):

- Nur die Therapeutin kennt die Hypothese und diskutiert sie mit Kolleginnen. Den Klienten wird die Hypothese nicht mitgeteilt. Das Klientensystem kann die Hypothese der Therapeutin über deren Intervention erschließen (Selvini Palazzoli et al., 1981).
- Nur positive, unterstützende Annahmen werden in der Form des Reflecting Teams mit dem Klientensystem geteilt (Andersen, 2018).
- Ideen der Therapeutin und des Klientensystems werden im Gespräch zu einer neuen Narration (Hypothese) verwoben. Die Therapeutin enthält sich weitgehend einer eigenen Hypothese über mögliche Ursachen oder ungünstige Strukturen im System. Sie strebt eine Haltung klinischen Nichtwissens an (Anderson u. Goolishian, 1992).

Alle diese unterschiedlichen Umgehensweisen mit Hypothesen innerhalb der systemischen Tradition haben grundsätzlich ihre Berechtigung. An dieser Stelle geht es aber darum, eine *gemeinsame* Narration mit dem Klienten zu finden, die der Therapie Grundlage, Sinn und Richtung gibt.

Im systemischen Ansatz glauben wir, dass Hypothesen eine sehr geringe Halbwertzeit haben sollten. Sie gelten für den Moment und manchmal ein klein wenig darüber hinaus. Eine hier beschriebene geteilte Hypothese oder gemeinsame Narration gilt erst einmal für die Anfangszeit der Therapie im Sinne einer Zusammenfassung der Ergebnisse der Probatorik. Sie wird sich sicher im Laufe der Therapie verändern.

»Verheirate dich nie mit einer Hypothese! Verlobe dich nicht einmal mit ihr! Gehe maximal einmal mit ihr essen!«

Von welcher Systemikerin diese vielleicht nicht ganz politisch korrekte Aussage stammt, wissen wir nicht, aber dem Kern der Aussage stimmen wir aus vollem Herzen zu!

Die Hypothese, auch die geteilte, dient dazu, den weiteren Dialog für eine Zeit zu ordnen und ihm Richtung zu geben (Selvini Palazzoli et al., 1981, S. 127). Im weiteren Dialog wird überprüft, ob die anfängliche, gemeinsame Narration Entwicklung ermöglicht, ganz oder mindestens in Teilen widerlegt oder modifiziert wird oder mit dem Fortgang der Therapie noch hilfreich ist und den aktuellen Stand berücksichtigt. Das erfordert von der Therapeutin eine hohe Bereitschaft, immer wieder neue Hypothesen aufzustellen und alte ganz oder in Teilen fallen zu lassen. Wir nennen diesen Prozess Hypothetisieren und Prozessorientierung (Selvini Palazzoli et al., 1981; Cecchin, 1988; Schwing u. Fryszer, 2015, S. 138).

3.11 Wie sieht der anfängliche Kontrakt der Therapie aus?

Auf welche inhaltlichen Ziele einigen sich Therapeut und Klientin in der Eingangsphase einer Therapie? Hier fließen die Ergebnisse des Dialoges in konkrete, positive Zielvorstellungen ein (Kapitel 3.10), wobei auch der Therapeut einbringt, welche Ziele der Klientin er für sinnvoll, realistisch und erreichbar im Rahmen der zeitlich begrenzten Therapie hält (Schwing u. Fryszer, 2015). Dazu gehört auch manchmal, zu akzeptieren, dass die Klientin zu Beginn der Therapie nur sehr eingeschränkt in der Lage ist, operationalisierte Ziele zu beschreiben, und man sich darauf einigt, dass man immer wieder neu zusammen bestimmen muss, wie und wohin es weitergeht (siehe oben: polynesisches Segeln).

Neben den inhaltlichen Zielen geht es hier auch um eine Vereinbarung in Bezug auf die Länge der Therapie und auf die Settings, in denen gearbeitet wird. Unter Umständen sollte auch besprochen werden, was der Therapeut fördern und was er eher vermeiden soll. Nimmt man sich auch Sitzungen im Mehrpersonensetting vor? Wer alles soll zum Lösungssystem gehören? Mit welchen Zielen und in welcher Intensität? Hier können verschiedene Intensitätsgrade angepeilt werden, mit denen man die weiteren Personen einbeziehen möchte. Im Kapitel 6.10 schlagen wir verschiedene Stufen des Einbezugs mit unterschiedlichem Anspruch und unterschiedlicher Intensität vor.

Zum Kontrakt gehört auch, in welchen Abständen die Sitzungen stattfinden sollen. Im systemischen Ansatz hat es sich bewährt, längere Abstände zwischen den Sitzungen zu wählen und eben nicht wöchentliche Sitzungen als Regel zu etablieren. So wird deutlich gemacht, dass wesentliche Veränderungsprozesse zwischen den Sitzungen laufen sollen. Die Zeit zwischen den Sitzungen hat dann Veränderungsbedeutung: zum Ausprobieren von Neuem und für After-Session-Interventions (siehe Anhang 2). Die Selbstorganisation und die eigene Verantwortung der Klientin für Veränderung werden durch größere Abstände in den Vordergrund gestellt. Die Therapiesitzung selbst wird nicht als Hauptort für Veränderung betont. Wöchentliche Abstände sind eher in Krisen und bei hoher Instabilität der Klientin sinnvoll. Größere Abstände beinhalten auch die Botschaft: In den Sitzungen werden Anregungen gegeben und wir trauen der Klientin zu, für Veränderung verantwortlich zu sein, mit Neuem zu spielen, an neuen Lösungen in der Zwischenzeit zu arbeiten.

In der systemischen Ausbildungsambulanz sehen wir eine Tendenz dahingehend, im Wochenrhythmus zu arbeiten. Das ist verständlich, weil der angehende Therapeut auch zeitnah seine 600 Behandlungsstunden in der Ambulanz erledigen will, um sich zur Prüfung anzumelden.[48] Dabei entstehen Therapien, in denen die Zeit zwischen den Sitzungen weniger Bedeutung für Veränderung erhält und die Therapiesitzung selbst als Ort der Veränderung mehr an Gewicht erhält. Vielleicht wird die Therapiesitzung so zu sehr als Ort der Veränderung betont. Wollen wir diese unterschwellig hohe Gewichtung der Sitzung wirklich? After-Session-Interventions (Beobachtungsaufgaben, Ambivalenzarbeit, Experimentieren mit konkretem, neuem Verhalten, Rituale, Einüben von Neuem), die im systemischen Ansatz durchaus üblich sind, werden bei so hoher Frequenz seltener eingesetzt – was bei einem Wochenabstand nur folgerichtig ist.[49] Das Gespräch gegen Ende der Probatorik mit der Klientin darüber, in welchen Abständen die Sitzungen stattfinden sollen und welche Risiken und Nebenwirkungen damit verbunden sind, ist ausgesprochen sinnvoll. Dazu können folgende Fragen hilfreich sein:

Welche Wünsche hat die Klientin an die Abstände zwischen den Sitzungen? Warum? Sind ihre Erwartungen geprägt vom gesellschaftlich Üblichen? Empfindet sie sich als so wenig emotional stabil, dass sie längere Abstände unangemessen findet? Wie reagiert sie darauf, wenn der Therapeut ihr längere Abstände anbietet, weil er

48 Die Ambulanzphase am Ausbildungsinstitut dauert in der Regel 1,5 und 2,5 Jahre, eine Langzeittherapie (48 Sitzungen) mit 14-tägiger Frequenz (minus Urlaub, minus Krankheitsfälle) würde allerdings über zwei Jahre dauern. Die meisten starten erst mal mit zwei bis vier Klientinnen und erhöhen dann sukzessive. Ausbildungsteilnehmende wollen verständlicherweise einen Therapeutenwechsel verhindern, sowohl weil Klientinnen das meist ablehnen als auch weil der Fall abgeschlossen sein muss, um ihn in die Approbationsprüfung einbringen zu können.

49 In anderen Settings wie Erziehungsberatung und in den meisten Praxen, in denen systemisch behandelt wird, finden wir doch längere Abstände zwischen den Sitzungen.

ihr zutraut, dazwischen viel selbst an Neuem auszuprobieren, und ihr vorschlägt, Anregungen für die Zeit dazwischen zu geben? Wie wäre es mit einer intensiveren Phase zu Beginn und dann mit größeren Abständen, damit Veränderung ausprobiert werden kann? Was denkt die Klientin selbst, wie viel Zeit sie zwischen Sitzungen braucht, um Anregungen umzusetzen und Neues auszuprobieren?

Es gibt hier keinen Automatismus und es gibt auch keine generelle Empfehlung in der Art: Bei dieser Störung empfehlen wir den Abstand X. Wir empfehlen, die Abstände mit der Klientin zu verhandeln und nicht einen irgendwie als selbstverständlich angesehenen Wochenrhythmus zu vereinbaren. Allerdings empfehlen wir bei größeren Abständen als Hausaufgabe, die Klientinnen zu bitten, Berichte über die Sitzung zeitnah zu erstellen und dem Therapeuten zuzusenden. Diese Berichte sollte die Klientin vor der nächsten Sitzung noch mal lesen. So verhindert man, dass bei größeren Abständen die Kontinuität und Intensität der Therapie verloren gehen. Diese Gefahr besteht – trotz anderer Vorteile – bei längeren Abständen durchaus.

Als Anregung für After-Session-Interventions fügen wir als Anhang 2 eine Tabelle ein, in der verschiedene Formen solcher Interventionen skizziert werden.

3.12 Suizidalität ansprechen

Wenn Menschen in Krisen (Verlust- und Trauersituationen, lebensbedrohliche somatische Erkrankungen, chronische psychiatrische Diagnosen etc.) sind, dann ist der Gedanke an einen Suizid bei vielen Menschen vorhanden. Menschen, die Therapeutinnen aufsuchen, sind in der Regel in mehr oder weniger heftigen oder mehr oder weniger lang andauernden Krisen. Deshalb müssen wir überprüfen, ob eine Suizidalität gegeben ist und wenn ja, wie stark sie ist. Unsere Aufgabe ist es, in jedem Fall Klienten in Krisen zu helfen, sich nicht zu suizidieren.[50]

Klienten erleben den Gedanken an Suizid in der Krise oft als eine Lösung – Therapeutinnen neigen dazu, den Suizid als Problem zu sehen. Suizidale Gedanken werden dagegen vom Klienten oft als eine Art »Lösungsversuch« erlebt, da sie ein Gefühl der Kontrolle ermöglichen. Allein der Gedanke an eine suizidale Handlung verschafft manchmal schon Entlastung: In diesem Framing

---

50 Die Verhinderung eines Suizids durch die Therapeutin in einer *Krise* ist nicht zu verwechseln mit dem Recht auf Selbstbestimmung auf den eigenen Tod, der nach der neueren Rechtsprechung jedem Menschen zusteht. Glasenapp und Teismann (2022) diskutieren dies ausführlich in ihrem empfehlenswerten Aufsatz.

von Suizidalität nützen die suizidalen Gedanken auf bestimmte Weise, um ein Gefühl von »Kontrolle« oder auch »letztem Ausweg, wenn sonst nichts mehr geht« zu bekommen.

Unsere Aufgabe ist es, suizidale Menschen in Krisen dabei zu unterstützen, dass der Suizid nicht stattfindet. In der ambulanten Versorgung, die wir hier vor allem vor Augen haben, geht es nicht ausschließlich um die Einschätzung der Therapeutin, wie hoch die Gefahr für einen Suizid ist. Es geht vor allem darum, bei dem Klienten Commitment zu entwickeln für eine Kooperation, die das Ziel hat, dass der Klient die Krise überlebt. Diesem Fokus Priorität einzuräumen ist so sinnvoll, weil die Therapeutin nur eine ganz geringe Zeit mit dem Klienten verbringt – gemessen an dessen sonstigem Leben. Das erfordert, den Klienten dafür zu gewinnen, folgende Lernschritte in der Therapie zu machen:

- selbst die immer schwankende Heftigkeit seiner Suizidalität zu beobachten und einzuschätzen;
- zu erkennen, wann die Suizidalität ein so hohes Ausmaß annimmt, dass gehandelt werden muss;
- zu wissen, was dann zu tun ist,
- und in der Lage zu sein, auch zu handeln.

Wir dürfen deshalb ganz besonders beim Gespräch über Suizidalität den Klienten durch unsere Haltung und Gesprächsführung nicht zum Objekt machen, dem die Therapeutin Fragen stellt, um dann das Suizidalitätsrisiko festzustellen. Im Gegenteil müssen wir darauf achten, durch unsere Gesprächsführung zu erreichen, dass der Klient als handelndes und entscheidendes Subjekt erhalten bleibt und gefördert wird,

- das kompetent weiß, welche Hinweise auf die Stärke der Suizidalität besonders bedeutsam sind;
- dessen innerer Beobachter geschult wird, die schwankende Heftigkeit der Suizidalität bei sich selbst zu beobachten;
- das weiß, woran es merkt, dass die aktuelle eigene Suizidalität im gelben, gar im roten oder erst im grünen Bereich ist;
- das weiß, was es dann tun sollte, damit der Suizid nicht stattfindet.

Eine umfassendere Darstellung, was man in einem solchen Gespräch über Suizidalität beachten sollte, um dieses Ziel zu erreichen, würde den Rahmen dieser Arbeit sprengen. Wir wollen deshalb hier nur einige Hinweise geben:

- Offenes Ansprechen des Themas. Entdramatisieren und Normalisieren des Themas (»Fast alle Menschen in einer solchen Situation kämpfen mehr oder weniger mit der Idee, sich umzubringen!«).

- Falls Suizidalität als Thema durch den Klienten angegeben wird, anbieten, zusammen zu kooperieren mit dem Ziel, dass der Suizid nicht stattfindet.
- Explorieren der Suizidalität: präsuizidales Syndrom nach Ringel (2017), Gespräch über Schlaf und Medikationen. Dabei liegt der Schwerpunkt darauf, den Klienten zu schulen, seine Suizidalität selbst zu beobachten, quasi seinen »inneren Beobachter der Suizidalität« zu entwickeln. Nur der kann in den Zeiten außerhalb der Therapiesitzung beobachten, wann es gefährlich wird, und dann entsprechend im Sinne eines Überlebensplans handeln, damit der Suizid nicht stattfindet.
- Explorieren von situativ hoher Suizidalität bei Menschen mit dissoziativer Persönlichkeitsstruktur.[51]
- Selbsteinschätzung der aktuellen oder situativ auftretenden Suizidalität durch den Klienten (Skalenarbeit auf einer Skala »Wie hoch ist meine Suizidalität?«: aktueller Wert, bisher höchster Wert, wo beginnt der gelbe Bereich, woran merkt der Klient das?).
- Vereinbaren eines Überlebenspaktes.

Bei einem solchen Gespräch über Suizidalität mit einer gemeinsamen Exploration der Stärke der Suizidalität lässt sich gut beobachten, wie weit der Klient in der Lage und bereit ist, in die Position eines inneren Beobachters zu gehen, und damit über Kompetenzen verfügt, sich zu distanzieren:

- Ist der Klient bereit, eine Kooperation einzugehen mit dem Ziel, dass er die Krise überlebt? Ist er bereit, aktiv in einer solchen Kooperation mitzuarbeiten?
- Ist er bereit und in der Lage, seine Suizidalität (im Hier und Jetzt und in vergangenen Situationen) in ihrer Stärke wahrzunehmen und einzuschätzen (z. B. auf einer Suizidalitätsskala)?

---

51 Das präsuizidale Syndrom nach Ringel erfasst eine Suizidalität, die kontinuierlich im Erleben des Menschen präsent ist. Manche unserer Klienten verfügen über eine strukturell dissoziierte Persönlichkeitsorganisation (Nijenhuis, 2016; Hart, Nijenhuis u. Steele, 2008). Bei diesen Klienten bringt Exploration nach den Kriterien von Ringel fast nichts. Der suizidale Persönlichkeitsanteil ist eben dissoziiert und unter Umständen im Therapieraum nie anwesend. Wenn es Hinweise auf eine strukturell dissoziierte Persönlichkeitsorganisation gibt, dann gilt es, plötzlich situativ auftretende starke Suizidwünsche und plötzlich situativ auftretende Suizidimpulse zu erfragen. Diese Impulse können von dem Klienten selbst als nicht zu ihm gehörig und überraschend empfunden werden. Meist können Klienten aber von solchen Stimmungen und Situationen berichten, in denen Suizidwünsche sehr mächtig werden, obwohl die Suizidalität nicht durchgängig vorhanden ist. Vor allem hohe Impulsivität, widersprüchliche Handlungstendenzen und starke Wechsel der Empfindungen sind Hinweise auf strukturelle Dissoziation.

- Ist er bereit, einen Überlebenspakt zu schließen, in dem man vereinbart, was er tun wird, wenn seine Suizidalität in den Bereich einer echten Gefahr kommt?
- Hat die Therapeutin das Gefühl, dass dies authentisch und glaubhaft ist?

Ist all das gegeben, dann können wir von einer glaubhaften Fähigkeit zur Distanzierung ausgehen, auch wenn Gedanken an Suizid manchmal oder sogar oft und intensiv vorhanden sind. Die glaubhafte Fähigkeit zur Distanzierung ist das entscheidende Kriterium, um auch mit suizidalen Klienten ambulant zu arbeiten. Wir haben es dann nicht mit einer akuten Suizidalität zu tun, bei der eine stationäre Begleitung angezeigt ist. Wenn eine glaubhafte Fähigkeit zur Distanzierung von suizidalen Gedanken besteht, dann gehen wir lediglich von einer Basissuizidalität oder einer erhöhten Suizidalität aus. In beiden Fällen empfehlen wir ein Monitoring in der ambulanten Arbeit. Dieses Monitoring kann daraus bestehen, dass der Klient als Hausaufgabe jeden Tag einmal auf einer Suizidalitätsskala angibt/beurteilt, was sein höchster Wert an diesem Tag war. Diese Werte kann die Therapeutin sich in jeder Sitzung ansehen und schauen, ob der gelbe Bereich dieses Klienten erreicht wurde. Dadurch bleibt die Aufmerksamkeit auf die Suizidalität in angemessenem Maße erhalten. Gleichzeitig muss man, wenn der gelbe Bereich eben nicht erreicht wird, Suizidalität nicht thematisieren, und kann an den Themen der Therapie weiterarbeiten. Das Thema Suizidalität dominiert dann nicht die gesamte Therapie.

3.13 Fragebögen und Tests in der Probatorik

Fragebögen in der Probatorik können sinnvoll sein:

- um Daten zu erhalten, die für Hypothesenbildung und Bericht hilfreich sind;
- als Erleichterung für das Verfassen des Berichts;
- um der Klientin die Chance zu geben, für sie wesentliche Ereignisse mitzuteilen, die im Gespräch nicht erfragt oder erwähnt wurden;
- um der Klientin die Chance zu geben, auf einem anderen Kanal Ereignisse mitzuteilen, die sie einem Gegenüber im Gespräch nicht so einfach mitteilen kann.

Gerade der letzte Punkt ist uns wichtig. Wir haben erlebt, dass manche Klientinnen besonders belastende Dinge schriftlich mitteilen können, aber nicht im Gespräch.

Eine 48-jährige Frau begibt sich in Therapie wegen depressiver Problematik nach einer Trennung. Sie hat drei jugendliche Kinder, die bei dem türkischen Vater leben. Sie ist Deutsche und die Trennung belastet sie sehr. Erschwerend kommt dazu, dass der türkische Mann die Trennung nur schwer erträgt und akzeptiert und der Kontakt zu den Kindern schwierig aufrechtzuerhalten ist. Sie hat in der Ehe Gewalterfahrungen gemacht, über die sie in der Therapie redet. Nach einigen Sitzungen schreibt sie dem Therapeuten eine E-Mail und berichtet von sexueller Gewalt, Prostitution durch die Eltern und Misshandlungen durch die gesamte Kindheit hindurch. Sie will nicht darüber in der Therapie reden. In weiteren E-Mails, die sie parallel zur Therapie schickt, macht sie in ihrem Tempo und ihrer Intensität weiter Traumaexposition. Sie möchte aber diese Exposition nicht mündlich in den Sitzungen gegenüber dem Therapeuten machen. In den Sitzungen geht es weiterhin um die Beschwerden infolge ihrer komplexen Traumatisierung.

Ein Fragebogen sollte dann aber speziell auf Fragen hin konzipiert sein, die für eine systemische Fallkonzeptionalisierung geeignet sind und die zudem die Inhalte erfragen, die für einen systemischen Bericht an den Gutachter nötig sind. Zudem sollte er nicht zu lang sein. Wir empfehlen, der Klientin anzubieten, das Ausfüllen des Fragebogens abzubrechen, wenn sie merkt, dass sie ärgerlich über das Verfahren wird oder einfach einen Widerwillen dagegen empfindet. Ein Fragebogen ist eine After-Session-Intervention. Hier gilt, wie immer im systemischen Ansatz: Eine Intervention sollte nicht der Therapeut besonders gut und angebracht finden, sondern sie sollte in erster Linie anschlussfähig für die Klientin sein. Zu einer After-Session-Intervention gehört dann auch eine Nachbereitung in der folgenden Sitzung, etwa anhand dieser Fragen:

»Wie war es, den Fragebogen auszufüllen?«, »Welche Empfindungen kamen dabei hoch?«, »Führte das zu neuen Erkenntnissen?«, »Kamen auch Gefühle von Ärger hoch?«, »Andere unangenehme Gefühle?«

Anhang 3 beinhaltet einen Fragebogen, der zurzeit in der systemischen Ambulanz der HAiP verwendet wird.[52]

In Bezug auf *Tests* gehen die Meinungen in der aktuellen Diskussion unter Systemiker ziemlich auseinander. Bisher – außerhalb des Gesundheitswesens – haben Systemiker überwiegend keine Tests verwendet. Im Gesundheitswesen

52 Der Fragebogen wurde von Andreas Fryszer, Lisa Hartke und Thomas Merz entwickelt.

scheinen einige Systemiker Tests für sinnvoll zu halten. Uns scheint die Entwicklung dahin zu gehen, dass wir weiterhin nur sehr sparsam Tests einsetzen und diese so gut wie keine Rolle in der Therapieplanung spielen.

Wir halten Tests, die Beziehungsqualitäten erfassen und -veränderungen erfassen können, für durchaus sinnvoll. Dazu gehört der EVOS (Schweitzer, Aguilar-Raab u. Hunger, 2014; Aguilar-Raab et al.; Schweitzer, 2018), den wir in der Ambulanz der HAiP zur Veränderungsmessung einsetzen. Von der Gruppe um Schweitzer wurde dieser Test entwickelt, um ein Instrument zu schaffen, mit dem sich besonders gut und zeitökonomisch Veränderungen in sozialen Beziehungen erfassen lassen.

Weiterhin können für angehende Therapeuten, die mehr Sicherheit in der Diagnosestellung nach ICD erlangen wollen, psychometrische Tests eine gute Unterstützung sein, um die Symptomatik auf den verschiedenen Dimensionen besser einzuschätzen. Zudem kann es sinnvoll sein, eine Absicherung zu haben, wie heftig die Beschwerden sind. Damit wird noch mal überprüft, ob die Beschwerden tatsächlich Krankheitswert haben. Wir verwenden in der HAiP dafür die SCL-90. Gebräuchlich ist aber auch der ISR-Test zum ICD-10-Symptomrating. Psychotherapie kann von der Krankenkasse nur finanziert werden, wenn die Beschwerden Krankheitswert haben.

3.14 Das Gespräch über die Diagnose und über den Bericht an den Gutachter

»Der Glaube, es gebe nur eine Wirklichkeit,
ist die gefährlichste Selbsttäuschung.«
(Paul Watzlawick, 2018)

»Die Herren Ornithologen«, versetzte Goethe, »sind wahrscheinlich froh,
wenn sie irgendeinen eigentümlichen Vogel nur einigermaßen schicklich
untergebracht haben; wogegen aber die Natur ihr freies Spiel treibt und sich
um die von beschränkten Menschen gemachten Fächer wenig kümmert.«
(Eckermann: »Gespräche mit Goethe in den letzten Jahren seines Lebens«,
zit. nach Borst, 2003, S. 201).

Haley (1990) berichtet von seiner Zusammenarbeit mit Salvador Minuchin in Philadelphia: In der Klinik wurde eine Studie zu Anorexia nervosa durchgeführt. Die Forschenden wollten eine Klientin von Minuchin gern in ihre Studie aufnehmen. Minuchin antwortete, er habe keine Klientin mit Anorexia nervosa, er habe nur eine junge Frau, die ziemlich wenig esse. Damit drückte er seine

Haltung zu Diagnosen aus: Er verzichtet bewusst auf kategoriale Zuordnung, die mit Stigmatisierung und Pathologisierung verbunden ist. Der konkrete, einmalige Mensch mit seinen Schwierigkeiten und seinem Lebenskontext war die Grundlage seiner Arbeit, nicht eine Diagnose, und das reichte ihm.

Für die Finanzierung der Therapie durch die Krankenkasse ist eine Diagnose nach ICD unverzichtbar. Die Störung muss Krankheitswert haben. Für ein systemisches Vorgehen ist die kategoriale Diagnostik nicht völlig unwichtig, aber sie gibt für die Planung einer systemischen Therapie nicht so viel her wie etwa für eine Verhaltenstherapie. Warum ist die ICD-Diagnose für ein systemisches Vorgehen wenig ergiebig?

Eine solche Diagnose konzentriert sich auf Symptome, die Defizite, Einschränkungen, Behinderungen darstellen. Im systemischen Vorgehen brauchen wir aber eher Ressourcen, die wir so fördern und verstärken, dass sie Sicherheit geben, wirksam werden, dass der Klient aus der Problemtrance herausfindet und wieder ein fähiger Problemlöser wird (Kapitel 2.4 und 2.5). ICD-Diagnosen erfassen nur körperliche und psychische Symptome. Im systemischen Ansatz sind aber zudem die Veränderungen im Kommunikationsverhalten und in den gesellschaftlichen Rollen in gleicher Weise relevant. Kategoriale Diagnostik wie das ICD dekontextualisiert Symptome vom aktuellen Lebenskontext, von den Beziehungsstrukturen und von der Biografie. Der systemische Ansatz lebt aber von der Kontextualisierung von Symptomen. Ziel im systemischen Vorgehen ist es gerade, Symptome zu kontextualisieren (siehe 3.2, 3.3, 3.4, 3.7, 3.8 und 3.10), um Ansätze für Veränderung zu finden.

Aus systemischer Sicht ist es völlig ausreichend, den konkreten Menschen und seinen Lebenskontext mit den vorhandenen Ressourcen und Problemen und vor allem seinen Anliegen zu sehen, um eine Therapie zu konzeptualisieren.

Unbedingt gehört für uns *in* die Probatorik das Gespräch mit dem Klienten über die Diagnose, die im Antrag an die Krankenkasse die Notwendigkeit der Therapie begründet. Die Diagnose sollte zwischen Therapeutin und Klient besprochen werden und im Konsens festgelegt werden.[53]

Die Therapeutin sollte dabei ihre Überlegungen zur Differenzialdiagnostik und zur Abgrenzung gegenüber anderen Diagnosen mit dem Klienten teilen. Nach unserer Erfahrung sind viele Klienten durchaus interessiert an solchen Überlegungen. Der Effekt ist manchmal, dass sie präzisere gesellschaftlich übliche Begriffe für ihr Leiden finden und auch selbst dieses besser bezeichnen

53 Rüdiger Retzlaff (2022b) betont, dass in den Verhandlungen zur Integration der Systemischen Therapie ins Kassensystem trotz Diskussion letztlich vereinbart wurde, dass die Diagnose mit dem Klienten im Konsens vergeben werden soll.

können. So findet eine weitere Präzisierung der Selbstmentalisierung (siehe ▸ S. 60 f.) in gesellschaftlich üblichen fachlichen Begriffen statt. Das hat manchmal erleichternde Effekte und wirkt manchmal paradoxerweise ähnlich wie eine Normalisierung:

»Ich bin nicht der Einzige, der das hat!«, »Es gibt dieses Leiden wirklich«, »Wenn es einen Begriff dafür gibt, dann wird es vielleicht auch eine Heilungsmethode geben bzw. man weiß vielleicht eher, was hilft!«

Ein zutreffendes fachliches Label zu finden und ein weniger hilfreiches abzulegen, kann durchaus auch einen positiven Effekt auf den Therapieverlauf haben. Der Klient kann durch eine nicht besonders hilfreiche Bezeichnung (z. B. »depressiv«) durchaus irritiert werden, während eine hilfreichere Bezeichnung (z. B. »dissoziativ«) eine unterstützendere Perspektive eröffnet:

Ein 32-jähriger Klient ging nach einigen vorherigen Behandlungen fest davon aus, dass er an einer rezidivierenden depressiven Störung mit Angstanteilen und heftigen suizidalen Tendenzen leide (ICD-10 F33.2 G). Die depressiven Stimmungen waren nie durchgängig über ganze Tage, konnten schnell wechseln mit Momenten von Glück und Lebensfreude, mit geradezu erstaunlich hoher Aktivität und sehr erfolgreichen, intensiven sozialen Interaktionen. Er war erleichtert zu entdecken, dass dissoziierte Anteile, die ihn in depressive Stimmungen, Angststimmungen sowie zu ernsthaften und durchaus gefährlichen Suizidversuchen brachten, immer wieder – situativ – in seinem Leben massiv die Oberhand gewannen. Dadurch war er motiviert, diese besser kennenzulernen und zu integrieren (ICD-10 F44.7 G, Dissoziative Störung gemischt). Diese Sichtweise erfasste treffender sein Erleben und gab seinem Bemühen eine klarere Richtung. Er konnte nun treffender benennen, was er innerlich immer wieder erlebte. Es erleichterte ihn, zu bemerken, dass es anderen ähnlich ging und es dafür eine recht genaue Bezeichnung gab. Die neue Diagnose war nicht richtiger als die alte, nur ebenfalls auch möglich und eröffnete in diesem Moment mehr eine positive Perspektive. In einer der folgenden Sitzungen malte er ein Bild, in dem ein Berg in der Mitte des Bildes zwei verschiedene Erlebensweisen von ihm trennte. In der Folge konnte er nach einigen Sitzungen die Therapie beenden. Er hatte in der Therapie beide Seiten seines Erlebensraums und die Wechsel dazwischen kennengelernt, hatte gelernt, damit umzugehen und die beiden Seiten zusammenzubringen bzw. die harte Trennung/Dissoziation aufzuheben. Er hatte keine Angst mehr, in einer lebenslangen Depression mit kurzen Unterbrechungen gefangen zu sein. Ein teils dramatischer Suizidversuch, in dem es zu bizarr anmutenden schnellen Wechseln zwischen Tötungsabsicht und Überlebenswunsch kam, wurde ihm verständlich. Er konnte den Tötungswunsch als einen Teil seines Selbst annehmen, mit dem er zunehmend lernte, umzugehen.

Zu dem Aushandeln der Diagnose gehört die Aufklärung des Klienten über unser Diagnoseverständnis: Diagnosen sind subjektive Beschreibungen und keine objektiven. Die klinische Erfahrung zeigt, dass andere Diagnostiker häufig zu anderen Diagnosen kommen. Tatsächlich ist die Retest-Reliabilität von Diagnosen bei der 2. Stelle einer ICD-10-Diagnose recht gering (Wockenfuß, Herrmann, Claußnitzer u. Sandholzer, 2008). Levold (2021) zeigt, dass in der Entwicklung des DSM die Ansprüche an die Retest-Reliabilität von Diagnosen kontinuierlich reduziert wurden, weil sonst das DSM keine akzeptablen Retest-Reliabilitäten hatte.

»In einer aktuelleren Studie von Way et al. (1998), in der die Einschätzung psychiatrischer Notfälle durch 8 erfahrene Psychiater untersucht wurden, wurden klinische Interviews auf Video aufgezeichnet und den Psychiatern demonstriert. Dabei ergaben sich höhere Übereinstimmungen bzw. ähnlichere Einschätzungen (Intraclass Correlation Coefficient, ICC) in Bezug auf verschiedene Diagnosen (z. B.: Psychose r = .64, Substanzmissbrauch r = .65, Depression r = .48) als hinsichtlich der Einschätzung psychopathologischer Größen wie z. B. der ›Fähigkeit, für sich selbst die Verantwortung zu übernehmen‹ r = .28, ›Impulskontrollprobleme‹ r = .30, ›Gefahr für sich selbst‹ r = .32 und auch der Einschätzung der ›Güte des am Video gesehenen Interviews‹ r = .30« (Keller, 2000, S. 39).

Wenn erfahrene Diagnostiker bei Videobändern zwischen 64 Prozent und 48 Prozent Übereinstimmung bei ihren Diagnosen haben, wird verständlich, wenn bei Überweisungen so oft die Diagnose verändert wird. Bei Klienten mit Migrationshintergrund scheint die Übereinstimmung verschiedener Diagnostiker noch geringer zu sein:

»Adeponel […] (2012) haben die Diagnosen von mehr als 300 Patienten aus unterschiedlichen Kulturen überprüft. Von den 70 Patienten mit einer diagnostizierten psychotischen Erkrankung wurden fast 50 % neu diagnostiziert […]. Der Grund für die Fehldiagnosen lag laut den Autoren darin, dass die spezifischen kultur- bzw. religionsgebundenen Wahrnehmungen der Patienten als Wahn missverstanden worden waren« (Heim u. Maercker, 2017, S. 5).

So viel zur Evidenzbasierung der Retest-Reliabilität oder vermeintlichen Objektivität von Diagnosen. Daneben gibt es auch erkenntnistheoretische Gründe, sich der Idee, objektive Aussagen über Klienten seien möglich, nicht anzuschließen. Im Hintergrundtext auf »Kybernetik 2. Ordnung und Metaebenen im Therapieraum« (▶ S. 103 ff.) gehen wir tiefer aus konstruktivistisch-systemischer Perspektive auf diesen Objektivitätsanspruch, der uns manchmal im Gesundheitswesen begegnet, ein. Wenn wir mit Klienten ihre Diagnosen besprechen, halten wir es für wichtig aufzuklären, dass Diagnosen nicht objektiv sind und die Empirie zeigt, dass unterschiedliche Diagnostiker häufig unterschiedliche Diagnosen beim gleichen Klienten vergeben. So können Klienten angemessener und realistischer mit Diagnosen umgehen und ihnen den Charakter von Objektivität und zu hoher Bedeutung und Gültigkeit nehmen, den sie nicht verdienen. Da Klienten nun mal eine Diagnose erhalten müssen, um eine Therapie finanziert zu bekommen, hat diese Aufklärung mit entsprechender Dekonstruktion der Objektivitätsbehauptung in Bezug auf Diagnosen für Psychotherapieklienten Relevanz.

Im Gespräch über Diagnose und Bericht an den Gutachter unterstützen wir die Autonomie des Klienten und realisieren eine Haltung maximal möglicher Augenhöhe. Wir vermeiden, dass ein unnötiges Hierarchie- und Machtgefälle entsteht, welches Abhängigkeit fördert und die Selbstorganisation des Klienten behindert. Dieses Vorgehen ist nicht unbedingt üblich im Gesundheitswesen. Aber so lösen wir den Anspruch des systemischen Ansatzes an die Beziehungsgestaltung zum Klienten ein (2.3). Nach unserer Erfahrung schreibt man den Bericht über einen Klienten anders, wenn man weiß, dass er ihn lesen wird und man mit ihm darüber sprechen wird. Die Formulierungen werden bedachter gewählt, respektvoller, ausgewogener, positiver und ressourcenorientierter. Das kann dazu führen, evtl. belastende Kontextfaktoren oder auch Hypothesen im Störungsmodell nicht so konkret zu formulieren, da damit die Vorstellung verbunden ist, dass es für den Klienten unangenehm ist, dies zu lesen. In der Abwägung von Vor- und Nachteilen geben wir der Transparenz gegenüber dem Klienten und dem Erhalt seiner Autonomie den Vorzug. Zusätzlich erleichtert uns diese Schwerpunktsetzung die systemische Sicht, dass all die Dinge, die wir vielleicht deutlicher in den Bericht hineinnähmen, eben auch nur subjektive Annahmen sind, von denen die wir einige Sitzungen später vielleicht auch nicht mehr so sehr überzeugt sind.

Wenn der Bericht dennoch Betroffenheit bei dem Klienten auslöst, dann ist dieser im therapeutischen Rahmen gut aufgehoben. Die Auseinandersetzung mit dem Bericht ist oft eine Art »Exposition« bzw. »Intervention«, in der der Klient schwarz auf weiß mit einigen belastenden Momenten, Kontextfaktoren und Überlegungen »konfrontiert« wird. Wir sollten deshalb den Zeitpunkt sorgfältig wählen, den Klienten entsprechend vorbereiten und haltend bei belastenden starken emotionalen Reaktionen zur Verfügung stehen. Verletzendes und Kränkendes kann es geben und führt bei Kontakt damit zu emotionaler Belastung. Unsere Aufgabe als Therapeutinnen ist es, unseren Klienten zu unterstützen, sich damit auseinanderzusetzen und es zu verarbeiten.

Aufgrund des Patientenrechtegesetzes hat der Klient auf jeden Fall das Recht, den Bericht zu lesen. Das Gesetz stärkt hier klar die Autonomie und die Persönlichkeitsrechte.

Die Idee des systemischen Ansatzes, die Selbstorganisation von Klientensystemen zu unterstützen, bedeutet, die Selbstorganisation zu würdigen und den Klienten als autonomes und handelndes Subjekt von Beginn an zu erhalten. Wenn nur wir über die Informationen des Berichts verfügen, die ja Ziele, Hypothesen und Ideen zur Therapiegestaltung enthalten, machen wir den Klienten zum Objekt unserer Behandlung. In Kapitel 2.3 haben wir schon auf Grawe (2004) verwiesen, der zeigt, dass Therapien, in denen Klienten viel Orientierung über den Verlauf der Therapie erhalten, deutlich erfolgreicher sind. Neben Ressourcenorientierung war dies der zweitstärkste Faktor, der erfolgreiche Therapien von weniger erfolgreichen Therapien unterschied.

3.15 Mehrpersonensetting in der Probatorik

Wir sind der Meinung, dass innerhalb einer systemischen Therapie schon in der Probatorik Sitzungen im Mehrpersonensetting gemacht werden sollten. Wir wollen an dieser Stelle nur darauf verweisen, halten aber das Mehrpersonensetting zu Beginn einer systemischen Therapie für so relevant, dass wir dem ein eigenes Kapitel (Kapitel 6) gewidmet haben.

4 Im Reflexionsraum: Fallverstehen auf Systemisch

»Achte auf deine Gedanken, denn sie werden Worte.
Achte auf deine Worte, denn sie werden Handlungen.
Achte auf deine Handlungen, denn sie werden Gewohnheiten.
Achte auf deine Gewohnheiten, denn sie werden dein Charakter.
Achte auf deinen Charakter, denn er wird dein Schicksal.«
(Unklare Quelle, oft wird der Talmud angegeben)

Die systemische Therapie hat wesentliche Innovationen in Bezug auf Setting, Methode und Intervention hervorgebracht. Etwas weniger beachtet wird oft, dass die konstruktivistisch-systemische Therapie auch radikale Veränderungen in der Reflexion und Hypothesenbildung eingeführt hat. Durch die konstruktivistisch-systemische Erkenntnistheorie wurde das traditionelle Verständnis von Objektivität, Realität, Wahrheit und Erkenntnisgewinn radikal verändert.[54] In diesem Verständnis wird Wahrnehmung und Verstehen immer als subjektive Konstruktion verstanden, die sehr vom Verstehenden, von seiner Erfahrung, Weltsicht, Geschichte abhängt sowie von der Situation, in der Verstehen stattfindet. Verstehen ist damit keine objektive Abbildung der Wirklichkeit. Unser Verstehen des Klienten gestaltet und schafft unser Handeln. Durch dieses Handeln entsteht im Therapieraum eine Wirklichkeit: Wie die Beziehung im Therapieraum aussieht, was möglich ist und was nicht möglich ist. Das bedeutet, dass wir bei unserem Verstehen, bei unserer Hypothesenbildung viel Verantwortung haben, aber auch eine große Chance der Gestaltung von Wirklichkeit und Beziehung im Therapieraum. Diese Sicht drückt der obige Aphorismus brillant aus!

In diesem Kapitel sollen einige Anregungen gegeben werden, wie Reflexion oder Fallverstehen aus einer systemischen Perspektive so vorgenommen werden kann, dass Entwicklungsmöglichkeiten entstehen. Zu Beginn einer Therapie werden grundlegende Hypothesen gebildet, die für die Beziehungsgestaltung, für die Interventionen im Therapieraum und den gesamten Verlauf der Therapie entscheidend sind. Deshalb haben wir uns entschlossen, ein Kapitel über das Nachdenken über die Therapie aufzunehmen. In diesem Kapitel denken wir über unser Nachdenken nach. Damit wollen wir bestimmte methodische

54 Vielleicht wäre es besser, dies etwas bescheiden einzuschränken, denn Immanuel Kant hat wesentlich früher durchaus schon ausgeführt, dass wir das Ding an sich nicht erkennen können. Also jede Wahrnehmung immer einen Wahrnehmenden hat, dessen Wahrnehmungsapparat und Informationsverarbeitung verantwortlich dafür sind, wie wir das Ding erkennen.

Grundlagen für das Nachdenken über Fälle zur Verfügung stellen, Grundlagen, die aus dem systemischen Ansatz kommen und im Gesundheitssystem nicht sehr üblich sind.

Im Nachdenken über eine Therapie, in der Reflexion, in der Hypothesenbildung, im Fallverstehen sind aus dem systemischen Ansatz heraus zwei Zugänge hilfreich, die wir im Folgenden vorstellen:

- Es lohnt sich, zu unterscheiden, auf welches System wir unsere Hypothesen fokussieren (4.1). Fokussieren wir auf das Klientensystem, auf das Therapiesystem oder auf das Therapeutensystem? Tatsächlich sind alle drei Ebenen relevant: Wie wir über den Klienten und sein Lebenssystem denken, hängt natürlich von der Beziehung Klient – Therapeutin im Therapiesystem ab, Fallverstehen findet immer in der Begegnung statt. Und wie das Therapiesystem sich entwickelt, ist natürlich immer auch von der Therapeutin und ihrem Arbeitskontext abhängig. Die Unterscheidung dieser drei Metaebenen ordnet unser Nachdenken über eine Therapie.
- Da unser Denken immer auch Wirklichkeit schafft, haben wir eine besondere Verantwortung für unser Denken. Deshalb lohnt es sich, zu überprüfen, welcher Art unsere Hypothesen sind (4.2). Dabei lassen sich verschiedene Arten von Hypothesen unterscheiden (4.2.1–4.2.3). Zudem lassen sich Aspekte finden, die helfen, dass unsere Hypothesen anschlussfähig für Klienten werden (4.2.4–4.2.7).

4.1 Reflexion mit unterschiedlicher Fokussierung

Wenn wir unsere Reflexion und unsere Hypothesenbildung über Fälle – allein, mit Peers, Kollegen, in Supervisionsgruppen oder Fallkonferenzen – nicht bewusst strukturieren, kann dies zwar eine produktive, kreative und spannende Veranstaltung werden. Es kann andererseits aber auch zu einem chaotischen Haufen von Assoziationen führen, der einen eher irritiert zurücklässt und nur mit vagen Ergebnissen verbunden ist:

Stellen wir uns eine Fallbesprechung in einer Peergruppe ohne Supervisorin vor:
Peter (alle Namen in den Beispielen sind fingiert) bringt eine Therapie mit einer Klientin ein, die wegen einer Angststörung zu ihm kommt. Er weiß nicht, wie er mit der Frau weiterarbeiten kann, und spürt einen großen Druck, ihr helfen zu wollen.
Petra möchte mehr über den Lebenskontext der Klientin wissen. Mit wem lebt sie zusammen? Welche Menschen sind ihr nah?
Claus interessiert sich für das Druckempfinden von Peter in der Therapie. Woher

kennt Peter ähnliche Empfindungen? In welchen Situationen hatte er solche Empfindungen und wie hat er diese Situationen gelöst?
Karin interessiert sich dafür, wie wohl eine Skulptur aussähe von Peter und seiner Klientin, die Peters großen Druck darstellt, der Klientin schnell zu helfen.
Stella würde gern wissen, wie aus Peters Sicht eine Skulptur der Klientin aussähe, die grundsätzlich die Kommunikation von Peter und der Klientin darstellt.
Carla möchte wissen, wie die Umgebung der Klientin üblicherweise reagiert, wenn die Klientin ihre Angst zeigt. Wer reagiert darauf? Wie reagieren wiederum andere aus der Umgebung der Klientin darauf? Was bedeutet das für die Klientin?
Hans interessiert sich dafür, ob der Druck, erfolgreich zu sein, etwas mit Peters Ausbildungssituation zu tun hat. Immerhin will er bald die Approbationsprüfung ablegen und braucht noch abgeschlossene Fälle für die Prüfung.
Laura möchte wissen, wann die Angstproblematik der Klientin begann, was damals sonst in ihrem Leben los war und was die Klientin bisher alles unternommen hat, um die Angst loszuwerden bzw. sich nicht von der Angst einschränken zu lassen.
Christoph interessiert sich für Peters Empfinden gegenüber der Klientin. Mag er sie? Findet er sie sympathisch? Oder hat er Vorbehalte? Stört ihn was an ihr? Ist sie ihm unsympathisch?
Melanie interessiert sich mehr dafür, was Angstsymptomatik bei Peter typischerweise auslöst. Gab es in seinem Leben Phasen, in denen er oder ihm nahe Menschen Angst/Panik hatten? Wie hat er darauf reagiert?
Dann meldet sich Petra wieder zu Wort und möchte nun auch noch wissen, wie denn die Beziehungsqualitäten, Beziehungsstrukturen der Klientin mit ihr nahen Menschen aussehen.
Auch weitere Teilnehmende möchten ihre jeweilige Sicht auf das von Peter vorgestellte Problem vertiefen …

Alle Beiträge sind berechtigt, machen Sinn und können eine Bereicherung darstellen, um die Klientin und ihren Lebenskontext, den Prozess im Therapieraum, das Erleben des Therapeuten besser zu verstehen. In der Summe können die gut gemeinten Impulse aber zu einer chaotischen Intervision führen, die irritiert. Unsere Intention hier ist es, diese vielfältigen Ideen und Sichtweisen zuzulassen und dem Prozess doch eine gewisse Struktur zu geben.

Wir lehnen uns dabei an einen Vorschlag von Anthony Williams (1995) an, der eine Unterscheidung von drei möglichen und sinnvollen Fokussen der Fallreflexion vorschlägt:

- Reflexion und Hypothesen über die Klientin und ihr Lebenssystem;
- Reflexion und Hypothesen über das Geschehen, die Interaktion im Therapieraum;

- Reflexion und Hypothesen in Bezug auf den Therapeuten, seine Art zu verstehen und zu handeln aufgrund seiner professionellen Erfahrung, seiner Lebenserfahrung und seiner Geschichte.

Wir halten eine Unterscheidung der Reflexion und Hypothesenbildung in diese drei Fokusse für sehr hilfreich. Welter-Enderlin und Hildenbrand (2004) sprechen von Fallverstehen in der Begegnung und werden mit dieser Formulierung dem Anspruch einer Kybernetik 2. Ordnung gerecht. Jede Beschreibung und jedes Verstehen werden von einem Beobachter gemacht. In sein Verstehen und seine Beschreibung fließen

- der Gegenstand seiner Beobachtung,
- die Art der Beziehung zum Gegenüber,
- die Person des Beobachters mit all seiner Geschichte und seinem Denken und Empfinden ein.

Jeder Fokus beschäftigt sich mit einer Metaebene oder einem Subsystem. Erst in der Zusammenschau der drei Metaebenen ergibt sich ein Bild, das berücksichtigt, wie die Beschreibung einer Ebene (zum Beispiel der Klientin und ihres Lebenskontextes) von dem Geschehen auf den anderen Ebenen abhängt (der Beziehung vom Therapeuten zur Klientin im Therapieraum und dem Therapeuten, seiner Lebenssituation, seiner Arbeitssituation und seiner Biografie). Für Leser, die diese theoretische Perspektive vertiefen möchte, haben wir den folgenden Hintergrundtext eingefügt.

Hintergrund: Kybernetik 2. Ordnung und Metaebenen[55] im Therapieraum

Der zentrale Gedanke einer Kybernetik 2. Ordnung lässt sich auf einen kurzen Satz reduzieren: *»Alles Gesagte ist von jemandem gesagt«* (Maturana u. Varela, 1990, S. 32).

Keine Aussage ist objektiv, sondern immer an einen Beobachter, seine Art der Informationsverarbeitung und an eine Beobachtungssituation gebunden. Keine Beobachtung ist ohne einen Beobachter möglich. Jede Beobachtung ist abhängig vom Beobachter und nie eine objektive Aussage über den Gegenstand. Objektiv meint

55 Angelehnt an den Duden verstehen wir Metaebene als übergeordnete Stufe oder Ebene, die dahintersteht, die der eigentliche Ausgangspunkt bei etwas ist. Unsere Beobachtungen der Klientin und ihres Lebenssystems werden bestimmt durch die Beziehung, die wir zu der Klientin haben. Die Beziehung wird bestimmt durch die Wahrnehmung und Konstruktion von Welt durch den Therapeuten. Deshalb bezeichnen wir die drei Ebenen als drei Metaebenen.

hier unabhängig vom Beobachter und der Beobachtungssituation. Die Informationsaufnahme und Verarbeitung des Beobachters, seine Sicht der Welt, seine Art der Beobachtung, in die seine ganze Geschichte, seine Entwicklung, seine Informationsverarbeitung und sein Wahrnehmungsapparat einfließen, bestimmen die Beobachtung wesentlich – und eben nicht nur die Eigenschaften des Gegenstandes (in der Therapie ist der Gegenstand die Klientin und ihr Lebenssystem). Dies gilt besonders für Beobachtungen in der sozialen Welt, ist aber eine generelle erkenntnistheoretische Aussage. Wir hören Musik und ein Messgerät für physikalische Wellen stellt die gleiche Erscheinung als Frequenzen dar. Wir sehen die Welt mit unseren Augen anders, als eine Infrarotkamera sie abbildet. Die Bauweise des Ohres, des Auges, unsere gesamte weitere Informationsverarbeitung oder die Bauweise der Infrarotkamera, des Messgeräts für physikalische Wellen und dessen jeweilige Informationsverarbeitung und Darstellung bestimmen, wie das, was da draußen ist, abgebildet wird. Durch unsere Wahrnehmung und unsere Informationsverarbeitung machen wir die Welt erst zu dem, als was sie uns erscheint. Die Welt zu beschreiben, bedeutet also immer eine Welt zu konstruieren.

> »Die Erfahrung von jedem Ding ›da draußen‹ wird auf eine spezifische Weise durch die menschliche Struktur konfiguriert, welche ›das Ding‹, das in der Beschreibung entsteht, erst möglich macht. Diese Zirkularität [...] sagt uns, dass jeder Akt des Erkennens eine Welt hervorbringt« (Maturana u. Varela, 1990, S. 31).

Weil der Akt des Erkennens eine Welt hervorbringt, ist es für Systemiker so wichtig, verantwortlich mit diesem Akt des Erkennens umzugehen. Aus unserem Erkennen erwächst unser Handeln. Daraus entsteht zu einem großen Teil die Interaktion im Therapieraum. Zirkulär führt die Interaktion im Therapieraum wieder zu weiterem Erkennen etc.

Ein wesentlicher Ansatzpunkt für Veränderungen, die im Therapieraum möglich werden, ist damit unser Erkennen und unsere Hypothesenbildung. Für jede Hypothese ist nicht die Frage entscheidend, ob sie stimmt oder nicht, sondern die Frage, ob sie zu einem Dialog im Therapieraum beiträgt, der der Klientin Entwicklung ermöglicht oder nicht. Deshalb haben wir eine so große Verantwortung, wenn wir Hypothesen bilden: Sie bestimmen wesentlich, ob wir Veränderung im Therapieraum ermöglichen. Ein anderer Therapeut wird sehr wahrscheinlich zu mehr oder weniger anderen Beobachtungen und Hypothesen kommen. Deshalb ist die Formulierung von Welter-Enderlin und Hildenbrand (2004) eines »Fallverstehens in der Begegnung« so passend.

Konkret bedeutet dies, dass wir in der Reflexion des Therapiegeschehens und in der Hypothesenbildung drei Metaebenen unterscheiden können, um dem systemischen Anspruch an Erkenntnisbildung gerecht zu werden und um trotz dieser komplexen Verwobenheit eine Ordnung in unser Nachdenken über Klienten zu bringen:

Ebene 1: Die Klientin und ihre sozialen Systeme

In der Therapie sind dies die Beschreibungen und Hypothesen des Therapeuten über die Klientin mit ihren Beziehungen, Kommunikationsmustern, ihrer Geschichte, Kultur und ihren Konfliktritualen. Das Ergebnis könnte die Abbildung 1 sein:

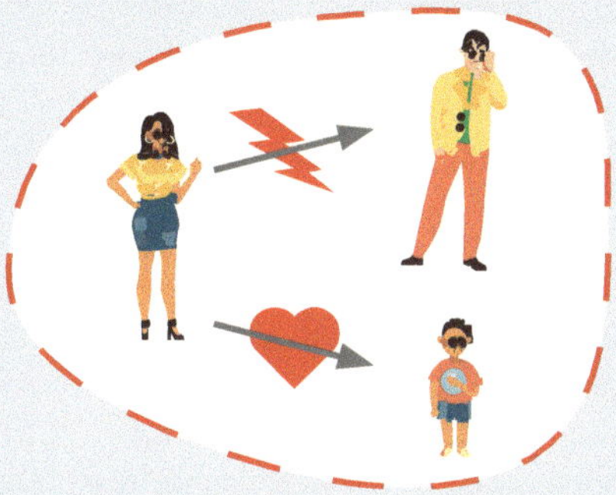

Abbildung 1: Ein Klientensystem wird beschrieben – ohne dass der Beobachter vorkommt.

Der Therapeut selbst kommt in dieser Abbildung nicht vor. Dadurch erweckt diese Beschreibung den Eindruck, objektiv zu sein, weil es den Beobachter gar nicht gibt. Diese Darstellung entspricht der Kybernetik 1. Ordnung, weil das System unabhängig vom Beobachter abgebildet wird. Es wird nicht deutlich, dass all diese Beschreibungen im Bild nur Wahrnehmungen und Annahmen eines Beobachters sind. Im Sinne einer Kybernetik 2. Ordnung ist der Beobachter aber immer Teil der Beschreibung:

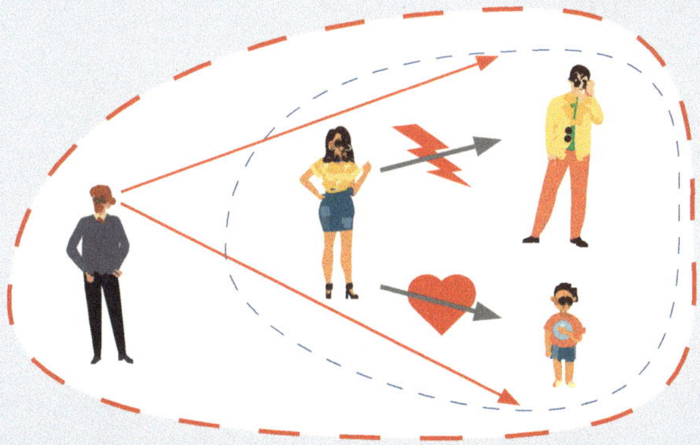

Abbildung 2: Ein Klientensystem mit einem Beobachter. Allerdings sind nur die Beziehungen im Klientensystem abgebildet. Natürlich hat der Beobachter zu allen Personen im Klientensystem ebenfalls Beziehungen mit bestimmten Qualitäten, die wiederum seine Beobachtungen beeinflussen werden.

Shi und Schweitzer (2014) fordern deshalb, dass eine Hypothese, welche im Geiste einer Kybernetik 2. Ordnung formuliert ist, immer den Sprecher in der Formulierung enthalten sollte. So erinnern wir daran, dass die Aussage nicht objektiv ist, sondern von einem Beobachter stammt:

»Ich sehe folgende Beziehungsstruktur ...«, »Mit der Klientin gehe ich davon aus, dass der Schwerpunkt ...«

Im Kapitel 5.5 empfehlen wir, solche Formulierungen immer bei der Diagnose und der gemeinsamen Hypothese mit der Klientin zu verwenden.

Ebene 2: Die Beziehungen im Therapieraum

Für unser Fallverstehen ist es nötig, nicht nur die Klientin und ihre Lebenssituation zu reflektieren, sondern auch Hypothesen zu den Beziehungen im Therapieraum zu bilden. Denn natürlich bestimmt diese Beziehung auch, wie und was die Klientin zeigt und wie und was der Therapeut wahrnimmt.

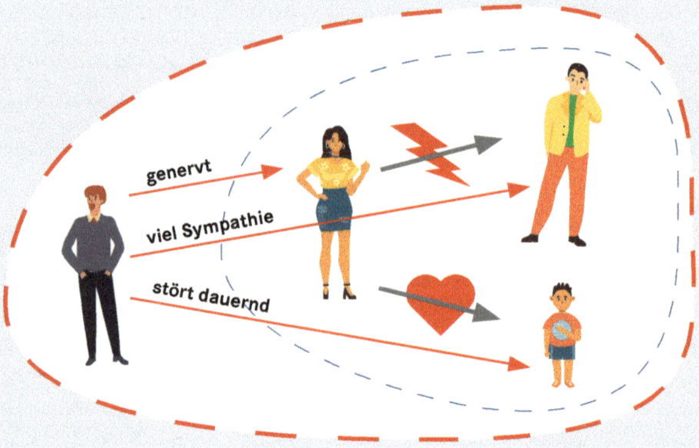

Abbildung 3: Ein Klientensystem mit einem Therapeuten, den Hypothesen über die Beziehungen im Klientensystem und den Beziehungen des Therapeuten zu den Mitgliedern des Klientensystems. Die Beziehungen, die er zu den Mitgliedern des Klientensystems hat, werden natürlich seine Hypothesen zum Fall beeinflussen.

Ebene 3: Der Therapeut selbst

Als dritte Metaebene für ein Fallverstehen rücken der Therapeut selbst und seine Systeme ins Blickfeld: Was lösen die Klientin, das Beziehungsgeschehen im System der Klientin und die Themen, die die Klientin anspricht, im Therapeuten aus? Was hat das mit der Biografie des Therapeuten zu tun? Wie beeinflusst der Arbeitskontext des Therapeuten das Beziehungsgeschehen im Therapieraum und die Wahrnehmung des Therapeuten von der Klientin? Wie wirken sich Biografie, Ausbildung, Weltbild des Therapeuten auf seine Wahrnehmung der Klientin aus?

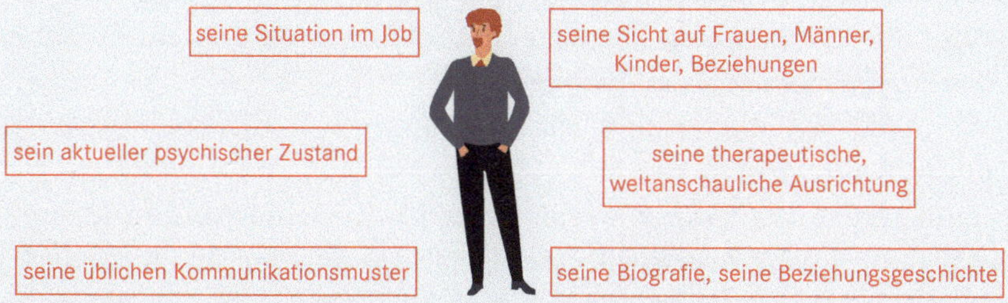

Abbildung 4: Der Therapeut und einige relevante Aspekte, die er mitbringt und die seine Hypothesen zum Fall beeinflussen werden.

Diese drei Metaebenen auseinanderzuhalten, zu berücksichtigen und zu reflektieren, ermöglicht ein Fallverstehen in der Begegnung. Wir empfehlen deshalb bei der Reflexion der Therapie im eigenen Nachdenken, in Peergruppen, Supervisionsgruppen und Fallkonferenzen, dies zu tun:

- Wenn wir die drei Fokusse berücksichtigen, werden wir einem Fallverstehen in der Begegnung gerecht.
- Wenn wir die drei Fokusse auseinanderhalten, bekommt unser Nachdenken über den Fall Struktur, reduziert Irritation, Verwirrung und Überlastung, die leicht entstehen, wenn unklar ist, mit welchem Fokus wir arbeiten oder wenn wir munter von Fokus zu Fokus springen.

4.1.1 Fokus 1: Der Klient und sein Lebenssystem

Hier geht es ausschließlich um die Reflexion und Hypothesenbildung in Bezug auf den Klienten und sein Lebenssystem. Dies kann mit verschiedenen Methoden geschehen: freier Bericht der Therapeutin und freie Assoziation der Supervisionsgruppe, Skulpturen, Family-Helper-Map, Zeitstrahl … Es ist ein kreativer Prozess, und das sollte es auch bleiben.

Wir möchten an dieser Stelle lediglich zwei heuristische Perspektiven anbieten, die wir für sinnvoll halten:

- ▶ Die erste Perspektive ist die Untersuchung der Wechselwirkungen zwischen den inneren Mustern (der Weltsicht, den Konstruktionen, Narrationen, Bedeutungsgebungen des Klienten oder dem Zusammenspiel von Persönlichkeitsanteilen) und den äußeren Strukturen (den Beziehungs-, Kommunikationsstrukturen, sozialen Bedingungen im Herkunftsfamiliensystem oder im aktuellen Lebenssystem). So können wir unter Fokus 1 drei Kategorien von Hypothesen unterscheiden:

- Wir bilden Hypothesen über innerpsychische Muster des Klienten.
- Wir bilden Hypothesen über seine Beziehungsstrukturen im Außen mit den zugehörigen sozialen Bedingungen.
- Wir bilden Hypothesen zu Wechselwirkungen zwischen inneren Mustern und äußeren Strukturen.

Die inneren Muster können wir als sinnvolle Anpassungsleistungen an die jeweiligen äußeren Strukturen erkennen. Diese inneren Muster, die oft in früheren Lebenskontexten entwickelt wurden, bringt der Mensch in spätere Lebenskontexte mit. Diese Muster tragen wiederum dazu bei, wie sich spätere Lebenskontexte entwickeln – nicht als alleiniger Faktor, sondern in Kooperation mit anderen Menschen, die eigene innere Muster beitragen. Für uns ist das Verstehen der Wechselwirkungen zwischen inneren Mustern und äußeren Strukturen das Herzstück der Systemanalyse, die später im Bericht an die Gutachterin verlangt wird (siehe 5.4.3.1 und den Hintergrundtext »Systemanalyse«, ▶ S. 153 ff.).

▶ Die zweite Perspektive ist die Frage, welchen Sinn das Symptom im Lebenskontext des Klienten haben könnte. Beim Sinn des Symptoms können wir zwei Bedeutungen von Sinn in unserer Reflexion unterscheiden:

- Wie passt das Symptom in den Lebenskontext? Wie ist sein Entstehen verwoben mit der Geschichte und der aktuellen Lebenssituation? Ein solches Verständnis vom Symptom hilft dem Klienten, das Symptom als sinnvolle und nachvollziehbare Anpassungsleistung anzunehmen und nicht als unverständliches, ich-dystones Ding zu begreifen: Es ist also wichtig, das Symptom zunächst als beste bisher mögliche Lösung zu verstehen und anzunehmen. Dann kann man sich mit mehr Erfolgsaussichten auf den Weg machen, um Lösungen zu finden, die eine höhere Lebensqualität ermöglichen. Im Kapitel 4.2.3 (Funktionalhypothese) führen wir aus, dass dieser Denkansatz ein wesentliches Element systemischer Hypothesenbildung ist.
- Welche Vorteile sind mit den Symptomen verbunden (Rücksichtnahme von anderen, Privilegien, Kontrolle etc.)? Freud nannte das den sekundären Krankheitsgewinn. Dieser Aspekt von Sinn ist für das Verstehen des Therapieprozesses relevant: All diese Vorteile des Symptoms sprechen gegen eine Beseitigung des Symptoms. Das heißt nicht, das Symptom zu behalten, denn natürlich schafft es gleichzeitig Leiden. Daraus ergibt sich die Möglichkeit eines Reframings als Intervention in der Therapie: In der Regel wird das Symptom vom Klientensystem ausschließlich als etwas Ne-

gatives (zu Beseitigendes) verstanden. Indem nun die damit verbundenen Vorteile vorsichtig angeboten werden, entsteht eine gewisse Irritation der bisherigen Konstruktion des Klientensystems. Irritation ist ein wesentlicher Veränderungsmotor. Hier geht es darum, auch das Gute im Schlechten zu benennen. Diese Bedeutung von Sinn haben wir im Kapitel 2.5 diskutiert, indem wir die Ambivalenz von Klienten in Bezug auf Veränderung genauer verstanden haben (siehe dazu das Fallbeispiel ▶ S. 121).

4.1.2 Fokus 2: Die Beziehung zwischen der Klientin und dem Therapeuten

Das Beziehungsgeschehen, die Kommunikationsstruktur im Therapieraum ist unter diesem Fokus Gegenstand der Reflexion. Auch hier können wieder vielfältige Methoden zum Einsatz kommen (Beschreibung, Skulptur, Skizze etc.). Dieser Fokus erinnert uns daran, bei allen Aussagen in Bezug auf die Klientin und ihr System (Fokus 1) Vorsicht walten zu lassen: Es sind eben keine objektiven Aussagen, die wir über die Klientin und ihr System machen (siehe auch Kapitel 2.1). Wäre unsere Beziehung, unsere Beziehungsgestaltung im Therapieraum anders, dann wären auch unsere Beobachtungen und Aussagen über die Klientin und ihr System anders. Ein »Fallverstehen in der Begegnung« wird durch die Reflexion des Fokus 2 realisiert.

An dieser Stelle möchten wir eine methodische Anregung für die Reflexion des Fokus 2 geben. Es ist die Nutzung eines Modells von Anthony Williams (1995). Im untenstehenden Hintergrundtext »Rollen des Therapeuten« beschreiben wir dieses Modell. Vielleicht ist es hilfreich, zunächst diesen Hintergrundtext zu lesen. Für die Reflexion des Beziehungsgeschehens zwischen Therapeut und Klientin können wir das Modell nutzen, indem wir uns beispielsweise Fragen der folgenden Art stellen:

Warum bringt uns diese Klientin dazu, so stark in die Rolle eines Teachers zu gehen? Warum vermeiden wir es, unsere eigene Wahrnehmung als Feedback anzubieten (Rolle des Evaluators) oder in andere Rollen zu gehen?

Warum sind wir gerade bei dieser Klientin so zurückhaltend, geben überwiegend nur ein offenes Ohr, hören zu, drücken unsere Empathie für ihr Leid aus ... (Rolle des Facilitators) und verzichten auf andere Rollen?

Warum fällt es uns genau bei dieser Klientin so schwer, Methoden vorzuschlagen, mit denen die Klientin mit uns zusammen ihr eigenes System untersucht, z. B. mit einer Skulptur, einem Rollentausch, zirkulären Fragen ... (Rolle des Consultants)? Warum verzichten wir bei dieser Klientin darauf, in die anderen möglichen Rollen zu gehen?

Das Modell ist ein gutes Werkzeug, um unter Fokus 2 in Bezug auf die Klientin-Therapeuten-Beziehung zentrale Momente fassbar zu machen. Vor allem fokussiert dieses Modell auf möglichen Einschränkungen und Beschränkungen des Therapeuten in seinen Interventionen.

Hintergrund: Rollen des Therapeuten: Teacher, Facilitator, Consultant, Evaluator

Anthony Williams (1995) hat vier Rollen beschrieben, die der Supervisor in der Supervision wechselnd einnehmen kann. Wir finden diese Idee sehr anregend auch für das Nachdenken über die Beziehung des Therapeuten zur Klientin in der systemischen Therapie. Williams spricht davon, dass man je nach Situation Folgendes tun kann:

- lehren, erklären, vermitteln, informieren → »Teacher«;
- zuhören, entlasten, Gefühle spiegeln → »Facilitator«;
- anregen und anleiten, mittels Methoden die äußeren und inneren Systeme zu erforschen und dabei zu unterstützen, Schlüsse daraus zu ziehen → »Consultant«;
- Rückmeldungen aus eigenen Wahrnehmungen und Einschätzungen geben → »Evaluator«.

Teacher

In vielen Situationen kann es hilfreich sein, Klienten aus der Rolle eines Lehrers heraus zu unterstützen. Das kann bedeuten, Informationen zu vermitteln, Zusammenhänge zu erläutern, Vorschläge für neues Verhalten zu machen, Raum für das Einüben von Verhalten zur Verfügung zu stellen, Aufgaben und Übungen vorzuschlagen, Lernprozesse anzustoßen, psychoedukativ zu intervenieren oder Informationen über das Gesundheitssystem zu geben. Wir können dies mit systemisch-konstruktivistischem Respekt vor der Selbstorganisation des Systems verbinden. Dieser Respekt muss nicht heißen, dass wir unsere Ideen und Erfahrungen für uns behalten, um nur ja nicht die autopoietischen[56] Konstruktionen zu behindern.

Beispielsweise kann es für traumatisierte Klienten sehr hilfreich sein, wenn sie von uns Informationen über Traumafolgen erhalten. Sie können ihr eigenes Erleben und Verhalten besser einschätzen und es als »normale Reaktion auf eine abnormale

56 Der Prozess der Selbsterschaffung und -erhaltung eines Systems wird mit Autopoiesis oder Autopoiese (altgriechisch »autos« = selbst und »poiein« = schaffen, bauen) bezeichnet. Vor allem in der Arbeit von Maturana und Varela (1990) ist dies ein zentraler Begriff, wie auch bei Niklas Luhmann (1988, S. 49): »Autopoietische Systeme sind geschlossene Systeme insofern, als sie das, was sie als Einheit zu ihrer eigenen Reproduktion verwenden (also: ihre Elemente, ihre Prozesse, sich selbst), nicht aus ihrer Umwelt beziehen können. Sie sind gleichwohl offene Systeme insofern, als sie diese Selbstreproduktion nur in einer Umwelt, nur in Differenz zu einer Umwelt vollziehen können.«

Situation« verstehen und besser aushalten. Trauernde entlastet es, wenn der Therapeut ihnen erklärt, welche Phasen eine Trauerreaktion oft beinhaltet. Natürlich trauert die Klientin weiter, aber der kognitive Bezugsrahmen gibt in einem extremen Gefühlszustand Halt und entlastet. Der Therapeut kann auch Tipps geben, wie sich Panik oder Angstzustände besser überstehen lassen.

Wir wissen heute, dass Psychoedukation bei vielen Problemstellungen (Schlafstörungen, Borderlinestörungen ...) eine ausgesprochen effektive Intervention ist.

Facilitator

Oft hilft es Klienten, wenn wir uns als verständnisvolle Zuhörer zur Verfügung stellen, Geschichten anhören, präsent sind, emotional unterstützen und so für Entlastung und Erleichterung sorgen. Menschen in Krisensituationen brauchen nicht selten ein offenes Ohr, bevor sie wieder in der Lage sind, sich mit Veränderung zu beschäftigen. Das schafft Raum und Entlastung. Eigene Gefühle, Verstrickungen, Verhaltensmuster können erkundet werden. Manche Klienten brauchen uns zunächst als verständnisvolle Zuhörer für ihre Klagen, bevor sie uns als Unterstützer für Veränderungsprozesse nutzen können. Klagende Klienten sind selten zur Selbstexploration bereit (Rolle des Consultants). Feedback zu geben, ohne dass das Gegenüber dies wünscht, stößt in der Regel auf wenig Resonanz (Rolle des Evaluators). Erklärungen, welche Lösungen möglich sind (Rolle des Teachers), beantworten Klagende oft mit dem Hinweis, dass diese Lösung wirklich nicht funktioniert, weil sie schon versucht wurde – leider ohne Erfolg – oder weil die Ausgangslage in diesem speziellen Fall anders sei. Klagende bestehen meist darauf, das Opfer der Verhältnisse zu bleiben. In ihrem Bezugsrahmen kommt aktive Veränderung der Lebensbedingungen zunächst nicht vor.

Der therapeutische Zeitgeist weht allerdings aus einer anderen Richtung: mit brillanten Techniken und Interventionen, hoch effektivem protokollarischem Vorgehen, Wunderfragen, Tranceinduktionen und Ähnlichem Klientensysteme sehr aktiv und schnell zu Veränderungen zu bewegen. »Seelischer Mülleimer« zu sein, sich »depressives Gemähre« lange anzuhören, ist nicht gerade in Mode. Trotz dieses Zeitgeistes brauchen Klienten zeitweise einen Therapeuten in der Rolle des Facilitators. Im Kapitel 2.5 skizzieren wir Ausgangssituationen in Therapien, in denen Interventionen aus dieser Rolle ausgesprochen sinnvoll sind.

Consultant

Wir erkunden Kontexte und stellen sie visuell oder räumlich dar. Durch zirkuläre, zukunfts- und lösungsorientierte Fragen, Arbeit am Genogramm bzw. an der Family-Helper-Map, am Zeitstrahl oder über die Arbeit mit Skulpturen generieren wir neue Perspektiven und Verhaltensmöglichkeiten und ermutigen neues verantwortliches Handeln. Der Consultant schlägt Strukturen und Moderationsverfahren für die

Sitzung vor, die es den Klienten ermöglichen, den eigenen Lebenskontext, Beziehungsstrukturen im Außen, eigene innere Muster, eigene Sichtweisen oder auch Zukunftsoptionen zu erforschen. Der Consultant arbeitet ergebnisneutral. Er gibt keine Ratschläge, wie dies aus der Rolle des Lehrers geschieht. Er bietet Interventionen an, in denen das Klientensystem selbst angeregt wird, Lösungen, neue Sichtweisen und neue Handlungsoptionen zu entwickeln.

Evaluator

Der Evaluator bringt seine eigene Sichtweise ein. Er gibt Feedback. Das kann sich um ganz unmittelbare Wahrnehmungen zur Situation oder zum Klientensystem handeln. Feedback kann positiv wie negativ sein.

> *»Ich erlebe Sie ausgesprochen aggressiv gegenüber Ihrem Mann«, »Ich bin beeindruckt, welche Standhaftigkeit Sie im Konflikt haben! Wirklich stark!«*

Manche Klienten eines allzu ressourcenorientierten und konstruktneutralen Therapeuten beschäftigen schon manchmal die Fragen:

> *»Meint er das wirklich so?«, »Er gibt mir überhaupt kein kritisches Feedback, ich weiß nicht, wo ich stehe.«*

Anerkennung und Wertschätzung wirken dann am besten, wenn Therapeuten sich auch trauen, ihren Klienten kritisches Feedback zu geben. Viele Klienten verfügen über ein ausgesprochen feines Sensorium und erfassen Stimmungen ihres Therapeuten sehr schnell und präzise. Es verwirrt diese Klienten, wenn der Therapeut eigene starke Reaktionen oder Emotionen allzu häufig zu verbergen versucht. Es ist oft für beide entlastend, wenn der Therapeut hier authentisch handelt, eigene Gefühle und Bewertungen anspricht und dann mit den Klienten bearbeitet, was das für sie bedeutet.

Der Evaluator äußert nicht nur Kritisches. Wenn wir Cheerleading machen, Erfolge, Leistungen und Fortschritte im Klientensystem hervorheben, dann agieren wir ebenfalls aus der Rolle des Evaluators. Wir geben Feedback über unsere positiven Wahrnehmungen und Ressourcen der Klientin.

Folgerungen

Jede der vier Rollen hat Vorzüge. Jede Rolle erfüllt einen Sinn. Sie werden auch spontan immer wieder eingenommen und gewechselt. Es geht hier eher darum, hinsichtlich dieser vier Rollen in der eigenen Arbeit mit einem Klientensystem die bewusste Aufmerksamkeit auf das eigene Rollenverhalten zu lenken, es wiederzuerkennen und deutlicher zu erfassen. Folgende Fragen können helfen, mit dem

Modell von Anthony Williams das Geschehen im Therapieraum und die Beziehung zur Klientin zu reflektieren:

- Aus welcher Rolle arbeite ich gerade mit der Klientin?
- Wann habe ich spontan die Rolle gewechselt?
- Warum interveniere ich gerade in dieser Therapie meistens aus einer bestimmten Rolle heraus?
- Warum animiert mich eine bestimmte Klientin fast ausschließlich in einer bestimmten Rolle zu bleiben? Ist mir die Vorstellung unangenehm, eine andere Rolle gegenüber diesem Klientensystem einzunehmen?
- Was hat meine Rollenwahl mit mir, meiner Befindlichkeit, meinem Erleben, meinen Ängsten in der Arbeit mit diesem System zu tun?

Williams empfiehlt als einen Teil des Protokolls einer Sitzung, selbst einzuschätzen, wie stark man in jeder der vier Rollen unterwegs war während der Sitzung. Es ist ausgesprochen produktiv, das Modell so zur Selbstevaluation von Sitzungen zu nutzen. Man erfährt viel über sich selbst als Therapeut und ganz besonders über die Therapiebeziehung, die man gerade reflektiert.

4.1.3 Fokus 3: Die Therapeutin – mit ihrem professionellen und persönlichen Hintergrund

Hier geht es um Vorbehalte und Einschränkungen, die der Klient und sein Verhalten in der Therapeutin auslösen. Wir haben dieses Thema bereits im Kapitel 2.1 diskutiert.

Der Klient ist groß und körperlich eher massig, er tritt sehr fordernd-aggressiv auf. Er redet sehr laut und viel, lässt die Therapeutin kaum zu Wort kommen. Er nimmt Vorschläge der Therapeutin kaum an (»Das habe ich schon probiert. Hat nichts gebracht!«). Die Therapeutin verspürt deutliche Aversion gegen ihn und wenig Lust auf die Sitzungen.

In welche inneren Zustände gerät die Therapeutin in dieser Therapie? Was kann sie beobachten in Bezug auf mentale und körperliche Selbstwahrnehmungen? Wie gestaltet sie die Kommunikation in der Begegnung? Durch welches Verhalten oder Auftreten des Klienten fühlt sie sich eingeschränkt? Welche Vorbehalte werden bei ihr aktiviert? Welche Gefühle löst der Klient bei ihr aus? An was oder wen aus ihrer Biografie erinnert sie der Klient, seine ganze Art? Und wie verändert sich ihre übliche Art als Therapeutin in der Begegnung zu diesem Klienten?

Auch die Symptomatik des Klienten kann bei der Therapeutin zu inneren Reaktionen führen, die ihre Interaktionen und ihr Erleben einschränken: Was lösen die Symptome bei der Therapeutin aus? Gibt es aversive Reaktionen bei ihr, die durch die Symptomatik ausgelöst werden?

Der Klient hat einen ausgeprägten sexuellen Fetischismus und ist zudem sexuell dominant. Nur Seide erregt ihn. Seine Partnerinnen bringt er dazu, sich entsprechend zu kleiden, und er manipuliert sie, sich nach seinen Vorstellungen zu verhalten. Partnerschaften scheitern, er fühlt sich durch den Fetischismus eingeschränkt und er kauft teure Seidenwäsche in Mengen, was auch zu finanziellen Problemen führt.

Die Therapeutin fühlt sich durch ihn und seine Erzählungen abgestoßen. Wie kann sie damit umgehen? Wie beeinflusst das ihr Bild von dem Klienten, ihr Fallverstehen? Geht für sie eine Therapie mit ihm? Was haben ihre Reaktionen mit ihr, ihrer Sexualität, ihrer Biografie zu tun? Will sie sich damit auseinandersetzen?

Natürlich spielt auch der organisatorische Rahmen, die Arbeitsplatzsituation der Therapeutin eine Rolle und beeinflusst ihre Wahrnehmung: Die Therapie mit dem oben beschriebenen Klienten, der fordernd-aggressiv auftritt, ist unter Umständen im Rahmen einer Therapie in einer Einzelpraxis abends für die Therapeutin ängstigend, vielleicht aber nicht so sehr in der Tätertherapie in einer Strafvollzugsanstalt.

Die Therapie eines Klienten in der Ausbildungsambulanz wird vielleicht abgeschlossen, um eine noch fehlende Fallbeschreibung für die Approbationsprüfung zu haben oder weil man genug Therapiestunden hat, die Ambulanzarbeit beenden möchte und nicht zu viele Fälle übergeben mag.

All diese sehr unterschiedlichen Bereiche gehören zum Fokus 3: zu der Person der Therapeutin oder ihrer Arbeitssituation. Auch dieser Fokus ist bedeutsam, weil er wesentlich dazu beiträgt, welche Aspekte des Klienten besonders von der Therapeutin gesehen werden, wie viel Annehmen, Wohlwollen und Empathie sie ihm entgegenbringen kann. Wenn wir diesen Fokus gleichwertig mit Fokus 1 und Fokus 2 reflektieren, dann werden wir dem Anspruch einer Kybernetik 2. Ordnung gerecht.

Gleichwohl hilft es, im Reflexionsprozess die drei Fokusse nicht gleichzeitig oder im schnellen Wechsel (s. o. das beschriebene Beispiel einer kollegialen Supervisionsgruppe) einzubringen. Das schafft ein ziemliches Chaos und hilft nicht, die Wechselwirkungen zwischen den Fokussen wahrzunehmen. Es lohnt sich, im Reflexionsprozess die Fokusse separat zu halten und sequenziell zu bearbeiten. Dadurch kommen wir einfacher zu einem umfassenden Fallverstehen.

Fallverstehen in der Begegnung wird so praktisch möglich gemacht und bleibt kein hehrer, aber konkret nicht eingelöster Anspruch und auch keine Worthülse.

4.2 Wie sollen Hypothesen sein, um Entwicklungsräume zu öffnen?

Im Folgenden wollen wir Anregungen geben, wie wir Hypothesen so gestalten können, dass sie auch von Klienten angenommen werden können und gleichzeitig zu Veränderungen anregen und motivieren. Eine gemeinsame Problemdefinition ist auch ein Gliederungspunkt innerhalb der Vorlage der Kassenärztlichen Bundesvereinigung (2020) für den systemischen Bericht an den Gutachter (5.4.3.5). Die geteilte Hypothese ist gemeinsame Basis mit dem Klienten, worum es in der Therapie gehen soll. Es lohnt sich also, zu reflektieren, welche Bestandteile eine Hypothese haben sollte, damit sie anschlussfähig mit der Klientin wird und zugleich auch Perspektiven für die Therapie eröffnet. Dabei spielt neben den Inhalten auch unsere Sprache eine wesentliche Rolle. Sie ist ein wesentliches Bindeglied zwischen uns und unseren Klienten. Ganz besonders, wenn es um die gemeinsame Hypothese geht:

> »Wir geben unserem Leben in der gegenseitigen sprachlichen Kopplung Gestalt – nicht, weil die Sprache uns erlaubt uns selbst zu offenbaren, sondern weil wir in der Sprache bestehen, und zwar als dauerndes Werden, das wir zusammen mit anderen hervorbringen. Wir befinden uns in dieser ko-ontologenetischen Kopplung weder als ein bereits vorher existierender Bezugspunkt noch in Bezug auf einen Ursprung, sondern als eine fortwährende Transformation im Werden der sprachlichen Welt, die wir zusammen mit anderen menschlichen Wesen erschaffen« (Maturana u. Varela, 1990, S. 254 f.).

> »Ethik – alles menschliche Tun findet in der Sprache statt. Jede Handlung in der Sprache bringt eine Welt hervor, die mit anderen im Vollzug der Koexistenz geschaffen wird und das hervorbringt, was das Menschliche ist. So hat alles menschliche Tun eine ethische Bedeutung, denn es ist ein Tun, das dazu beiträgt, die menschliche Welt zu erzeugen. Diese Verknüpfung der Menschen untereinander ist letztlich die Grundlage aller Ethik« (S. 265).

Maturana und Varela haben wesentlich die konstruktivistisch-systemische Erkenntnistheorie entwickelt und formuliert. In obigen Zitaten gehen sie in einen radikalen Widerspruch zur traditionellen Sicht von Reflexion: Fallverstehen ist demnach keine bloße Reflexion und Hypothesenbildung über die Klientin und ihr System! Es erzeugt die menschliche Welt! Damit ermöglicht Reflexion in der Sprache die Gestaltung der menschlichen Welt und ist das Realisieren von Ethik. Wir haben eine Verantwortung für unsere Welt und die Welt der anderen. Genau dies geschieht in der Reflexion der Therapie: Unsere Hypothesen, unser Denken, unsere Aussagen über die Klientin und ihre Lebenssysteme strukturieren den weiteren Dialog im Therapieraum, schaffen so eine Wirklichkeit im Therapieraum und beeinflussen wiederum so rekursiv unsere Sicht der Klientin. Daraus erwächst eine ethische Verantwortung: Wenn unsere Gedanken zu Handlungen werden und dann Wirklichkeit erschaffen, dann müssen wir dafür sorgen, dass die so erschaffene Wirklichkeit Entwicklung ermöglicht (siehe Hintergrundtext »Kybernetik 2. Ordnung und Metaebenen im Therapieraum«, ▶ S. 103 ff., und das Eingangszitat des Kapitels 4 aus dem Talmud, ▶ S. 100). In diesem Sinne ist Hypothesenentwicklung auch verantwortliche sprachliche Formulierungsarbeit: Kreatives praktisches Spiel mit Sprache und Sichtweise, indem eine Sicht der Klientin und ihres Lebenskontextes – aus zahllosen anderen möglichen Sichten – gewählt wird, die positive Entwicklungsräume eröffnen könnte. Wenn es sein muss, erledigt man das allein. Doch besser arbeitet man daran mit anderen zusammen in der Supervision, am besten nach den ersten Begegnungen mit der Klientin. Wir empfehlen deshalb schon nach einer oder zwei Therapiesitzungen eine frühe erste Supervision zum Fall in Anspruch zu nehmen.

Im Folgenden wollen wir einige Hinweise geben, wie unser Denken, unsere Sprache, unsere Hypothesen über Klienten und ihr System eher beschaffen sein sollten, um Entwicklungsräume zu ermöglichen – und nicht im ungünstigen Fall vielleicht sogar Entwicklung zu behindern. Manches davon – vor allem, wenn es um Formulierungen geht – erscheint vielleicht wie sprachliche Spitzfindigkeit und nebensächlich. Wie Maturana und Varela (1990) beschreiben, schafft Sprache Wirklichkeit. Deshalb ist Therapie auch – aber nicht nur – ein Sprachspiel, dem wir als Therapeuten bewusst und gestaltend gegenübertreten sollten. Wir haben immer – aber besonders als Therapeuten in der Therapie – Verantwortung für unsere Gedanken und für unsere Sprache, denn sie schaffen Wirklichkeit!

Um nicht unter diesem hohen Anspruch zusammenzubrechen, ist ein wenig Methodik hilfreich. Im Folgenden bieten wir Werkzeuge an, mit denen wir den Charakter unserer eigenen Annahmen deutlicher erkennen können.[57]

57 Für die Kapitel 4.2.1, 4.2.2 und 4.2.3 haben wir viel von Clement et al. (2006) gelernt. Dort werden die Inhalte vertieft dargestellt.

4.2.1 Kausalhypothesen – in der Regel wenig hilfreich

In Kausalhypothesen geht es um die Ursache eines Problems oder Symptoms. Diese Art der Annahmen gibt eine Antwort auf die Frage »Was ist die Ursache des Symptoms?«.

> »Die Klientin ist depressiv, weil ihr Mann ihr keine Anerkennung gibt«, »Die Klientin ist depressiv, weil sie in ihrer Kindheit emotional unterversorgt war«, »Die Klientin ist depressiv, weil sie am Arbeitsplatz unter Druck gesetzt wird«.

Von Therapeuten aufgestellte Kausalhypothesen sind problematisch, weil sie lineare Kausalitäten formulieren und Zirkularität und Wechselwirkung ignorieren. Zirkularität und Wechselwirkung sind aber gerade die notwendigen Werkzeuge, um Prozesse in Systemen erklären zu können. Kausale Hypothesen sind deshalb in der Regel unangemessen, wenn wir Systeme mit ihren Wechselwirkungen verstehen wollen. Zirkuläre Betrachtungen, Erkennen von Rückkopplungsschleifen erklären Systeme in der Regel angemessener als lineare Annahmen.

Kausalhypothesen beinhalten zudem die Frage der Schuld (Ursache = Schuld von irgendwem). Wenn wir mit dem Mehrpersonensetting arbeiten wollen und klare Schuldzuordnungen vornehmen und zulassen, dann wird es mit der Neutralität schwierig und wir verlieren für unsere Arbeit – meist ziemlich berechtigt – die Menschen des Systems, denen wir die Schuld zugeordnet haben.

> »Ach wissen Sie, mein Mann möchte nicht mehr mit in die Therapie kommen. Er hat wenig Zeit und er hat sich hier nicht wohlgefühlt. Er denkt, dass Sie glauben, meine Depression sei seine Schuld.«

Allerdings können Kausalhypothesen durchaus dann sinnvoll sein, wenn z. B. große Machtunterschiede im System vorhanden sind (Simon u. Schmidt, 1984). Wir verlassen dann aber die klassische systemische Sichtweise, verzichten auf Kontextualisierung und zirkuläre Betrachtung.

> »›Seit meine Frau mich erschossen hat, glaube ich an geradlinige Kausalität.‹ Anonymer Familientherapeut« (Simon u. Schmidt, 1984, S. 177).

Wenn der Klient massiv depressiv nach der Trennung durch die Frau ist, dann lohnt es sich manchmal, einfach anzunehmen, dass die Trennung eine Ursache des Zustands des Mannes ist. Natürlich hat er sicher etwas dazugetan, dass die Frau ging. Wir können die Situation durchaus kontextualisieren und zirkulär als Teil einer Interaktion sehen. Nur hat die Frau ihre Handlungsmöglichkeit mit voller Macht genutzt, und der Mann steht dem recht machtlos gegenüber. Deshalb kann zunächst eine lineare kausale Betrachtung hilfreich sein. Zu anderer Zeit, vielleicht später in der Therapie, könnte die kontextualisierte, zirkuläre Betrachtung Sinn machen.

Wenn die Klientin entlassen wurde – durchaus auch weil sie unakzeptable Dinge gemacht hat oder auch weil die Firma einfach Stellen abbaut –, ist sie der Situation zunächst ausgeliefert. Es steht nicht in ihrer Macht, die Kündigung zu beseitigen.

Immer entscheidet der Beobachter, ob er lineare Kausalität sieht oder kontextualisiert und zirkulär versteht. Auch Klienten haben Hypothesen über ihr System. Im Klientinnensystem selbst erleben wir oft kausale Hypothesen. Damit wird dann gern die Schuldfrage beantwortet.

»Ich bin depressiv, weil mein Mann mir keine Liebe und Anerkennung gibt!«, »Ich bin depressiv, weil mein Chef mich unter Druck setzt!«, »Ich bin depressiv, weil ich in der Kindheit keine Liebe bekommen habe«.

Stellen Klientinnen Kausalhypothesen mit Schuldzuschreibungen auf, behindert auch das oft den Lösungsprozess. Die Debatte, wer »Schuld hat«, bringt die Klientin in gefühlte Hilflosigkeit durch Abhängigkeit von »Tätern« und blockiert so die eigene Entwicklung. Dann kann es unsere Aufgabe sein, in der Therapie diese Konstruktionen zu irritieren, um Entwicklungsräume zu schaffen und Sackgassen zu verlassen.

4.2.2 Intentionalhypothesen – immer, wenn Motive angenommen werden

»We are doing the wrong things, but for the right reasons.«
(Unbekannter Weiser aus dem angloamerikanischen Kulturraum)

Hier geht es um Annahmen, warum eine Person etwas tut, was sie damit erreichen will. Da man die Intentionen einer Person nicht sehen kann, lassen sich viele Hypothesen über Motive entwickeln. Da wir in der systemischen Therapie unseren Klienten wertschätzend begegnen, sind intentionale Hypothesen eine große Chance, zu reframen und wertzuschätzen – manchmal auch da, wo der so Beschriebene irritiert wird. Wertschätzung bedeutet hier, dass positive Motive für die Handlungen der Mitglieder des Systems unterstellt werden.

Die Therapeutin zur Klientin: »Wir stimmen wohl alle darin überein, dass die Trennungssituation anstrengend ist und die ganze Familie fordert, besonders Ihr Mann erlebt scheinbar mehr, als er verkraftet. Er reagiert aus meiner Sicht möglicherweise so aggressiv, da er sehr unter den chaotischen Situationen leidet und sich besonders verantwortlich fühlt. Er scheint auf seine Weise für mehr Ordnung und Klarheit in der Familie sorgen zu wollen.« Zum Mann: »Kann das ein Grund sein, dass Sie auf Ihre Frau verbal so aggressiv reagieren, weil Sie das Chaos und so vieles, was jetzt noch ungeklärt ist, so sehr stresst? Weil Sie hoffen, durch energisches Verhalten schneller für klare Situationen sorgen zu können?«

Hypothesen, die gezielt positive Absichten unterstellen, verändern oft den Blick auf die Klienten und irritieren den Blick von Klienten auf ihre Umgebung. In beiden Fällen wird der Blick hoffentlich freundlicher und wertschätzender. Hoffentlich wird mindestens ein feindlicher Blick irritiert. Wir neigen dazu, Menschen, die bei uns Vermeidung und Ablehnung auslösen, innerlich »schlechte, negative« Motive zuzuschreiben. Die bewusste Suche nach »guten, konstruktiven« Motiven kann daher ein Schritt in der Fallreflexion sein, den Klienten offener und positiver zu erleben und so Entwicklung wahrscheinlicher zu machen.

Eine Therapeutin erlebt in der Arbeit mit dem Paar die Frau als motiviert und »in Not«. Die Therapeutin möchte der Frau helfen. Den Mann erlebt sie als unangenehm, weil er distanziert ist, oft kritisch auf ihre Fragen reagiert und wenig Motivation zu haben scheint. Sie vermutet, er komme nur mit, um die Therapiesituation zu kontrollieren, um Kontrolle auf die Frau und die familiäre Situation auszuüben. Im Kontrast zu diesen eher negativen Motiven des Mannes lassen sich durchaus auch Hypothesen entwickeln, die dem Mann positive Motive unterstellen: z. B. dass er wahrscheinlich wirklich auf Druck der Frau mitgekommen ist und der Therapie skeptisch gegenübersteht, aber dass er seiner Frau entgegenkommen wollte, weil er sie liebt, und sich deshalb ihrer Führung in der Therapiefrage anschließen wollte, und dass er durchaus neugierig ist und offen zu überprüfen, ob Therapie doch für ihn, die Familie oder die Frau nützlich sein kann.

Gerade positive Intentionen zu sehen – oder einfach zu unterstellen – hilft es Klientensystemen immens, unsere Hypothesen anzunehmen und zu teilen. Wann immer wir Hypothesen zu gemeinsamen, geteilten Hypothesen machen wollen, können wir positive intentionale Annahmen einfügen. Wir erhöhen damit die Anschlussfähigkeit unserer Hypothesen stark. Wir können mit intentionalen Hypothesen, die positive Absichten unterstellen, auch unseren Blick auf die Klienten verändern. Das hilft uns, Klienten positiver zu sehen. Vor allem unsere eigenen Annahmen zu negativen Intentionen von Klienten sollten wir kritisch überprüfen. Sie führen zu ungünstigen Dialogen mit Klienten. Wechselseitige negative Sichtweisen im Klientensystem selbst irritieren wir, indem wir positive Intentionen unterstellen. Wir erweitern so Sichtweisen und lassen neue Verhaltensoptionen entstehen:

> »Das ist der Kontext, in dem Handlungen als ›gut gemeint‹ (als Gegenteil von ›gut‹) bewertet werden, deren Folgen schlecht sind, um die Person von Schuldzuschreibungen (›er hatte die Absicht‹) zu entlasten. In moralisch hoch aufgeladenen Kontexten machen sich Menschen allein mit ›schlechten Absichten‹ – selbst bei ›guten‹ Wirkungen – vor sich selbst und/oder vor anderen schuldig. Beispiele solcher Art wären: ›Du hast das nur gesagt, um mich zu schonen.‹ Oder: ›Das war sehr hilfreich, aber du hast das nicht wegen mir getan. ‹ [...] Wird die Kommunikation von negativ bewertenden Hypothesen (›schlechte Absichten‹) dominiert, lassen sich Gegenmodelle in die Kommunikation einführen, indem ›gute Gründe‹ und positive Konnotationen hypothetisch angenommen werden. Wird die familiäre Kultur von Harmonie und positiven Intentionen (Eindeutigkeit) beherrscht, kann man mit dem durchreflektieren von negativen Konnotationen das ›Schlechte am Guten‹ und damit Vieldeutigkeit in die Kommunikation einführen: ›Erlauben Sie mir eine vielleicht seltsame Frage: Gesetzt den Fall, Ihr Mann hätte mit seiner Handlung negative Absichten verfolgt, welche könnten das gewesen sein?‹ Oder wenn im umgekehrten Falle das ›Gute am Schlechten‹ in die Kommunikation einzuführen ist: ›Was könnten denn die ›guten Gründe‹ gewesen sein, die Ihre Frau zu diesem Verhalten veranlasst haben?‹ (Clement et al., 2006, S. 203 f.).

4.2.3 Funktionale Hypothesen – Was ist der Sinn des Problems?

Bei der funktionalen Hypothese geht es um den Sinn, den Nutzen, die Funktion eines Verhaltens. Funktionale Hypothesen beschreiben das Problem oder das Symptom als passend oder sinnvoll innerhalb des Lebenskontextes der Klientin. Wir haben dies schon in Kapitel 4.1.1 diskutiert. Eine gute systemische Hypothese gibt dem Symptom einen positiven Sinn, eine zunächst gute Funktion – auch wenn dadurch Schwierigkeiten und Leid entstehen. Durch die funktionale Hypothese erhält nicht nur das Symptom einen Sinn, sie beschreibt auch das Verhalten der anderen Beteiligten so, dass durch deren Verhalten das Symptom mit aufrechterhalten wird. Die funktionale Hypothese beleuchtet damit den gemeinsamen Tanz um das Symptom, der letztlich entweder ermöglicht, dass das Symptom entsteht oder erhalten wird.

»Frau X, ich erzähle Ihnen, was ich jetzt aus unserem Gespräch gelernt habe. Ich könnte den ganzen Verlauf wie ein Theaterstück beschreiben. Akt 1: Ihr Sohn Peter möchte, dass Sie ihm vorlesen. Die Tochter will, dass Sie die Hausaufgaben kontrollieren. Und zu alledem bemerken Sie, dass Ihr Mann Hunger hat und ärgerlich wird, weil das Essen noch Zeit braucht. Akt 2: Sie bemerken, wie dieses wohlbekannte Gefühl von aufsteigender Hitze in den Kopf schießt. Fast gleichzeitig verlässt alle Energie den Körper und ein Gefühl von Druck und Traurigkeit breitet sich aus. Sie verstummen, können nur noch dasitzen und nicht mehr reden. Jetzt fallen Sie als Mutter und Ehefrau völlig aus. Nichts geht mehr! Akt 3: Ihr Mann bemerkt das. Er wird rücksichtsvoll, kümmert sich um Sie, übernimmt die weitere Essensvorbereitung. Die Kinder ziehen sich zurück in ihre Zimmer und sind ganz lieb zu Ihnen. Akt 4: Sie sind zwar traurig, gedrückt und kaum in der Lage, was zu machen, aber die Stimmung in der Familie ist harmonisch und liebevoll. Auch Ihr Mann packt an und gestaltet das Familienleben aktiv. Akt 5: Sie bleiben einige Zeit in diesem Zustand und die anderen leisten einen Beitrag zu einem positiven Familienleben. Bis Sie sich erholt haben. Dann löst sich Ihr unangenehmer Zustand irgendwann langsam auf. Klar ist, das ist mit viel Leid und gedrücktem Lebensgefühl für Sie verbunden, aber die andern erkennen so, dass Sie entlastet werden müssen, werden liebevoller mit Ihnen und miteinander. Vor allem Ihr Mann wird ein Partner und Familienvater, wie Sie sich ihn wünschen: richtig vorbildlich. Da gibt es was Gutes im Schlechten und alle tragen dazu bei!«

Vielleicht ist sogar zusätzlich eine kleine Irritation anschlussfähig: »Ich weiß gar nicht, ob ich Ihnen raten sollte, Ihre unangenehmen Zustände aufzugeben. Denn sie bewirken in der Familie oft eine Atmosphäre, die Sie sich so sehr wünschen und die Sie anders gar nicht herstellen können. Klingt vielleicht etwas verrückt, aber fällt mir bei unserer Untersuchung hier ein.«

Besonders empfehlenswert ist eine funktionale Hypothese, wenn sie – wie im Beispiel oben – auch andere Beteiligte einbezieht. Dadurch wird das Problem als Gemeinschaftsleistung sichtbar. Schuld und Problemeignerschaft (Wem gehört das Problem?) werden dadurch variiert und erweitert – und so die Frage der Schuld (siehe oben: kausale Hypothese) weitgehend aufgelöst. Als Therapeut empfiehlt es sich, immer wieder zu betonen, dass der Nutzen eines Verhaltens eintritt, auch ohne dass die oder der Betreffende dies willentlich bezweckt.

4.2.4 Aus negativen »Eigenschaften« konkretes Verhalten machen

Nicht selten haben wir die Neigung, in Eigenschaften – und oft in negativen Eigenschaften – über Menschen zu denken, besonders wenn wir Konflikte mit ihnen haben oder sie uns unsympathisch sind, Vorbehalte auslösen oder ihr Verhalten uns stört. Solche Zuschreibungen von negativen Eigenschaften erschaffen ein Denken und dann natürlich auch ein Handeln, welches in der Therapie ungünstig für Veränderungsprozesse ist. Systemische Hypothesen sollten keine schlechten Eigenschaften der Klienten beinhalten, ebenso wenig sollten positive Eigenschaften fehlen. Es empfiehlt sich, Umformulierungen in konkretes Verhalten vorzunehmen:

Aus »Der Mann ist aggressiv« kann werden: »Ich bekomme mit, dass Ihr Mann in solchen Situationen ganz heftig schimpft und sich richtig reinsteigert.«
Aus »Der Sohn ist undankbar« kann werden: »Als Sie den Sohn in die Stadt fuhren, haben Sie ein Dankeschön von ihm erwartet. Das kam nicht!«
Aus »Meine Frau ist launisch« kann werden: »Als Sie so enttäuscht waren, hätten Sie erwartet, dass Ihre Frau sich mehr um Sie kümmert und sich nicht plötzlich mit etwas ganz anderem beschäftigt.«

Aus einer negativen Eigenschaft ist so Verhalten in einer konkreten Situation geworden. Dabei bleibt das Verhalten durchaus problematisch. Konkret rückgemeldetes Verhalten lässt sich vom Kritisierten leichter annehmen und verändern als eine Eigenschaft. Konkret beschriebenes Verhalten in konkreten Situationen kann nicht nur leichter verändert werden, es lässt sich auch leichter überprüfen, ob es sich durch das Gespräch darüber verändert hat: Es ist ja operationalisiert. Deshalb unterstützen konkrete Verhaltensbeschreibungen stärker Veränderung als Eigenschaftszuschreibungen.

Ob Herr X in den Wochen bis zum nächsten Termin in den typischen Situationen weniger geschimpft hat und sich weniger reingesteigert hat, können er und seine Frau im nächsten Paargespräch beurteilen. Aus der Beschreibung des konkreten Verhaltens und der typischen Situation des Auftretens dieses Verhaltens lässt sich eine Beobachtungsaufgabe für beide Beteiligten ableiten. Nicht mehr »aggressiv sein« in der Wahrnehmung der Frau wird dagegen für Herrn X schwieriger sein, wenn nicht unerfüllbar. Es ist zu unkonkret.

Auch Hypothesen über negative Eigenschaften kommen nicht nur bei Therapeuten vor, sondern wir treffen sie auch oft im Klientensystem an. Um Bewegung und Veränderung zu unterstützen, lohnt es sich, nachzufragen, welches Verhalten in welchen Situationen denn mit der Eigenschaft gemeint ist. Dann kommen wir zu operationalisiertem Verhalten in konkreten Situationen – und weg von Eigenschaften.

4.2.5 Belastungen würdigen und Ressourcen aktivieren

Entlastend für Klienten ist oft, wenn Therapeutinnen die aktuellen und vergangenen Belastungen im Leben der Klienten sehen, würdigen und als Bürde anerkennen. Das erfordert von der Therapeutin, sich auf diese – oft äußeren, oft nicht veränderlichen – Momente des Schicksals einzulassen und ihnen Raum in der Therapie zu geben. Das ist nicht einfach, wenn man auf Veränderung gepolt ist. In der eigenen Reflexion und im Gespräch den Belastungen im Leben der Klienten Gewicht zu geben, ist eine hilfreiche Sicht auf die Klienten – ohne sie dabei zu bloßen Opfern des Schicksals zu machen. In den Forderungen an einen systemischen Bericht an den Gutachter ist die Auflistung der Belastungen explizit gefordert (Kassenärztliche Bundesvereinigung, 2020). Wir diskutieren dies im Unterabschnitt 5.4.3.2. Zudem lassen sich dabei auch die vorhandenen Ressourcen dagegenstellen. So entsteht eine weitere Chance, Ressourcen zu feiern und in Hypothesen einfließen zu lassen.

»Der frühe Tod Ihres Vaters, die ungünstige finanzielle Situation, der ungerechte Schulverweis und damit verbunden die Unmöglichkeit, Ihren Wunschberuf zu ergreifen, und jetzt noch in letzter Zeit die Diagnose einer chronischen Erkrankung sind schon erhebliche Belastungen, mit denen Sie fertig werden müssen! – Gleichwohl wissen Sie, dass Sie eine Kämpferin sind. Sie haben sich von alledem nicht unterkriegen lassen! Sie haben den Verlust des Vaters doch weitgehend verarbeitet. Sie sind auch flexibel und findig. Sie haben immer wieder neue Wege und Lösungen gefunden. Zum Beispiel indem Sie eine andere berufliche Perspektive gefunden haben. Und jetzt suchen Sie nach anderen und neuen Behandlungsmöglichkeiten und sitzen deshalb hier mit mir zusammen. Da stehen den Belastungen durch Ihre Geschichte auch jede Menge Ressourcen gegenüber!«

Eine solche reflektierende Zusammenfassung der Situation würdigt zwar Belastungen, aber indem sie Ressourcen betont, eröffnet sie trotzdem Veränderungsperspektiven – und vermeidet bloßes Lamentieren. Sie unterstützt eine Weltsicht der Veränderung – ohne Schicksalsschläge auszusparen. Belastungen und Ressourcen in Hypothesen gleichzeitig machen diese für Klienten oft anschlussfähig.

4.2.6 Die Hypothese bleibt eine subjektive Ansicht

Wie oben zur Kybernetik 2. Ordnung ausgeführt (siehe Hintergrundtext »Kybernetik 2. Ordnung und Metaebenen im Therapieraum«, ▶ S. 103 ff.), ist ein wesentlicher Inhalt der Wende von der Kybernetik 1. zur Kybernetik 2. Ordnung die Betrachtung des beobachtenden Systems selbst. Wir reden dann nicht mehr objektivierend über die Klientin und ihr System, sondern machen deutlich, dass es lediglich unsere Wahrnehmungen sind. Das nimmt unseren Hypothesen und Rückmeldungen Gewicht und Schwere, gibt ihnen etwas Leichtes und lädt zum Spiel mit Ideen und zu neuen Konstruktionen ein.

Shi und Schweitzer (Shi, 2011; Shi u. Schweitzer, 2014) entwickelten im Rahmen ihrer Forschungsarbeit folgende Empfehlung für systemische Hypothesen: Systemische Hypothesen sollten so formuliert sein, dass sie als subjektive Beschreibungen des Therapeuten erkennbar sind. Der Therapeut kommt in der Hypothese vor, ebenso, dass es sein Entschluss ist, gerade diese Annahmen momentan in den Vordergrund zu stellen. An dieser Stelle empfehlen wir explizit in Anlehnung an Shi und Schweitzer Formulierungen wie:

> »Meine Annahme ist, dass …«, »Unsere gemeinsame (Therapeut und Klientin) Annahme ist, dass … Wir erhoffen uns deshalb Veränderungen, indem wir zunächst einige Sitzungen mit der Familie vereinbaren«, »Weil wir gemeinsam jetzt annehmen, dass … wollen wir zur nächsten Sitzung Ihren Partner dazu einladen«, »Ich habe mich entschlossen, den Schwerpunkt erst mal darauf zu verlegen, die hochschießende Wut in den Vordergrund unserer Arbeit zu stellen« (statt: »Ihr Defizit an Emotionsregulation muss zunächst behandelt werden«).

Zunächst erscheint der Vorschlag wie ein etwas starres, sprachliches Ritual. Sprache ist nicht alles, aber wir erinnern an die Zitate zu Beginn dieses Kapitels: Sprache schafft soziale Wirklichkeit. Deshalb haben wir für die Sprache, in die wir unsere Reflexion kleiden, eine Verantwortung. Wir brauchen Wissen über das methodische Vorgehen in unserer Reflexion, aber auch eine Sprache, die erlaubt, dass eine gemeinsame Wirklichkeit entsteht und eine Entwicklung ermöglicht wird. Als Ausgleich dafür können wir darauf verzichten – und sollten unbedingt darauf verzichten –, uns Gedanken darüber zu machen, ob unsere Annahmen richtig oder falsch sind. Das ist irrelevant, solange unsere Annahmen positive Entwicklung erlauben.

4.2.7 Hypothesenbildung in der interkulturellen Beratung

Wenn es um interkulturelle Therapien geht, stoßen wir oft auf sehr gegensätzliche Hypothesen über Ursachen von Symptomen und Vorgehen: Politische Bekenntnisse, Parteinahmen und Identifizierungen sind spürbar. Die Vielfältigkeit im Fallverstehen in interkulturellen Therapien stellen nicht nur eine Chance dar, sondern schaffen auch Fragen und Probleme:

- Welche Hypothese soll als Arbeitshypothese herangezogen werden?
- Aus welchen Motiven heraus entscheiden wir uns gerade für diese Hypothese?
- Welche impliziten eigenen Grundannahmen über Migration und psychische Probleme sind hier ausschlaggebend?

Wir halten ein Modell zur Ordnung und Klassifizierung von Hypothesen in interkulturellen Therapien für hilfreich, das auf Kunze (1998) zurückgeht. Nach diesem Modell lassen sich Hypothesen in interkulturellen Therapien drei Kategorien zuordnen:

Psychologische Hypothesen: Die Probleme werden ausschließlich durch die üblichen psychologischen Theorien erklärt. Der Umstand, dass es sich um eine interkulturelle Therapie handelt, spielt bei Hypothesen dieser Kategorie keine Rolle.

Kulturspezifische Hypothesen: Bei Hypothesen dieser Kategorie wird die Problematik des Klienten in Zusammenhängen mit seiner Herkunftskultur erklärt. Dabei können kulturelle Hypothesen verschiedene Aspekte betonen:

- Das Problem wird darin gesehen, dass die Kultur des Herkunftslandes und die Kultur des Gastlandes unterschiedliche Interpretationen des Lebens liefern und verschiedene, manchmal sogar gegensätzliche Forderungen an den Klienten stellen.
- Das Verhalten des Klienten wird in seinem kulturellen Kontext als weniger problematisch angesehen, doch in der Kultur des Gastlandes kann das Verhalten nicht toleriert werden.
- Die unterschiedlichen kulturellen Interpretationen des Lebens führen zu Irritationen des Klienten. Innere Konflikte, inkonsistentes Verhalten oder eine Art inneres Doppelleben (verschiedene Stimmen, Sichtweisen in ihm) sind die Folge.

Migrationsspezifische Hypothesen: Hier wird das Problem aus der Migrationssituation heraus erklärt. Auch dabei können unterschiedliche Aspekte der Migrationssituation betont werden:

- Erfahrungen von Rassismus, Fremdenfeindlichkeit, Diskriminierung in deutschen Institutionen;
- die politisch-rechtliche Situation als Migrant;
- Reaktionen des Migranten bedingt durch ein Leben in der Minderheitsposition oder als Reaktion auf wiederholte Diskriminierungserfahrungen;
- Verhältnis und Sichtweise des Migranten zur aufnehmenden Gesellschaft;
- Anpassungsprobleme an die Aufnahmegesellschaft;
- Blockierungen durch einen unfreiwilligen Wechsel der Länder, erzwungene Flucht;
- Haltungen zur Migration, Ziele und Perspektiven der Migration, Fluchtgeschichte, Rückkehrpläne;
- Veränderung des sozialen Status und der finanziellen Situation, Veränderung der Beziehungsstrukturen in der Familie durch die Migration.

Was bringt die Arbeit mit den drei Kategorien von Hypothesen praktisch?

- Das Modell erklärt, warum gerade in interkulturellen Therapien die Zahl der unterschiedlichen Hypothesen in Fallbesprechungen höher ist – und die Diskussion kontroverser.
- In der Arbeit mit Migranten ist die Gefahr von Einladungen zu nationaler Identifizierung, aufgeladener Idealisierung und Ideologisierung des Eigenen oder auch des Fremden sowohl für deutsche wie für ausländische Therapeuten groß. Die Einordnung von Hypothesen in die drei Kategorien unterstützt einen fachlichen Diskurs, in dem eine multiperspektivische Betrachtungsweise als systemischer Wert geachtet wird, in dem »entweder – oder« durch »sowohl als auch« ersetzt wird.
- Man kann das Modell zur Selbstreflexion nutzen: Zu welcher Kategorie von Hypothesen neigt man selbst als Therapeut? Das ist ein wichtiges Korrektiv für die eigene Arbeit: Bevorzuge ich in interkulturellen Therapien überwiegend die kulturelle Brille oder die psychologische Brille oder eine eher politische Brille? Wie tolerant bin ich, wenn Kolleginnen Fälle von Migration mit einer anderen Brille sehen?
- Wir vermeiden Gefahren, die in einer Reduktion auf *eine* Kategorie liegen:
  - Die ausschließlich psychologische Sichtweise führt zu einer Psychologisierung unter Vernachlässigung kultureller, gesellschaftlicher, politischer und sozialer Aspekte.
  - Die Folge einer ausschließlich kulturell ausgerichteten Sichtweise ist eine Ethnisierung des Klienten um den Preis der Vernachlässigung seiner individuellen psychischen Biografie und der seiner Familie. Außerdem geraten gesellschaftliche, politische und soziale Zusammenhänge aus dem Blickfeld.

- Die Einengung auf eine ausschließlich migrationsspezifische Sichtweise führt zu einer Politisierung des Falls. Dabei werden individuelle psychische Entwicklungen und die Entwicklung der Familie genauso vernachlässigt wie spezifische kulturelle Einflüsse.

Man kann Hypothesen aller drei Kategorien bilden, um den Fall nicht zu psychologisieren, zu ethnisieren oder zu politisieren. Und dann auch je nach Situation im Therapieraum Fragen in die Richtung der einen oder anderen Kategorie stellen. Meist ist an allen drei Sichtweisen etwas dran. Die migrantischen Klienten haben oft auch Hypothesen aller drei Kategorien über ihre Probleme – auch wenn darüber nicht sofort gesprochen werden kann: Manchmal denken sie, die Probleme hätten mit der Migration und dem Leben in einer anderen Kultur zu tun. Dann wieder denken sie, dass die Probleme psychische oder familiäre Ursachen hätten. Und dann wieder greifen sie auf kulturtypische Erklärungen zurück.

Wenn man mit Hypothesen aller drei Kategorien arbeitet, ist man der Sichtweise des migrantischen Klientensystems oft näher. Die wechselnden Richtungen des Dialogs lassen sich in interkulturellen Therapien besser erkennen und moderieren. Ein solches Vorgehen passt gut zum systemischen Denken. Viele Faktoren sind beteiligt und bringen einen Zustand hervor (hier ein Symptom). Die Faktoren beeinflussen sich zudem gegenseitig. Da empfiehlt es sich, bei den unterschiedlichen Faktoren im Wechsel anzusetzen, um Veränderungen zu erzielen. Zudem ist die Vielfalt der unterschiedlichen Aspekte und ihre Wechselwirkung zu reflektieren hilfreich, um funktionelle Hypothesen zu finden – und kausal-lineare Hypothesen zu meiden. Je nach Situation und Zeit sind die Klienten offen, an der einen oder anderen Kategorie zu arbeiten.

5 Am Schreibtisch: Der Bericht an die Gutachterin – nur eine notwendige Pflicht?

Manchen fällt die schriftliche Darstellungsform leichter, anderen schwerer – drum herumkommt (leider) keiner.

Während der Psychotherapieausbildung hat die schriftliche Reflexion der einzelnen Therapiestunden sowie des eigenen expliziten und impliziten Lernprozesses einen besonders hohen Stellenwert und ist zugleich ein gutes Übungsfeld für zeitsparendes, routiniertes Dokumentieren in der späteren Berufspraxis.

Es stellt schon eine Herausforderung dar, auf zwei Seiten alle relevanten patientenbezogenen Informationen, diagnostischen Überlegungen und handlungsleitenden Hypothesen zu verdichten. Der Bericht soll zudem eine kohärente, stringente Darstellung des Behandlungsplans sein, die es der Gutachterin ermöglicht, sich ein umfassendes Bild zu machen und eine Stellungnahme abzugeben.

Die Psychotherapie-Richtlinien definieren, auf welche drei Fragen der Bericht begründete Antworten geben muss:

1. Ob hier zweifelsfrei eine krankheitswertige und behandlungsbedürftige Störung vorliegt und nicht nur allgemeine Lebensprobleme oder Probleme am Arbeitsplatz oder in der Paarbeziehung. Für diese Probleme gibt es anderweitige Beratungsangebote, z. B. Coaching oder Paarberatung. Die Krankenkasse ist dafür nicht zuständig.
2. Ob die geplante Behandlung auch zweckmäßig ist. Zweckmäßig ist sie dann, wenn das gewählte Behandlungsverfahren kompatibel ist mit Art und Schwere der Störung und den Erwartungen des Klienten. Ein Klient, der einen weiten raumgebenden therapeutischen Dialog mit einer sparsam intervenierenden Therapeutin sucht, um sich behutsam mit tief liegenden, verschütteten Erlebnissen auseinanderzusetzen, ist in einer analytischen Psychotherapie vermutlich besser aufgehoben als in einer systemischen Therapie mit einer vergleichsweise viel aktiveren Herangehensweise der Therapeutin und einem erheblich begrenzteren Stundenkontingent.

3. Ob die geplante Behandlung dem Gebot der Wirtschaftlichkeit genügt. Dies tut sie in der Regel dann, wenn der Behandlungsplan stimmig und folgerichtig und die Prognose ausreichend günstig ist.

> »Das Gutachterverfahren dient dazu festzustellen, ob die in der Psychotherapie-Richtlinie und in dieser Vereinbarung niedergelegten Voraussetzungen für die Durchführung einer Psychotherapie zu Lasten der gesetzlichen Krankenversicherung erfüllt sind. Dabei prüft die Gutachterin oder der Gutachter den Antrag unter fachlichen Gesichtspunkten, insbesondere, ob das beantragte Psychotherapieverfahren nach der Psychotherapie-Richtlinie anerkannt und im konkreten Behandlungsfall indiziert ist, ob die Prognose einen ausreichenden Behandlungserfolg erwarten lässt, und ob der vorgeschlagene Behandlungsumfang angemessen i. S. d. § 28 Abs. 1 der Psychotherapie-Richtlinie ist« (Kassenärztliche Bundesvereinigung, 2017, S. 17).

Gibt es Unstimmigkeiten zwischen Therapeutin und Gutachterin, können diese in gegenseitiger wertschätzender Kommunikation geklärt werden. Damit dies auf kurzem Wege erfolgen kann, ist es erforderlich, im Bericht Telefon und/oder E-Mail anzugeben. Lassen sich Unstimmigkeiten oder Missverständnisse nicht ausräumen und lehnt eine Gutachterin die Befürwortung der Therapie ganz oder teilweise ab, gibt es die Möglichkeit, Widerspruch gegen die Ablehnung des Therapieantrags bei der Krankenkasse einzulegen. Dies muss der Klient tun. Die Therapeutin muss den Widerspruch inhaltlich begründen und insbesondere auf die Gründe für die Ablehnung eingehen und diese entkräften. Es wird dann von der Krankenkasse ein Zweitgutachten eingeholt. Dieser Prozess kann mehrere Wochen dauern, und so lange kann die Therapie nicht angefangen bzw. fortgesetzt werden. Geregelt ist das gesamte Prozedere in der oben zitierten »Psychotherapie-Vereinbarung«.

Das, was als bürokratischer Ballast empfunden werden mag – eine Therapie muss vom Klienten erst beantragt, ein Gutachten eingeholt und anschließend von der Krankenkasse genehmigt werden –, hat einen nicht zu unterschätzenden Vorteil für alle Psychotherapeuten mit einem sog. »Kassensitz«: Mit der Genehmigung einer Therapie *vor* Behandlungsbeginn hat die Krankenkasse eine Wirtschaftlichkeitsprüfung a priori bereits vorgenommen. Im Nachhinein können die Angemessenheit und der Erfolg der Therapie von der Krankenkasse nicht mehr infrage gestellt und etwaige Regressansprüche an die Therapeutin gestellt werden. Gäbe es die Genehmigungspflicht für die ambulante Psychotherapie nicht, könnte und müsste die Krankenkasse stichprobenartig die Abrechnungen der Psychotherapeuten von einem Fachkollegen überprüfen lassen und bei Nichterfüllung der Kriterien »Notwendigkeit, Zweckmäßigkeit und Wirtschaftlichkeit« das ausbezahlte Honorar zurückfordern. In medizinischen Einrichtungen – Praxen wie Kliniken – geschieht dies auch regelmäßig. Davon bleiben die Psychotherapeuten so lange verschont, wie Psychotherapien »genehmigungspflichtig« bleiben und eigene Fachkollegen die Angemessenheit des therapeutischen Handelns beurteilen.

Da es immer wieder berechtigte Kritik am Gutachterverfahren gab, Aufwand und Kosten nicht unerheblich sind, hatte der Gesetzgeber dem Gemeinsamen Bundesausschuss (G-BA) aufgetragen, bis Ende 2022 ein alternatives Qualitätssicherungsverfahren (QS-Verfahren) zu entwickeln, welches das Gutachterverfahren ablösen soll. Das bislang entwickelte neue QS-Verfahren ist stark umstritten – insbesondere wird von Fachverbänden eine wissenschaftliche Fundierung gefordert, die es bislang nicht habe. Es ging 2024 zunächst einmal in die Erprobung in einer größeren regionalen KV. Mit einer Entscheidung über dessen bundesweite Implementierung ist nicht vor 2032 zu rechnen. Mittlerweile sieht es danach aus, dass das neue QS-Verfahren ein Add-on zu den bisherigen Berichten werden könnte. Insofern wird das Berichteschreiben noch länger zur Routine in der psychotherapeutischen Praxis gehören.

In der Regel sind Berichte bei einem Erst- oder Umwandlungsantrag auf eine systemische Langzeittherapie zu erstellen. In besonderen Fällen auch bei Anträgen auf Kurzzeittherapien. Krankenkassen können bei einem Wechsel der Therapeutin und/oder des Therapieverfahrens einen Bericht für die Gutachterin verlangen oder auch bei einem Fortführungsantrag nach 36 Therapiestunden. Letzteres kommt in der Praxis jedoch sehr selten vor.

Im – während der Ausbildung – obligatorischen Bericht zum Erstantrag werden die Erkenntnisse und Ergebnisse aus den psychotherapeutischen Sprechstunden, den probatorischen Sitzungen und der Testdiagnostik zusammengefasst, verdichtet und in einen Behandlungsplan integriert, der mit dem Klienten besprochen und vereinbart wird.

Der Bericht kann grundsätzlich in freier Form erfolgen, sollte sich jedoch an den Gliederungspunkten des Leitfadens orientieren, der auf dem Formblatt PTV 3 seit dem 20.2.2020 verbindlich kodifiziert worden ist.

Orientierungshilfe zum Lesen unserer Ausführungen zum Bericht an die Gutachterin

Wir gehen im Folgenden (Kapitel 5.1 bis 5.7) die sieben Punkte des Leitfadens zum Erstellen des Berichts an die Gutachterin zum Erst- und Umwandlungsantrag durch und diskutieren die Punkte. Da der Leitfaden PTV 3 sehr verdichtet formuliert ist und jeder Punkt mehrere Unterpunkte enthält, haben wir diesen Unterpunkten jeweils in unserer Gliederung Unterabschnitte gewidmet. Das gibt einerseits die Möglichkeit einer schnellen Orientierung über die Gliederung, schafft aber auch eine Tiefe der Gliederung mit vier Ebenen. Wir haben bei der Vorstellung der Punkte und Unterpunkte der Empfehlung der Kassenärztlichen Bundesvereinigung für das Abfassen des Berichts an die Gutachterin von 2020 immer erst eingangs die entsprechende Passage zu diesem Punkt aus den Empfehlungen zitiert. Bei einigen Punkten ergänzen wir zudem relevante Passagen aus den Psychotherapie-Richtlinien des Gemeinsamen Bundesausschusses. So sind alle relevanten Teile aus den Orientierungspapieren zu dem entsprechenden Gliederungspunkt beisammen.

Wir haben für jeden Gliederungspunkt zur Illustration jeweils *drei Fallbeispiele* in den Text aufgenommen. *Es handelt sich um immer dieselben Fälle* (Frau A, Herr K und Herr L; alle Namen sind verändert). Diese drei Fallberichte sind in den Anhängen 5, 6 und 7 zusammenhängend aufgeführt. So kann man jeden Fallbericht – und damit die Umsetzung der Empfehlungen der KV und unsere Interpretation derselben – noch mal im Hinblick auf Plausibilität prüfen. Dabei ist der Antrag von Frau A ein Erstantrag und die Berichte von Herrn K und von Herrn L sind Umwandlungsanträge. Bis auf den letzten Gliederungspunkt 7 (bisheriger Behandlungsverlauf, Veränderung der Symptomatik und Ergebnis in Bezug auf die Erreichung bzw. Nichterreichung der Therapieziele) im Antrag entsprechen diese beiden Berichte einem Erstantrag und dienen deshalb auch – neben dem Antrag für Frau A – als Beispiele für einen Erstantrag. Je nach Fall haben wir auch mal Unterpunkte weggelassen, weil sie im jeweiligen Fall keine Relevanz haben.

Liest man die Berichte am Stück, wird deutlich, dass die Verdichtung auf zwei Seiten (bei den Erstanträgen) sehr auf Kosten sprachlicher Eleganz gehen muss. Wir haben uns bemüht, innerhalb der zwei Seiten für einen Erstantrag zu bleiben und wollen damit zum Ausdruck bringen, dass wir diesen Verzicht auf sprachliche Ästhetik für nötig halten. Wenn man Arztberichte liest, dann finden wir dort meist vergleichbare sprachliche Reduzierungen. Im Anhang 4 stellen wir das komplette Formular, welches wir für die Beispielfälle verwendet haben, zur Verfügung. Letztlich bleibt es ein subjektiver Eindruck, ob ein Bericht überzeugend ist, und ebenso, ob die vorgegebene Gliederung des PTV 3 überzeugend ist. Als Systemikerinnen vermeiden wir auch an dieser Stelle die objektivierenden Kategorien »richtig« und »falsch«.

Utilisieren des Berichts an die Gutachterin

Neben dem geschilderten rechtlichen und wirtschaftlichen Vorteil liegen auch durchaus fachliche Chancen für eine systemische Therapie in dieser vorgegebenen Ablaufstruktur (mindestens eine psychotherapeutische Sprechstunde, zwei bis vier Sitzungen Probatorik, biografische Anamnese und danach Antrag an die Gutachterin). Wir wollen damit das Verfahren nicht gesundbeten: Es ist natürlich Kontrolle, es ist natürlich starr und lässt kaum Spielräume im Vorgehen zu, zudem ist es aufwendig und zeitintensiv.

Aber der Antrag an die Gutachterin lässt sich für ein systemisches Vorgehen nutzen: Er zwingt die Therapeutin zu einer schriftlichen Zusammenfassung ihrer Erkenntnisse nach den ersten vier bis sechs Sitzungen.[58] Damit strukturiert sie die Fülle von anamnestischen Daten, die sie bis dahin erhalten hat, und entwickelt explizit ihre Narration, ihr Fallverstehen:

- Sie fasst zusammen, was bei ihr als Leiden, Auftrag und gemeinsame Beschreibung des Problems angekommen ist.
- Sie skizziert in kurzer Form ihre Systemanalyse.
- Und das Beste: Sie bespricht mit dem Klienten den Bericht und damit ihr Fallverstehen und ihre Fallkonzeptualisierung, und sie korrigiert, wo der Klient nicht mitgehen kann.
- Sie bespricht zudem mit dem Klienten die für den Moment passende Diagnose. Es ist von Vorteil für die therapeutische Beziehung, sich auf ein passendes Label zu verständigen, welches sowohl das Krankheitsverständnis der Therapeutin wie auch das Erleben des Klienten trifft.

Damit werden die beiden (in Kapitel 2 und 4) wesentlichen Forderungen an die Beziehungsgestaltung zwischen Therapeutin und Klient realisiert:

- Im Sinne der Kybernetik 2. Ordnung werden all diese Konzeptualisierungen eben nicht mit dem Status »objektiv« versehen, sondern alle Aussagen werden explizit als momentane Vereinbarungen von Klient und Therapeutin behandelt, ausgewiesen und entsprechend formuliert.
- Ebenfalls im Sinne der Forderung, die Autonomie der Klienten zu erhalten und sie nicht als Objekte zu behandeln, sondern als Subjekte in ihrer Selbstorganisation zu erhalten und zu unterstützen, ist die schriftliche mit dem Klienten besprochene Zusammenfassung der Therapeutin zu sehen. Informationen über unsere Sicht auf den Fall – die natürlich unsere Interventionen leiten – werden so nicht dem Klienten vorenthalten. Wir verhin-

58 Auch in anderen Feldern, in denen systemisch gearbeitet wird, werden ähnliche Vorgehen praktiziert. Manche Berater in Erziehungsberatungsstellen schlagen Klienten vor, zunächst vier oder fünf Sitzungen in unterschiedlichen Settings zu vereinbaren und danach gemeinsam zu besprechen, welches Vorgehen mit welchen Zielen sinnvoll sein kann. In manchen Regionen macht die Sozialpädagogische Familienhilfe zunächst eine Explorationsphase, bevor dann in einem Hilfeplangespräch Ziele, Form und Umfang der Maßnahme festgelegt werden.

dern das von Foucault beschriebene Machtgefälle (Foucault, 1977) durch das Vorenthalten von Information.

Wir können so die vorgegebene Ablaufstruktur im Gesundheitswesen im Sinne eines systemischen Vorgehens utilisieren. Dazu braucht es ein radikales Annehmen der systemischen Haltung und den Mut der Therapeutin, den Bericht auch tatsächlich in dieser Weise zu utilisieren und in den Ablaufprozess einzubinden.

Wir sehen momentan bei systemischen Therapeutinnen die Tendenz, kategorialer Begrifflichkeit und kategorialer Diagnostik einen großen Raum zu geben und sich so in der Sicht auf den Fall sowie im Bericht über den Fall den eingespielten Konventionen im Gesundheitsbereich anzupassen. Wir finden das im Bericht und im kollegialen Austausch berechtigt. Im Therapieraum empfehlen wir dagegen – bis auf das Gespräch über Diagnosen und Befunde – eher die subjektive Ausdrucksweise des Klienten zu fördern. Kategoriale Begrifflichkeit und Diagnostik sowie systemische Fachtermini zu nutzen, ist zeitökonomisch im kollegialen Dialog und aus finanzieller Sicht für Therapeutinnen und Ausbildungskandidaten durchaus notwendig. Lediglich im Gliederungspunkt 2 des PTV 3, in dem es um die Beschwerde/Symptomatik geht, empfehlen wir, die subjektive Sprache des Klienten zu verwenden.

Wermutstropfen: Die Entlohnung des Berichts – vor allem in der Ausbildung

Der Bericht wird in der GKV kaum entlohnt. Bericht an Gutachter Kurzzeittherapie 1 oder 2: 34,01 €/Bericht an Gutachter Langzeittherapie: 67,91 €. Davon bekommt die Ausbildungskandidatin vom Institut 50 %, also 17 € bzw. 34 €. (Für die Korrektur eines Berichts durch Supervisoren muss die Kandidatin teilweise 110 € zahlen.) Diese Entlohnung für oft zwei Stunden Arbeit ist gering und wenig motivierend. Es erscheint sinnvoll, den Bericht und die zugehörige Reflexion als Übungs- und Lernfeld für die Weiterentwicklung der eigenen Fachlichkeit zu rahmen und zu nutzen. Tatsächlich sind wir davon überzeugt, dass eine gute Reflexion der therapeutischen Arbeit die Qualität deutlich erhöht und auf lange Sicht die Motivation der Therapeutin und ihre Freude an der Arbeit erhält. Den Bericht als bezahlte professionelle Dienstleistung und Kontrollmaßnahme zu rahmen, dürfte eher zu Ärger und Widerstand führen.

5.1 Relevante soziodemografische Daten

»Bei Erwachsenen: aktuell ausgeübter Beruf, Familienstand, Zahl der Kinder. Bei Kindern und Jugendlichen: Angaben zur Lebenssituation, zu Kindergarten oder zu Schulart, ggf. Schulabschluss und Arbeitsstelle, Geschwisterzahl und -position, zum Alter und Beruf der Eltern und ggf. der primären Betreuungspersonen« (Kassenärztliche Bundesvereinigung, 2020, S. 1).

»1 **Relevante soziodemografische Daten:** Frau A, 53 J., Altenpflegerin, verheiratet, wohnt mit 55-j. Partner, gemeinsamer Tochter (20 J.) und Sohn (13 J.) in Mietwohnung. Der Mann arbeite zeitweise im Ausland.«

»1 **Relevante soziodemografische Daten:** Herr K, 23 J., studiert Mediendesign, in WG am Studienort lebend, seit 2 Jahren On-off-Beziehung mit seiner Freundin, 20 J., ebenfalls Studierende, k. K.«

»1 **Relevante soziodemografische Daten:** Herr L, 34 J., Softwareentwickler im IT-Bereich, seit 8 J. verh. mit Frau, 37 J., aus Rumänien stammend, stellv. Marktleiterin im Einzelhandel, gemeinsame Tochter (6 J.), 1. Klasse GS. Eigenheim.«

Grundsätzlich sollten weitschweifige Erläuterungen vermieden werden.

Also nicht im Bericht oben von Frau A: »Die 53-jährige Klientin ist berufstätige Mutter von zwei Kindern. Sie arbeitet als Altenpflegerin. Der 13-jährige Sohn und die 20-jährige Tochter besuchen die Schule. Sie ist verheiratet. Der Mann ist zeitweise fünf bis sechs Wochen in seinem Heimatland und bewirtschaftet dort seinen landwirtschaftlichen Besitz.«

Natürlich schreiben und lesen sich vollständige, ausformulierte Sätze leichter als eine Aneinanderreihung von Kürzeln, aber:

- Der Bericht soll aus nur zwei Seiten bestehen.
- Gutachterinnen haben nur wenig Zeit und sind selten davon angetan, wenn sie drei, vier oder mehr Seiten bekommen. Da kann es sogar passieren, dass der Bericht »zur Verdichtung« wieder zurückgeschickt wird. Damit das nicht passiert, empfiehlt es sich schon unter Punkt 1 sparsam mit dem Platz umzugehen.
- Unter Punkt 1 sind nackte Fakten gefragt, die der Gutachterin eine erste Orientierung über die Lebensumstände des Klienten geben sollen. Dabei sollte strikt auf Anonymisierung geachtet werden: Keine Orts- oder Firmennamen im Bericht!

»Die 52-j. Klientin, rumänischer Migrationshintergrund, aktuell in beruflicher Rehabilitation, wohnt mit Partner (56 J., gelernter Kfz-Mechaniker, zz. im Bürgergeldbezug) u. drei Katzen in Mietwohnung.«

Sowohl der Migrationshintergrund als auch die drei Katzen sind für das Fallverständnis relevant, deshalb werden sie an dieser Stelle erwähnt.

»Die 35-j. Klientin, gesch., k. K., lebt mit ihrer Mutter (72 J.) in separaten Wohnungen in eigenem Haus, habe wenige Freunde, die sie selten sehe, war beruflich in Vollzeit tätig als Business Support Managerin im Außendienst und Homeoffice, im Krankenstand seit xx.x.202x mit Krankengeldbezug. Zum Vater (74 J.), Rentner, alleinlebend, bestehe wenig Kontakt.«

Auch diese Beschreibung ist stimmig, da sie trotz ihrer Kürze die therapierelevanten Fakten unterbringt.

5.2 Symptomatik und psychischer Befund

- »Von der Patientin oder dem Patienten geschilderte Symptomatik mit Angaben zu Schwere und Verlauf; ggf. diesbezüglichen Angaben von Eltern und Bezugspersonen, bei Kindern und Jugendlichen Informationen aus der Schule
- Auffälligkeiten bei der Kontaktaufnahme, der Interaktion und bezüglich des Erscheinungsbildes
- Psychischer Befund
- Krankheitsverständnis der Patientin oder des Patienten; ggf. der relevanten Bezugspersonen
- Ergebnisse psychodiagnostischer Testverfahren« (Kassenärztliche Bundesvereinigung, 2020, S. 1).

Wir räumen jedem dieser fünf Unterpunkte im Folgenden jeweils ein eigenes Kapitel (5.2.1 bis 5.2.5) ein:

5.2.1 Von der Klientin spontan geschilderte und vertiefend erfragte Beschwerden

Die Beschwerden der Klientin sind der Ausgangspunkt der ganzen Therapie. Ihre Darstellung ist die Grundlage des weiteren Berichts. Der Bericht erfasst den Kontext der Beschwerden, mögliche Erklärungen, ihre Einordnung in eine

Diagnose, von ihnen ausgehend die gemeinsame Hypothese darüber, wie sie verstehbar sind, und schließlich, was man sich wie vornimmt, um sie zu beseitigen. Wir fassen in diesem Gliederungspunkt der PVT3 die Ergebnisse der oben im Kapitel 3.2.2 beschriebenen Inhalte zusammen. Wie dort betont, gilt es, das subjektive Leiden der Klientin möglichst in ihren eigenen Worten wiederzugeben. Die Einmaligkeit des Leidens für die Klientin kann auf diese Weise sichtbar gemacht werden, ihr subjektives Erleben – welches den Ausgangspunkt für Verständnis und Veränderungsversuch bildet.

Häufig benutzen die Klienten zu Beginn selbst psychologisches Vokabular: »Ich leide unter einer Antriebsstörung«, »Ich prokrastiniere über Wochen bis zum Abgabetermin«, »Dieses Erlebnis hat erneut was bei mir getriggert«, »Mein inneres Kind soll endlich Heimat finden.«

Wie in Kapitel 3.2 beschrieben (▶ S. 63 ff.), ist es hier die Aufgabe des Therapeuten, diese Selbst- und Problembeschreibungen mit den Klienten eingehend zu explorieren, zu konkretisieren und zu kontextualisieren. Wie im Kapitel 3.2.2 gehen wir wieder vom systemischen Menschenbild aus und unterscheiden die vier Subebenen, mit denen wir ganzheitlich den Menschen, aber auch die aktuellen Beschwerden der Klientin erfassen können. Das hilft uns mental die Komplexität zu erfassen, wie die vier Ebenen jeweils reagieren und miteinander in Wechselwirkungen verbunden sind. Als Systemiker benennen wir auch hier wieder ressourcenorientiert Ausnahmen, Situationen, in denen die Klientin nicht unter den Beschwerden leidet.

»**2.1 Von Frau A geschilderte Symptomatik: Psychisch:** Frau A empfinde keine Freude mehr, fühle sich oft traurig, reizbar, niedergeschlagen, hoffnungslos, verzweifelt, einsam, weine oft, habe erhöhte Vergesslichkeit, Gefühle von Versagen, innerer Leere, dem Leben nicht gewachsen zu sein, vermisse Freude und Interesse am Leben, habe Entscheidungsschwierigkeiten, lehne sich selbst ab. **Körperlich:** Reduzierter Antrieb, schnell erschöpft, kein Interesse an Sexualität, schnelle und starke Aufregung, sehr nervös und unruhig. **Veränderte Kommunikation:** In solchen Zuständen schnell gereizt, provoziere Streit, könne nicht mehr zuhören und verstehen. **Gesellschaftliche Funktionseinschränkungen:** Sie fühlt sich dann in ihrer Rolle als Mutter und Ehefrau eingeschränkt. **Ausnahmen:** Am Arbeitsplatz fühle sich weiterhin beschwerdefrei, kompetent und selbstwirksam von den Kolleginnen akzeptiert.«

»2.1 **Von Herrn K geschilderte Symptomatik: Psychisch:** Er ›prokrastiniere krass‹, sei mit Studienleistungen stark in Verzug, die anstehende Masterarbeit löse Versagensgefühle aus, er leide unter Prüfungsängsten, sozialen Ängsten, diffusen Zukunftsängsten, erlebe täglich wiederkehrende Zustände von Antriebslosigkeit, quälenden Selbstzweifeln, empfinde kaum noch Freude bei Betätigungen, die ihm bislang immer Selbstbestätigung gegeben hätten, z. B. beim Mountainbikefahren oder beim Bouldern in der Kletterhalle. **Körperlich:** Er verliere immer mehr seine Selbstsicherheit beim Bouldern, leide unter Einschlafschwierigkeiten, chronischen, schmerzhaften Verspannungen im Schulter-Nacken-Bereich und plötzlich auftretenden Durchfällen, empfinde nur noch selten sexuelle Lust. **Veränderte Kommunikation:** Fühle er sich antriebslos, ziehe er sich von allen Kontakten zurück, vermeide es mittlerweile sogar, die WG-Küche zu betreten, solange sich seine Mitbewohner darin aufhielten. **Gesellschaftliche Funktionseinschränkungen:** Durch die fehlenden Studienleistungen könne er sich nicht zur Abschlussprüfung melden. Dies könnte bedeuten, dass er auch wegen zunehmender finanzieller Schwierigkeiten das Studium abbrechen müsse. **Ausnahmen:** Beim Auflegen auf Rave-Partys fühle er sich unbeschwert und vital. Die Leute würden ihm immer wieder bestätigen, dass er ein gutes Feeling für Stimmungen habe.«

»2.1 **Von Herrn L geschilderte Symptomatik: Psychisch:** Herr L kommt über die Terminservicestelle der KV, er brauche ganz dringend einen Therapieplatz. Seine Frau habe kurz hintereinander mehrere Schübe einer chronischen Darmerkrankung durchlitten, die Frage einer OP stünde im Raum. Er begleite sie zu allen Arztbesuchen, aber sie halte ihm vor, sich emotional nicht genug um sie und die Tochter zu kümmern. Er fühle sich macht- und hilflos, sei wie gelähmt, könne nichts mehr fühlen und starre nur noch die Wand an. Hinzu kämen finanzielle Sorgen, die sich dadurch vergrößert hätten, dass seine Frau schon seit einem Jahr arbeitsunfähig krank sei. Er habe Ängste, seine Tochter und das Haus zu verlieren. **Körperlich:** Er fühle sich wie gelähmt, müsste sich eigentlich jetzt im Frühjahr um die Außenanlage und den Garten kümmern, bringe die Kraft nicht auf. **Veränderte Kommunikation:** Wenn seine Frau mit ihm über ihre Schmerzen und ihre Zukunftsängste reden wolle, ziehe ihn das runter. Sie respektiere es, wenn ihn das überfordere, mache ihm gleichzeitig den Vorwurf, als Mann zu versagen. Er reagiere mit Trotzhaltung (›Jetzt erst recht nicht!‹) und verlasse den Raum, ziehe sich in seine digitale Welt zurück und sei nicht mehr ansprechbar. **Gesellschaftliche Funktionseinschränkungen:** Wenn er sich derart hilflos und handlungsunfähig fühle, könne er sich nicht mehr auf seine berufliche Arbeit konzentrieren. Da er die meiste Zeit im Homeoffice verbringe, sei dies in der Firma bislang nicht aufgefallen. Er spüre, dass er als Partner in diesen Zuständen wenig in der Lage sei, seiner Frau emotionale Unterstützung zu geben und keine Lust auf gemeinsame Unternehmungen mit der Familie habe. **Ausnahmen:** Wenn er ein Problem rational angehen könne, dann fühle er sich kompetent, so auch, wenn er sich im Internet über die Erfolgsaussichten und Risiken der vorgeschlagenen OP bei seiner Frau kundig mache.«

5.2.2 Auffälligkeiten bei der Kontaktaufnahme, der Interaktion und bezüglich des Erscheinungsbildes

Auffälligkeiten bei der Kontaktaufnahme, der Interaktion und bezüglich des Erscheinungsbildes sollten mitgeteilt werden, aber nur solche, die relevant für das Fallverstehen sind. Schildert ein Klient etwa Schwierigkeiten, mit anderen Menschen in Kontakt zu kommen und zu bleiben, wäre es relevant, zu schreiben, dass er sein Äußeres vernachlässigt oder stets leicht verspätet zu den Terminen erscheint oder jeden Blickkontakt vermeidet.

Beispiel eines Klienten, der im Kontakt deutlich depressiv wirkt: »Die Erzählweise des Klienten wirkt verlangsamt, seine Stimme dabei monoton mit deutlich reduzierter Modulation. Er nimmt wenig Blickkontakt auf.«

Einige Anmerkungen zur Beschreibung des Erscheinungsbildes: Hier findet sich in Berichten häufig eine Auflistung aller Befunde, die (mit oder ohne Befundomat.de) von der Therapeutin abgecheckt wurden. Das wirkt häufig stereotyp. An dieser Stelle sollte vor allem das Eigenartige, Individuelle, Auffällige eines Klienten sichtbar werden. Dies gelingt, indem man beschreibt, wie man ihn in den ersten Kontakten wahrgenommen hat:

»Freundlich und mitteilungsbereit« (eine Formulierung, die sich derzeit in sehr vielen Berichten wiederfindet) ist z. B. relativ nichtssagend. Es kommt im ambulanten Feld eher selten vor, dass Klienten unfreundlich sind und keine Lust haben, etwas von sich zu erzählen (mal ausgenommen Jugendliche oder Klientinnen und Klienten, die eigentlich gar keine Therapie wollen). Interessanter ist schon, wie jemand wirkt: Er kann unsicher bis ängstlich wirken im Erstkontakt, zurückhaltend oder misstrauisch, traurig oder unterschwellig aggressiv, kann mühsam mit der Fassung ringen oder die Tränen nicht zurückhalten, verkrampft oder locker wirken, Blickkontakt suchen oder eher vermeiden etc.
Das »gepflegte Erscheinungsbild«, welches als Standardformulierung verwendet wird, hat nur einen geringen Informationswert. Wenn jemand ungepflegt in die Therapie käme, wäre das erwähnenswert, aber sonst interessiert doch eher: Legt jemand Wert auf sein Äußeres, hat er einen besonderen Style? Versucht er etwas

zu kaschieren, möchte er auffallen oder möglichst unauffällig bleiben, drückt sein Kleidungsstil etwas aus, passt die Kleidung zu seinem Lebensalter? Dazu beschreibt man das äußere Bild, ohne es zu bewerten.
Gibt es Auffälligkeiten der Mimik und Gestik? Hat jemand eine wache Mimik oder schaut jemand eher unbewegt? Kommt der Klient häufig müde in die Sitzungen? Körperhaltung: Sitzt der Klient mit eingefallenen Schultern da? Versucht er, alles im Kontakt »richtig« zu machen oder zu gefallen? Ist eine verhaltene Skepsis bei dem Klienten wahrnehmbar? Sieht er gesund und frisch aus oder eher kränklich, erschöpft? Ist der Blick offen, neugierig, schüchtern oder irgendwie »tot« - oder ganz im Gegenteil herausfordernd oder kokett?
Gibt es psychomotorische Auffälligkeiten? Häufig findet sich in den Berichten die Formulierung »psychomotorisch unauffällig«. Was ist damit gemeint? Folgte er zügig in den Therapieraum und wirkten seine Hand- und Armbewegungen koordiniert? Interessant wäre doch, ob er wirkt wie in großer Eile oder ob seine Bewegungen besonders bedächtig oder augenscheinlich verlangsamt wirken? Kommt er wie auf Zehenspitzen in den Raum oder mit festem entschlossenem Schritt? Ringt er mit der Luft oder kontrolliert er im Gespräch stark seinen Atem, hält ihn an, wenn er gefragt wird? Strahlt er Unruhe aus, wirkt er angespannt? Ein angespanntes Verhalten, welches im Erstgespräch durchaus normal wäre, aber nicht mehr im dritten oder vierten Gespräch. Also: Was von dem, was an ihm auffällt, unterstreicht den Eindruck von seinem psychischen Zustand und was kontrastiert dazu?
Gibt es Auffälligkeiten der Körperstatur? Jemand ist besonders groß oder klein, dünn oder gar mager, ein bisschen füllig oder schon wirklich adipös. Wirkt der Klient unter-, über- oder durchschnittlich attraktiv? Das sind Wertungen. Sinnvoll wäre dies zu erwähnen, wenn es eine auffällige Diskrepanz zwischen der Selbst- und der Fremdwahrnehmung des Klienten gibt - dies könnte z. B. ein Hinweis auf eine Körperschemastörung (Dysmorphophobie) oder auch auf eine Essstörung sein. Nimmt man Gerüche wahr nach Nikotin, Cannabis, Alkohol oder Aceton? Dann sollte man dem im Gespräch nachgehen.

Das wenigste davon gehört in den Bericht. Wenn man es aufnimmt, dann in rein deskriptiver und nie in abwertender Form (!) – denn es sollte Klienten beim Lesen nicht kränken. Wir gehen, wie in Kapitel 3.14 beschrieben, davon aus, dass der Bericht mit dem Klienten gelesen und besprochen wird. Die eigenen Eindrücke werden automatisch zu einem Feedback, um das der Klient nicht gebeten hat und welches vielleicht überraschend kommt. Das gelingt, wenn die Therapeutin sich diszipliniert und konsequent einen wertschätzenden Blick erhält, damit dieses Feedback keine kränkende Wirkung hat. Das gemeinsame

Lesen zwingt zu einer angebrachten Vorsicht und Zurückhaltung in der Äußerung eigener Wahrnehmungen. Das Bewusstsein, dass der Klient den Bericht lesen wird, ist gerade bei diesem Punkt positiv disziplinierend: Wertschätzung, Respekt und ein positiver Blick auf den Klienten werden dadurch erhöht. Klienten haben das Recht, grundsätzlich jederzeit Einsicht in die Behandlungsakte zu nehmen. Gleichwohl können diese Eindrücke von der Person wichtig werden für die Hypothesenbildung.

»**2.2 Auffälligkeiten der Kontaktaufnahme, der Interaktion und des Erscheinungsbildes:** Frau A: Eine unauffällig gekleidete Frau, die zunächst zurückhaltend und misstrauisch wirkt, berichtet jedoch freundlich von ihren Beschwerden, scheint beim Erzählen unter Druck zu stehen und schildert eindringlich und spürbar ihre Belastungen.«

»**2.2 Auffälligkeiten der Kontaktaufnahme, der Interaktion und des Erscheinungsbildes:** Herr L: In Begleitung seiner Frau erscheint ein kleiner, hagerer Mann. Hinter der markanten dunklen Brille wirken seine Augen klein und etwas gerötet. Er trägt einen langen gepflegten Bart. Die Mimik wirkt wie eingefroren. Eine unterschwellige Traurigkeit ist bei ihm wahrnehmbar.«

5.2.3 Psychischer Befund

Während im Kapitel 5.2.1 »Von der Klientin spontan geschilderte und vertiefend erfragte Beschwerden« Befindlichkeiten der Klientin dargestellt werden, geht es hier um Befunde, die der Therapeut feststellt. Beschwerden oder Befindlichkeiten des Klienten sind Selbstauskünfte und als solche von Befunden streng zu trennen.

Wenn wir unsere fachliche Einschätzung über den Klienten im psychologischen Befund äußern, dann reicht nicht die Wiederholung der Selbstbeschreibung des Klienten (2.1 des PTV 3).[59] Wir können diese als Therapeuten durchaus unter einem Symptombegriff zusammenfassen. Es ist dann daraus ein Befund geworden, den wir erhoben haben. Nach Dohrenbuch (2023) ist dann allerdings offenzulegen, aufgrund welcher Überlegungen oder Untersuchungen wir zu diesem Befund kommen.

---

59 Diese Nummerierung und die folgenden in Klammern oder im Text aufgeführten beziehen sich auf die Vorlage der Kassenärztlichen Vereinigung für den systemischen Bericht an den Gutachter.

Beispiel: »Einige von der Klientin geschilderte Beschwerden stellen Intrusionen im Rahmen traumatischer Erfahrungen dar. Diese Einschätzung basiert auf dem durchgängigen Erleben der Klientin durch den Untersucher in der Probatorik und fügt sich konsistent in biografische Erfahrungen und den Lebenskontext der Klientin ein« (siehe Hintergrundtext »Systemisches Erklärungsmodell«, ▶ S. 161 ff.).

Symptome, die wir als Therapeuten feststellen, gehören immer in 2.3 des PTV 3 und nicht in 2.1. In 2.3 des PTV 3 können Beschwerden des Klienten in Fachbegriffen (Symptome, wie im ICD genutzt) ausgedrückt werden. Es müssen dann aber auch die Überlegungen/Untersuchungen, die den Therapeuten zu der entsprechenden fachlichen Einschätzung bewegen, offengelegt werden. Wir halten allerdings eine Interpretation der Beschwerden aus 2.1 des PTV 3 durch den Therapeuten unter 2.3 des PTV 3 in einem Bericht an die Gutachterin für verzichtbar. Die Gutachterin ist selbst Fachfrau genug, um in den Beschreibungen der Klienten Symptome, die zu Störungsbildern gehören, zu erkennen.

Es geht also hier um die Beobachtungen und Schlussfolgerungen des Therapeuten. Deshalb werden Befunde auch im Indikativ formuliert.

Beispiele für psychologische Befunde: Wie gravierend erlebt der Therapeut die Symptome? Haben die Symptome Krankheitswert im Sinne des ICD? Beobachtete der Therapeut andere Auffälligkeiten – von der Klientin nicht geschilderte – mit Krankheitswert? Kann der Therapeut vom Klienten geschilderte Beschwerden selbst beobachten?
Befunde in Bezug auf die Kommunikation: Hat der Therapeut Besonderheiten der Kommunikation und Kontaktgestaltung bei der Klientin wahrgenommen? Ist das von Relevanz in Bezug auf die Behandlung oder die Symptomatik?
Funktionskompetenz in den gesellschaftlichen Rollen: Konnte der Therapeut Funktionseinschränkungen beobachten, die die Klientin in ihren gesellschaftlichen Bezügen und Rollen behindern? Kostet es die Klientin viel Kraft, ihre Funktionen und Rollen auszufüllen?

»**2.3 Psychischer Befund:** Frau A ist auskunftsbereit, im formalen Denken eingeengt auf negative Kognitionen und belastende Lebensereignisse, depressive Symptome mit körperlich agitierter Ausprägung sind beobachtbar. Keine Sinnestäuschungen, inhaltliche Denkstörungen, Ich-Störungen, Ängste oder Zwänge, keine intentionalen Suizidgedanken. Distanziert sich glaubhaft von akuter Suizidalität.«

»**2.3 Psychischer Befund:** Herr K wirkt leicht übermüdet, trotzdem räumlich und zeitlich orientiert. Konzentrationsstörungen werden berichtet und sind im Gespräch wahrnehmbar. Durchschlafstörungen. Keine inhaltlichen Denkstörungen, keine Ich-Störungen, keine akuten Suizidgedanken.«

»**2.3 Psychischer Befund:** Herr L ist wach und bewusstseinsklar und zu allen Qualitäten orientiert, Mnestik ungestört. Konzentration subjektiv gemindert, im Erstgespräch ungestört. Auffassung ungestört. Keine Sinnestäuschungen, kein Wahn, keine Ich-Störungen. Inhaltliches Denken auf Sorgen um seine Frau und verschiedene Zukunftsängste hin eingeengt. Stimmung subjektiv niedergeschlagen, im Kontakt gedrückt-ängstlich. Er ist introspektionsfähig, die Schwingungsfähigkeit ist zum depressiven Pol hin ausgelenkt. Psychomotorik etwas verlangsamt. Keine Hinweise auf akute oder latente Suizidalität. Krankheitseinsicht und Behandlungsmotivation sind gegeben. Kein Alkohol-, Substanzen- oder Medikamentenabusus.«

Der psychische Befund besteht einerseits aus einer Beschreibung beeinträchtigter bzw. gestörter Bereiche des psychischen Erlebens, emotionalen Ausdrucks und Funktionierens in Alltag, Partnerschaft, Familie und Beruf als auch aus einer Auflistung all jener Bereiche des psychischen Apparates, von denen sich der Therapeut überzeugt hat, dass sie weiterhin intakt zu sein scheinen (z. B. Konzentration, Gedächtnis, Denken, Motorik).

An dieser Stelle nimmt der Therapeut auch Stellung zur Frage einer möglichen Suizidneigung oder -gefahr.

Zur Suizidalitätsabklärung: Liegen Suizidgedanken, -wünsche, -vorbereitungen oder frühere Suizidversuche vor? Im Kapitel 3.12 haben wir schon diskutiert, wie Suizidalität im Kontakt offen angesprochen werden kann und man Einsichten gewinnen kann zu der entscheidenden Frage: Kann sich die Klientin glaubhaft von solchen Gedanken distanzieren?

Der zentrale Begriff bei der Einschätzung der Gefahr einer Suizidalität ist die glaubhafte Fähigkeit zur Distanzierung von suizidalen Ideen. Der Befund gibt je nach Sachlage Antwort auf die Fragen:

1. Wurde die Suizidalität mit der Klientin offen angesprochen?
2. Hat die Klientin suizidale Gedanken ausgeschlossen oder bejaht?
3. War sie bereit, über Suizidalität zu sprechen?
4. Konnte die Klientin ihre Suizidalität beobachten? Verfügt sie über einen kompetenten »inneren Beobachter«? Konnte sie die unterschiedliche Stärke der suizidalen Gedanken einschätzen (u. U. über Skalenarbeit)?

5. Konnte sie angeben, ab welcher Stärke eine Gefahr der Umsetzung besteht (gelber oder roter Bereich)? Konnte sie die Anzeichen für diesen Zustand beschreiben?
6. Konnte man vereinbaren, welche notwendigen Schritte die Klientin in einer solchen Situation realisieren werde, damit die suizidalen Impulse nicht zur Umsetzung kommen (Überlebenspakt)?
7. Wirken die Antworten auf alle 6 Fragen glaubhaft auf den Therapeuten?

Die Fragen 3 bis 7 sind die Kriterien dafür, ob eine glaubhafte Fähigkeit zur Distanzierung bei der Klientin vorliegt.

»Suizidalität wurde angesprochen und von der Klientin verneint.«

»Suizidalität wurde angesprochen. Gemeinsam mit der Klientin gehen wir von einer vorhandenen Basissuizidalität (vor allem wegen des Suizidversuchs vor drei Jahren) in niedrigem Ausmaß aus. Aktuell kann sich die Klientin glaubhaft von suizidalen Gedanken distanzieren.«

»Suizidalität wurde angesprochen. Gemeinsam mit der Klientin gehen wir von einer erhöhten Suizidalität (zunehmende Einengung, Unruhe und Depressivität gemischt, konkretere Planungen vorhanden) aus. Die Klientin kann sich glaubhaft von Suizidwünschen und -gedanken distanzieren. Sie ist bereit, täglich ein kurzes Rating für die Höhe ihrer Suizidalität auf einer Skala vorzunehmen und einen Überlebenspakt zu schließen. In der Therapie werden die Ergebnisse ihrer Hausaufgabe evaluiert.«

5.2.4 Krankheitsverständnis des Klienten

An dieser Stelle des Berichts kann das Verständnis des Klienten von seinen Schwierigkeiten in den ersten Sitzungen skizziert werden sowie sein Auftrag. Im Auftrag des Klienten liegt viel vom Verständnis seiner Problematik. Dies ist besonders sinnvoll, wenn die Sichtweise des Klienten *vor* Beginn der Therapie besonders plastisch oder eindrücklich ist. Es geht dabei wesentlich um eine Zusammenfassung der Erkenntnisse, die in den Gesprächsmodulen aus den Kapiteln 3.7 bis 3.10 gewonnen wurden.

»**2.4 Krankheitsverständnis von Frau A:** Vertrauensverlust in den Partner und Angst vor dem Verlust der familiären Beziehungen (Mann, Kinder) erlebt Frau A als Hintergrund ihrer Symptome. Sie fühlt sich hilflos, diese Situation zu lösen und in den Beziehungen etwas zu verändern.«

Im Unterabschnitt 5.4.3.5 unseres Buches können wir ein verändertes Problemverständnis der Klientin, welches wir mit ihr am Ende der Probatorik teilen, beschreiben, wenn dies im Kontrast zu dem eingangs erlebten Krankheitsverständnis der Klientin steht. Bei den anderen beiden Beispielfällen (die Herren K und L) war das Krankheitsverständnis zu Beginn der Probatorik nicht besonders relevant für den Antrag. Hier beschränkte sich der Therapeut auf den Punkt 4.3.5 des PTV 3 (Systemisches Erklärungsmodell: Gemeinsam entwickelte Problemdefinition und Anliegen). Dieser Punkt beinhaltet im Wesentlichen das Krankheitsverständnis des Klienten zum Zeitpunkt des Abschlusses der Probatorik. Deshalb kann in einigen Anträgen Punkt 2.4 weggelassen werden.

5.2.5 Ergebnisse psychodiagnostischer Testverfahren

Vorgaben seitens der Gutachterinnen im Bereich der Systemischen Therapie zum Einsatz psychodiagnostischer Testverfahren gibt es nicht. Meistens ergeben sich schon aus der Darstellung der Symptomatik und des psychischen Befundes (siehe 5.2) Art, Schwere und Dauer der Symptombelastung, und es lässt sich anhand dessen beurteilen, ob es sich hier um eine *»krankheitswertige und behandlungsbedürftige Störung«* im Sinne von § 70 SGB V handelt. In der Praxis verzichten die meisten systemischen Kollegen auf psychodiagnostische Testverfahren. Sie bringen für eine systemische Therapie überwiegend keinen Gewinn. Das mag sich für die Verhaltenstherapie anders darstellen. Im Ausbildungskontext legen einige systemische Institute Wert darauf, dass die Ausprägung der Symptomatik teststatistisch erfasst wird, sowohl zur Sicherung der Diagnose als auch zur Evaluation des Therapieerfolges nach der Therapiebeendigung. Uns erscheint es mehr als Akt der Überanpassung, dass systemische Therapeuten in der Ausbildung hier eine Übung absolvieren, die die meisten systemischen Praktiker seit Jahrzehnten nicht benötigen.

Die Psychotherapie-Richtlinien legen allerdings eine standardisierte Diagnostik im § 10 (2) »Verbindung von Diagnostik und Therapie« unter dem Aufzählungspunkt 3 nah, ohne diese verbindlich als Standard festzuschreiben:

> »(2) 1 Bei Verdacht auf eine seelische Krankheit findet im Rahmen der Sprechstunde nach § 11 eine Orientierende Diagnostische Abklärung (ODA) und, sofern erforderlich, eine Differenzialdiagnostische Abklärung (DDA) statt. 2 Beide haben die Diagnostik vor Indikationsstellung für eine therapeutische Maßnahme zur Zielsetzung. 3 Hierbei sind in der Regel standardisierte diagnostische Instrumente einzusetzen. 4 Die Ergebnisse sind in die Beratung der Patientinnen und

Patienten nach § 11 Absatz 3 Satz 2 einzubringen. 5 Bei der ODA handelt es sich nicht um eine verfahrensgebundene Diagnostik zur Überprüfung der Eignung für ein Psychotherapieverfahren nach § 15, sondern um eine Abklärung vor der Indikationsstellung, die auch andere Maßnahmen zur Folge haben kann« (Gemeinsamer Bundesausschuss, 2021, S. 8).

Für die psychotherapeutische Sprechstunde definieren die Richtlinien in § 1 (3) weiter:

»(3) 1 Bei Verdacht auf eine seelische Krankheit findet im Rahmen der Sprechstunde eine ODA und, sofern erforderlich, eine DDA nach § 10 Absatz 2 statt. 2 Dabei soll auch eine Beratung, Information, Klärung des individuellen Behandlungsbedarfs, eine erste Diagnosestellung und dementsprechende Behandlungsempfehlungen sowie, sofern erforderlich, eine kurze psychotherapeutische Intervention erfolgen. 3 Darüber hinaus sollen der Patientin oder dem Patienten, sofern erforderlich, Hinweise auf andere Hilfemöglichkeiten gegeben werden« (Gemeinsamer Bundesausschuss, 2021, S. 8).

Wir sehen hier noch mal die traditionelle Sicht des Gesundheitswesens, in der die Therapie zeitlich und inhaltlich eine Folge der Diagnostik ist. Dieses Verständnis deckt sich nicht mit systemischen Vorstellungen zur Therapiegestaltung. Wir haben dies schon im Eingangstext zu Kapitel 3 und zudem im Kapitel 3.14 diskutiert.

Auch nach Stand der oben zitierten Psychotherapie-Richtlinien bleibt es dem Therapeuten und der jeweiligen Sicht der zuständigen Gutachterin überlassen, ob standardisierte Verfahren angewendet werden und wie detailliert Ergebnisse dargestellt werden. Für systemische Therapien bringen standardisierte Tests lediglich Sicherheit in Bezug auf die Frage nach dem Krankheitswert der Beschwerden und sie sichern noch mal die Richtung, in der die Diagnose liegen sollte, ab. Für Lernende kann dies ein Vorteil sein. Beide Punkte bedient der SCL-90. Das Verfahren wird deshalb bei uns in der Ambulanz empfohlen, wenn standardisierte Tests zum Einsatz kommen sollen. Darüber hinaus empfehlen wir den EVOS (Schweitzer et al., 2014), der von einer Gruppe um Jochen Schweitzer entwickelt wurde, als kurzen Test mit einem systemischen Ansatz, der in der Lage ist, sensibel Veränderungen in den Beziehungen der Klientin aufzuzeigen. Damit kann eine Therapie auch evaluiert werden. Es folgen einige Hinweise zur Darstellung von Testergebnissen im Bericht.

Frau A:

»**2.5 Ergebnisse psychodiagnostischer Testverfahren: EVOS:** Familie (Kinder und Mann): bewertet sie als ›eher nicht gut‹ (z. B. Zusammenhalt, Stimmung). Die Systemmitglieder würden es ähnlich beantworten. **SCL-90:** Besonders ausgeprägte Symptomatik in Aggressivität (T=60), Depressivität (T=61), Unsicherheit im Sozialkontakt (T=60), Zwanghaftigkeit (T=60). **BDI-II Score:** 30, schwere depressive Episode.«

Die Ergebnisse der psychodiagnostischen Testverfahren können durchaus auch sehr kurz und knapp dargestellt werden:

Frau A:

»**2.5 Ergebnisse psychodiagnostischer Testverfahren:** Die Befunde aus SCL-90, BDI-II und EVOS bestätigen eine starke Symptombelastung im Bereich Depression und Somatisierung.«

Herr K:

»**2.5 Ergebnisse psychodiagnostischer Testverfahren: SCL-90:** Aggressivität/Feindseligkeit: 64, Ängstlichkeit: 51, Depressivität: 63, Paranoides Denken: 53, Phobische Angst: 68, Psychotizismus: 57, Somatisierung: 45, Unsicherheit im Sozialkontakt: 58, Zwanghaftigkeit: 62, GSI: 60, PSDI: 65, PST: 60. **BDI-II Diagnostik:** Wert 27, mittelschwere depressive Episode; Alkohol- u. Cannabiskonsum beschränken sich auf besondere Anlässe (Rave-Partys), kein schädlicher Gebrauch oder Abhängigkeitssyndrom.

Herr L:

»**2.5 Ergebnisse psychodiagnostischer Testverfahren: SCL-90-S:** hohe psychische Belastung (T = 68), besonders ausgeprägt in Ängstlichkeit (T = 62), Depressivität (T = 66), Paranoides Denken (T = 71), Phobische Angst (T = 64), Unsicherheit im Sozialkontakt (T = 69) und Zwanghaftigkeit (T = 71). **BDI-II:** Depressionswert erhöht (20 P.). **EVOS** (ausgefüllt in Bezug auf das Paarsystem): Unzufriedenheit bzgl. Kommunikation, Stimmung, Entscheidungen treffen, Zusammenhalt, Fürsorge, Lösungen finden. **ERI:** Bis vor 3 Jahren habe er einer Ritterschaft angehört, an Mittelaltermärkten mitgewirkt und die Geselligkeit genossen.«

5.3 Somatischer Befund/Konsiliarbericht

- »Somatische Befunde (ggf. einschließlich Suchtmittelkonsum)
- ggf. aktuelle psychopharmakologische Medikation
- Psychotherapeutische, psychosomatische sowie kinder- und jugendpsychiatrische bzw. psychiatrische Vorbehandlungen (falls vorhanden Berichte beifügen)« (Kassenärztliche Bundesvereinigung, 2020, S. 1).

In der Regel genügt hier ein Hinweis auf den Konsiliarbericht, der sich mit dem Bericht und den Angaben des Therapeuten im verschlossenen Umschlag an die Gutachterin befindet.

Zusätzlich sollte auch eine Einschätzung des Suchtmittelkonsums vorgenommen werden, wobei auch nichtstoffgebundene Süchte (exzessiver Medienkonsum, Pornografiesucht, Spielsucht etc.) berücksichtigt werden sollten. Hier können wir auch Zusammenhänge zwischen aktueller Medikation und deren möglichen Nebenwirkungen darstellen. Dies kann relevant für die Therapie sein, damit innerhalb der Therapie eine Abklärung erfolgen kann zwischen den erlebten Beschwerden und mögliche Auslösung oder Mitbeteiligung dieser durch die aktuelle Medikation (siehe Hintergrundtext »Beschwerden und Medikation«, ▶ S. 69 ff.).

Frau A:
»**3 Somatischer Befund/Konsiliarbericht:** Konsiliarbericht liegt bei. Einfluss auf Teile der Symptomatik (depressive Stimmung, Gedächtnisschwäche, Libidoverlust) kann die Schilddrüsenunterfunktion haben, die aktuell mit Levothyroxin kompensiert wird.«

Herr K:
»**3 Somatischer Befund/Konsiliarbericht:** somatisch o. B., keine Medikation«

Herr L:
»**3 Somatischer Befund/Konsiliarbericht:** siehe Konsiliarbericht«

Gegebenenfalls sollen Angaben zur aktuellen psychopharmakologischen Medikation gemacht werden. Psychotherapeutische, psychosomatische sowie kinder- und jugendpsychiatrische bzw. psychiatrische Vorbehandlungen sollen aufgeführt werden. Entlassberichte sollten aber nur dann beigefügt werden, wenn sie etwas zum Verständnis des aktuellen Krankheitsgeschehens beitragen können. Dabei ist sehr auf die Pseudonymisierung der mitgeschickten Unterlagen zu achten; die Klientennamen finden sich oft an ganz verschiedenen Stellen des Berichts.

5.4 Behandlungsrelevante Angaben zur Lebensgeschichte, zur Krankheitsanamnese, zum systemischen Erklärungsmodell

Auch hier handeln wir die drei Unterpunkte des Punktes 4 aus dem PTV 3 einzeln in Kapiteln ab:

5.4.1 Behandlungsrelevante Angaben zur Lebensgeschichte
5.4.2 Behandlungsrelevante Angaben zur Krankheitsanamnese
5.4.3 Behandlungsrelevante Angaben zum systemischen Erklärungsmodell
Der Punkt 5.4.3 ist komplex,

- weil er zum einen im PTV 3 genauer definiert ist und aus weiteren Unterpunkten besteht, die wir wiederum im Einzelnen darstellen:
  5.4.3.2 Systemisches Erklärungsmodell: Belastungen
  5.4.3.3 Systemisches Erklärungsmodell: Problemfördernde Muster und Lösungsversuche
  5.4.3.4 Systemisches Erklärungsmodell: Ressourcen
  5.4.3.5 Systemisches Erklärungsmodell: Gemeinsam entwickelte Problemdefinition und Anliegen
- weil er zum anderen den Begriff »Systemanalyse« als Unterbegriff des systemischen Erklärungsmodells verwendet. Den Begriff »Systemanalyse« erläutern wir im gleichnamigen Hintergrundtext (▶ S. 153 ff.) mit Bezug zur ideengeschichtlichen Entwicklung des systemischen Ansatzes. Welche Vorstellungen und welche Forschungskontexte dem systemischen Erklärungsmodell im PTV 3 zudem zugrunde liegen, stellen wir in einem weiteren Hintergrundtext (▶ S. 161 ff.) dar.

5.4.1 Behandlungsrelevante Angaben zur Lebensgeschichte

Hier werden in knapper Form die Ergebnisse des Dialogs über die Familienanamnese des Klienten und der Familie (lebensgeschichtliche Ereignisse, Themen, Erfahrungen, Entwicklungen, Einschränkungen, Belastungen, Vernachlässigungen) zusammengefasst. Wir konzentrieren uns auf die Momente, die später im Erklärungsmodell (5.4.3) verwendet werden, und auf die relevanten Beziehungsbeschreibungen, die später in der Systemanalyse (5.4.3.1) verwendet werden. Alle später nicht genutzten Informationen zum Verständnis des Erklärungsmodells sollten wir weglassen.

Frau A:

»**4.1 Behandlungsrelevante Angaben zur Lebensgeschichte:** Sie sei auf dem Land als jüngste von 10 Geschwistern (6 Schwestern: 70, 68, 66, 64, 56, 54 J.; 3 Brüder:

61, 60 und 57 J.) aufgewachsen. Sie fühlte sich ›lästig und zu viel‹, sei zu kurz gekommen, habe für sich selbst sorgen müssen, heute kaum Kontakt zu den Geschwistern. Der Vater, Landwirt, sei eine ›starke, liebevolle Vaterfigur‹ gewesen, sei an Herzinfarkt verstorben, als sie 21 J. alt war. Die Mutter, Hausfrau, sei eine ›starke Persönlichkeit‹ gewesen, habe sie vernachlässigt, sei an Darmkrebs verstorben, als Frau A 40 J. alt war. Mit 13 J. sei sie zu ihrem damaligen Freund ›geflüchtet‹, die Mutter sei erleichtert gewesen. Seine Familie habe sie gut aufgenommen, sie habe sich dort anpassen müssen. Mit 16 J. habe sie eine ›wilde‹ Ausbildungszeit zur Pflegefachfrau in der Großstadt begonnen, fühlte sich unabhängig, traf eigene Entscheidungen, wollte ihr Leben ›ausprobieren‹, konsumierte auf Partys Drogen, habe wechselnde Beziehungen gehabt und gedacht ›ich bin endlich ich‹. Mit 20 J. habe sie ihren Mann kennengelernt. Er sei ›penetrant und pedantisch‹, stark eifersüchtig und behaupte, die Tochter sei nicht von ihm. Sie schränke ihr Sozialleben ein, um Vorwürfe und Trennung zu vermeiden. Er bezeichne die gemeinsamen Kinder als ›meinen Sohn‹ und ›deine Tochter‹, bevorzuge den Sohn, werte die Tochter ab. Frau A erlaube ausgleichend der Tochter alles. Der Sohn sei in psychologischer Behandlung aufgrund aggressiven Verhaltens. Die Rivalität der Geschwister sei groß. Die Tochter dränge sie zur Trennung. Der Sohn greife aggressiv die Schwester an, sie versuche, die Tochter zu schützen, gehe dazwischen, sei ständig ›auf der Hut‹. Wenn der Mann von seiner ausländischen Tätigkeit zurückkomme, sei sie hoch angespannt, reagiere reizbar, ebenso der Sohn. Sie ziehe sich innerlich zurück, um Konflikte zu vermeiden, fühle sich ›abgekapselt‹, emotional distanziert, auch ihren Kindern gegenüber. Sie sei eifersüchtig, wenn der Mann von Frauen Anrufe bekomme, ignoriere es, werte sich selbst als unzureichend ab. Wenn der Mann sie zur ›Bestrafung‹ ignoriere, ohne dass sie weiß, warum, leide sie still darunter. Frau A zahle alle Kosten in Deutschland allein. Von der Arbeit im Ausland zahle der Mann das dortige Haus. Ihr jüngster Bruder als wichtige Vertrauensperson verstarb 2014. Er habe sie oft verbal verletzt, habe gut zugehört, sie aber vergötterte ihn, habe ihm alles erzählt. Vom Schwiegervater und der Schwiegermutter habe sie sich angenommen gefühlt, er verstarb vor einigen Jahren, sie verstarb im letzten Jahr nach Unfall.«

Herr K:
»**4.1 Behandlungsrelevante Angaben zur Lebensgeschichte:** Seine Mutter, bei seiner Geburt 37, Sozialpädagogin, sei ungewollt mit ihm schwanger geworden, sein Vater, 32 J., damals in Betriebswirtschaft promovierend, habe keine langfristige Beziehung zu ihr eingehen wollen. Sie hätten sich schon vor seiner Geburt getrennt. Im Verlauf der frühen Kindheit sei es zu häufigen Beziehungsabbrüchen aufgrund von Sorgerechtsverhandlungen und Umzügen gekommen. Er habe schon früh Verhaltensauffälligkeiten in allen Lebenssituationen gezeigt, die sich vor allem mit Beginn der Schule zuspitzten.

Mit 8 Jahren sei bei ihm eine F90.0 und später zusätzlich eine F93.8 diagnostiziert worden. Er erinnere im Besonderen Verweigerungsverhalten, massive Wutanfälle und Freude an Vandalismus. Im Verlauf eines Sorgerechtsstreits sei er im Alter von 11 Jahren tagesklinisch behandelt und im Rahmen einer Tagesgruppe nachbetreut worden. Hiernach sei er mit seiner Mutter und ihrem neuen Partner in eine weit entfernte Stadt gezogen. Konfrontiert mit der zeitweilig eskalierenden Beziehungsdynamik zwischen seiner Mutter und ihrem neuen Partner bei gleichzeitigem Gefühl, von seiner Mutter nicht viel erwarten zu können, sei er meistens draußen gewesen und habe oft bei Freunden gegessen. Seinen neuen Freunden habe er sich schnell angepasst, habe angefangen zu rauchen und Alkohol zu trinken. Mit 14 Jahren habe er begonnen Cannabis zu konsumieren, mit 17 zum ersten Mal chemische Drogen ausprobiert. Mit 17 habe er sich einer politischen Gruppierung angeschlossen, dadurch andere Freunde gefunden, im Café der Mutter ausgeholfen. Diese Zeit erinnere er als positiv und identitätsstiftend, andererseits habe er, konfrontiert mit drogenassoziierten Schicksalen im Freundeskreis, den Entschluss gefasst, den Konsum von chemischen Drogen drastisch zu reduzieren, wegzuziehen und am Studienort einen Neuanfang mit neuen Freunden und weniger Drogen zu machen.«

Herr L:
»**4.1 Behandlungsrelevante Angaben zur Lebensgeschichte:** Er sei als mittleres Kind mit Mutter (+31 J., Österreicherin, Reinigungskraft) und Vater (39 J., Italiener, gelernter Maler und Lackierer) sowie seinen drei Schwestern (+5 J., -2 J., -8 J.) in ländlicher Gegend aufgewachsen. Als Familie seien sie in das Gemeindeleben einer freikirchlichen Gemeinschaft integriert gewesen. Heute kämen ihm viele Verhaltensregeln fragwürdig vor, damals habe er sich aber in der Gemeinschaft aufgehoben gefühlt. Er besuche seine große Familie, in der es hoch hergehe, immer noch sehr gerne. Seine Frau lehne seine Familie, insbesondere seine Mutter ab und komme seit Jahren nicht mehr mit. Sie äußere sich bei der Tochter abschätzig über seine Familie, was ihm viel ausmache. In Kindheit und Jugend sei er schüchtern und zurückhaltend gewesen, habe nie viele, aber dafür verlässliche Freunde gehabt. Er habe zunächst eine Banklehre angefangen, diese dann aber aus mangelndem Interesse abgebrochen, das Fachabitur nachgeholt und Informatik studiert. Er sei noch in seiner ersten Firma beschäftigt und werde dort von seinen Kollegen wegen seiner unaufgeregten Art sehr geschätzt. Unmittelbar vor der Coronakrise hätten sie beschlossen, zu bauen. Es habe viele unvorhergesehene Schwierigkeiten mit Baufirma und Bank gegeben. Die chronische Erkrankung seiner Frau im Jahr darauf bedeute nicht nur die permanente Sorge, wie es gesundheitlich für sie weitergehe, sondern langfristig auch den Wegfall ihres Einkommens. Seine Frau sei als Einzelkind ihrer aus Rumänien stammenden Eltern in Deutschland geboren. Sie habe wenig

Verständnis und Liebe von ihnen erfahren, sei häufig bestraft worden, indem sie z. B. in den Keller gesperrt wurde, worauf sie ihre generelle Ängstlichkeit und speziell ihre Dunkelangst zurückführe, wegen der sie seit eineinhalb Jahren selbst in Therapie sei.«

Da all diese Informationen vom Klienten bzw. von der Klientin an uns gegeben werden, ist es notwendig, konsequent im Konjunktiv 1 zu formulieren. Das gilt auch für das folgende Kapitel.

5.4.2 Behandlungsrelevante Angaben zur Krankheitsanamnese

Die Krankheitsanamnese soll die Entwicklung der in Kapitel 3.2 unseres Buches explorierten und unter Punkt 2 im PTV 3 dargestellten (in diesem Buch in 5.2 beschrieben) angegebenen Beschwerden und Befunde beinhalten mit allen Schwankungen der Ausprägungen über die Zeit. Aber auch andere psychische Beschwerden, die heute nicht mehr auftreten, sollen aufgeführt werden.

Frau A:
»**4.2 Zur Krankheitsanamnese:** Die geschilderte Symptomatik begann mit den geschäftlichen und finanziellen Problemen des Mannes. Dies habe ihr ›den Boden unter den Füßen weggezogen‹ und die verdeckten familiären Konflikte zum Mann und den Kindern verschärft. Kontakt zu Freundinnen und mehr Engagement im Job helfen ihr.«

Herr K:
»**4.2 Zur Krankheitsanamnese:** Die Lern- und Arbeitsstörung habe von Beginn des Studiums an bestanden, sei von ihm aber in den ersten Semestern nicht ernst genommen worden. Durch den Lockdown in den ersten drei Semestern habe er kaum Mitstudierende kennengelernt, nur Onlineveranstaltungen gehabt. Er sei sozial fast komplett isoliert gewesen und habe sein Wohnheimzimmer kaum verlassen.«

Herr L:
»**4.2 Zur Krankheitsanamnese:** Die Verzögerung der Kreditzusage der Bank habe zum ersten Mal bei ihm Existenzängste und Schlafstörungen ausgelöst. Die Morbus-Crohn-Diagnose bei seiner Frau vor einem halben Jahr habe dann endgültig bei ihm ›den Stecker gezogen‹. Sie habe sein Gefühl, ›alles immer gut im Griff zu haben‹, grundlegend erschüttert. Er fühle sich davon überfordert, die alleinige Verantwortung für die Finanzierung des Hauses und das Familieneinkommen zu tragen und eine emotionale Stütze für seine Frau zu sein. Ihre Vorwürfe verstärkten sein Gefühl, als Mann und Vater nicht zu genügen.«

5.4.3 Systemisches Erklärungsmodell

> »Systemisches Erklärungsmodell (ST): Systemanalyse (störungsrelevante interpersonelle und intrapsychische Interaktions- und Kommunikationsmuster, Beziehungsstrukturen, Bedeutungsgebungen), belastende Faktoren, problemfördernde Muster und Lösungsversuche, Ressourcenanalyse, gemeinsam entwickelte Problemdefinition und Anliegen« (Kassenärztliche Bundesvereinigung, 2020, S. 1).

> »§ 3 Ätiologische Orientierung der Psychotherapie
> (1) Psychotherapie, als Behandlung seelischer Krankheiten im Sinne dieser Richtlinie, setzt voraus, dass das Krankheitsgeschehen als ein ursächlich bestimmter Prozess verstanden wird, der mit wissenschaftlich begründeten Methoden untersucht und in einem Theoriesystem mit einer Krankheitslehre definitorisch erfasst ist.
> (2) Die Theoriesysteme müssen seelische und körperliche Symptome als Ausdruck des Krankheitsgeschehens eines ganzheitlich gesehenen Menschen wahrnehmen und berücksichtigen. Sie müssen den gegenwärtigen, lebensgeschichtlichen und gesellschaftlichen Faktoren in ihrer Bedeutung für das Krankheitsgeschehen gerecht werden« (Gemeinsamer Bundesausschuss[60], 2021, S. 5).

Die Psychotherapie-Richtlinien des Gemeinsamen Bundesausschusses (G-BA) stellen diese Forderung an alle zugelassenen Richtlinienverfahren. Es muss also bei der Klientin nicht nur eine ICD-Diagnose vorliegen, sondern zudem mittels eines ätiologischen Modells und eines theoriegeleiteten Erklärungsansatzes die Entstehung und Aufrechterhaltung der Krankheit plausibel beschrieben werden. Dazu führt die Psychotherapie-Richtlinie für die systemische Therapie weiter aus:

> »§ 18 Systemische Therapie
> Die Systemische Therapie fokussiert den sozialen Kontext psychischer Störungen und misst dem interpersonellen Kontext eine besondere ätiologische Relevanz bei. Symptome werden als kontraproduktiver Lösungsversuch psychosozialer und psychischer Probleme verstanden, die wechselseitig durch intrapsychische (kognitiv-emotive), biologisch-somatische sowie interpersonelle Prozesse beeinflusst sind. Theoretische Grundlage sind insbesondere die Kommunikations- und Systemtheorien, konstruktivistische und narrative Ansätze und das biopsychosoziale System-

60 Im Gemeinsamen Bundesausschuss (G-BA) sitzen Kassenvertreter, Vertreter der Kassenärztlichen Bundesvereinigung (KBV), der Deutschen Krankenhausgesellschaft und Patientenvertreter zusammen und entscheiden, welche Leistungen unter welchen Voraussetzungen von den Krankenkassen übernommen werden.

modell. Grundlage für Diagnostik und Therapie von psychischen Störungen im Sinne dieser Richtlinie ist die Analyse der Elemente der jeweiligen relevanten Systeme und ihrer wechselseitigen Beziehungen, sowohl unter struktureller als auch generationaler Perspektive und eine daraus abgeleitete Behandlungsstrategie. Der Behandlungsfokus liegt in der Veränderung von symptomfördernden, insbesondere familiären und sozialen Interaktionen, narrativen und intrapsychischen Mustern hin zu einer funktionaleren Selbst-Organisation der Patientin oder des Patienten und des für die Behandlung relevanten sozialen Systems, wobei die Eigenkompetenz der Betroffenen genutzt wird« (Gemeinsamer Bundesausschuss, 2021, S. 14).

Mit der Anerkennung der systemischen Therapie als Richtlinienverfahren bestand die Notwendigkeit, ein systemisches Erklärungsmodell für die Entstehung behandlungsrelevanter psychischer Störungen zu entwickeln. Dies liegt als begriffliches Raster mit dem oben zitierten Papier der Kassenärztlichen Bundesvereinigung vor. Das systemische Erklärungsmodell stellt einen Oberbegriff dar, innerhalb dessen die Systemanalyse ein Unterpunkt ist. Diese Systemanalyse wird wiederum durch mehrere Unterbegriffe präzisiert. Da das Ganze ein wahres Feuerwerk von Begriffen auf engem Raum darstellt, lohnt es sich, zunächst den Hintergrund dieser Begrifflichkeit zu diskutieren. Wir stellen die Diskussion der Begrifflichkeit und auch die dahinterliegenden Modelle getrennt für die Systemanalyse und das systemische Erklärungsmodell in den folgenden zwei Hintergrundtexten dar.

Die Diskussion der Bedeutungen der verwendeten Begriffe in der Systemanalyse und im Erklärungsmodell ist hilfreich, um die dann folgenden Hinweise zur Erstellung des Berichts an die Gutachterin zu verstehen.

Hintergrund: Systemanalyse

Die oben zitierten Psychotherapie-Richtlinien des G-BA fordern von Systemikern eine »Ätiologische Orientierung der Psychotherapie«. Sie verlangen von der Systemikerin innerhalb der systemischen Tradition, die »gegenwärtigen, lebensgeschichtlichen und gesellschaftlichen Faktoren in ihrer Bedeutung für das Krankheitsgeschehen« (Ausschnitte aus dem Zitat der G-BA-Richtlinien, ▶ S. 152) zu reflektieren. In der systemischen Tradition gibt es unterschiedliche Haltungen zur Entstehung und Aufrechterhaltung von Symptomen. Es lohnt sich an dieser Stelle, einen Moment innezuhalten und die durchaus unterschiedlichen Zugänge zu dieser Thematik zu reflektieren. Dabei lassen sich strukturelle und poststrukturelle Ansätze unterscheiden.

Steve de Shazer (1989, S. 50) liefert eine treffende Erklärung, was strukturalistische Ansätze sind: »Nach strukturalistischer Ansicht lässt sich die Bedeutung eines Zeichens, eines Wortes oder eines anderen Verhaltens durch ihre Signifikanten und ihre Tiefenstruktur erkennen. (Minuchins ›strukturelle Familientherapie‹ ist nichts anderes als ein Mitglied einer größeren Klasse, die als ›Strukturalismus‹ bezeichnet wird.) Strukturalismus ist eine Bewegung zur Feststellung und Analyse der grundlegenden, relativ stabilen strukturellen Elemente eines Systems, insbesondere in den Verhaltenswissenschaften. ›Im Allgemeinen befassen sich Strukturalisten damit, die (menschliche) Welt zu erkennen – sie durch detaillierte Beobachtungsanalyse aufzudecken und Landkarten mit ausgedehnten Erklärungsrastern zu erstellen. Ihre Einstellung ist immer noch die traditionelle wissenschaftliche Einstellung der Objektivität, ihr Ziel das traditionelle wissenschaftliche Ziel der Wahrheit‹ (Harland 1987, S. 2). Traditionelle Formen der Psychotherapie einschließlich der psychodynamischen Kurzzeittherapie und die meisten der Familientherapieschulen basieren auf strukturellem Denken, auf dem Standpunkt, der sich hinsichtlich der Problemlösung scheinbar vom gesunden Menschenverstand lenken lässt: Bevor eine Krankheit geheilt werden kann, muss man herausfinden, was fehlt, um eine Diagnose zu stellen. Das heißt, diese Schulen teilen die Annahme der Strukturalisten, dass eine gründliche Analyse des Problems zu dessen Verständnis und zur eigentlichen Ursache und Krankheit führt.«

Innerhalb der strukturalistischen Ansätze lassen sich noch mal normative und ergebnisneutrale unterscheiden. So können wir auf der Basis von de Shazers systemischen Ansätzen grob drei Gruppen im Hinblick auf Erklärungsmodelle bilden:

- *Strukturelle und zugleich normative Ansätze,* die Tiefenstrukturen im sozialen System annehmen, welche erkennbar sind und in Hypothesen gefasst werden. Diese Strukturen lassen sich wiederum einteilen in solche, die negativ im Hinblick auf Gelingen des Lebens sind (diffuse Grenzen, Triangulationen, unangemessene Kommunikationsformen, Partnerersatz durch Kinder, mangelnde Autorität von Eltern, Loyalitätsverstrickungen ...), und solche, die helfen, dass Leben und Entwicklung gelingen. Einige Autoren dieser Tradition sind Jay Haley, Salvador Minuchin, Ivan Boszormenyi-Nagy und Virginia Satir. Es geht dann in der systemischen Therapie darum, die negativen durch positive Beziehungsstrukturen/Kommunikationsformen zu ersetzen, damit Leben wieder besser gelingt
- *Strukturelle Ansätze,* die ebenfalls störungserzeugende Tiefenstrukturen im System annehmen und in Hypothesen erfassen. Hier geht man auch davon aus, dass es Strukturen gibt, die Leiden schaffen (ungünstige »Spiele«). Ziel der Therapie ist es, die Strukturen (»Spiele«) des Systems so zu irritieren, dass die alten Spiele nicht mehr fortgesetzt werden können und das System in Selbstorganisation neue erfindet, die hoffentlich hilfreicher sind (Selvini Palazzoli et al., 1981). Hier geht man aber nicht davon aus, zu wissen, wie diese neuen Strukturen aussehen sollten. Es ist Sache des Systems, neue »Spiele« zu finden, die für dieses System

passend sind und keine Krankheiten hervorbringen. Mara Selvini Palazzoli drückt dies 1979 in einem Interview mit Klaus Deissler deutlich aus (zit. nach http://www.systemagazin.de/buecher/klassiker/selvini_paradoxon.php):

»Unsere Familien sind clever genug, ihre Probleme selbst zu lösen, nachdem ich ihr repetitives Spiel gebrochen habe. Sie finden ihre Lösung besser, als ich es jemals könnte. Minuchin ist sicher, er weiß, was besser für die Familien ist. Das ist lächerlich, absolut lächerlich. Das ist das typische amerikanische Konzept ›Ich weiß es besser als Sie, weil ich Spezialist bin. Ich weiß besser als Sie, was für Sie als Paar richtig ist. Ich weiß besser, was für Sie als Familie gut ist.‹ Ich habe immer wieder die Erfahrung gemacht, wenn es mir gelungen ist, das repetitive Spiel zu brechen, findet die Familie die beste Lösung, während ich mir diese Lösung gar nicht vorstellen kann. Vor drei Monaten behandelten wir in nur einer Sitzung ein schizophren-katatones Mädchen in der ersten Krise erfolgreich – diese Familie hat eine Lösung gefunden: herrlich! Die Sitzung war sehr gut, aber die Lösung war viel, viel besser, denn wir haben das repetitive Spiel gebrochen. Sofort danach war das Mädchen nicht mehr schizophren und die Familie musste eine Lösung finden – sie brachen sofort danach die Therapie ab. Bei unseren Therapieabbrüchen unterscheiden wir zwischen Abbruch wegen ›Veränderung‹ und Abbruch, weil ›nichts geht‹. – Im eben genannten Fall haben wir einen Abbruch wegen Veränderung; denn diese Familie weiß, wie sie eine Lösung gefunden hat ohne den Therapeuten, eine bessere Lösung, als ich sie mir je hätte vorstellen können ... Interviewer: ... Sie brechen nur das repetitive Spiel und geben keine Lösung vor ... Selvini: ... niemals, niemals in meinem Leben – weder Dr. Prata, Dr. Boscolo noch Dr. Cecchin geben einer Familie vor, was sie zu tun hat. Niemals! Interviewer: Sie fühlen sich also nicht als pädagogischer Lehrmeister Ihrer Familien. Selvini: ... Niemals, weil ich Respekt vor meinem Nächsten habe.«

- *Poststrukturalistische Ansätze,* die bewusst auf die Annahme einer Tiefenstruktur des Systems verzichten, wie lösungsorientierte Ansätze (de Shazer, 2006; Jong u. Berg, 2003; Steiner u. Berg, 2019) oder narrative Ansätze (Anderson u. Goolishian, 1992; Anderson u. Goolishian, 1990; Andersen, 2018). Diese Ansätze konzentrieren sich ganz auf die Zukunft, auf Lösungen, Veränderung von Narrationen und Ressourcen und interessieren sich nicht für die Ätiologie einer Störung.

»Die Klagen, mit denen Klienten zum Therapeuten kommen, sind wie Türschlösser, hinter denen ein befriedigendes Leben wartet. Die Klienten haben alles versucht [...], aber die Tür ist immer noch verschlossen; sie halten ihre Situation also für jenseits ihrer Lösungsmöglichkeit. Häufig hat dieser Schluss immer weiter gehende Bemühungen zur Folge: Nun versuchen sie herauszufinden, warum das Türschloss so und nicht anders beschaffen ist oder warum es sich nicht öffnen lässt. Dabei dürfte es doch klar sein, dass man zu Lösungen mithilfe eines Schlüssels und nicht mit Hilfe eines Schlosses gelangt [...]. Eine Intervention braucht nur in der Weise zu passen, dass die Lösung auftaucht. Es ist nicht nötig, dass sie es an Komplexität mit dem ›Schloss‹ aufnehmen kann« (de Shazer, 1989, S. 12 f., zitiert nach Baumann 2024, S. 133).

So gibt es verschiedene Sichtweisen in der systemischen Tradition zu einem Erklärungsmodell und zur Systemanalyse. Zu einer Systemanalyse, wie oben im Zitat der Kassenärztlichen Bundesvereinigung skizziert, können wir die Begrifflichkeit der normativ-strukturalistischen und der strukturalistischen Traditionen recht gut verwenden. Strukturelle Ansätze stimmen mit dem Denken eines erkennbaren Verursachungskontextes gut überein. Die Idee unseres Gesundheitswesens einer Diagnose im Sinne von Hypothesen zu dysfunktionalen Beziehungs- oder Kommunikationsstrukturen, der dann zeitlich und inhaltlich eine Therapie folgt, wird hier durchaus bedient. Ein solches Denken bezeichnet de Shazer als traditionelles Denken. Die Idee einer notwendigen ätiologischen Orientierung der Psychotherapie, wie diese im oben zitierten § 3 der Psychotherapie-Richtlinien des G-BA vertreten wird, entspricht offensichtlich nicht der Auffassung de Shazers. In seinem poststrukturalistischen Ansatz werden Hypothesen oder eine Diagnose zu einer verursachenden Tiefenstruktur nicht als notwendige Voraussetzung gesehen, um therapeutisch zu arbeiten. De Shazer fokussiert in seinem Ansatz ganz auf Lösungen und interessiert sich nicht für die Ursachen des Problems.

Im »Leitfaden zum Erstellen des Berichts an die Gutachterin oder den Gutachter« der Kassenärztlichen Bundesvereinigung 2020 (Zitat oben) werden Unterpunkte aufgezählt, aus denen die Systemanalyse bestehen kann: »[...] störungsrelevante interpersonelle und intrapsychische Interaktions- und Kommunikationsmuster, Beziehungsstrukturen, Bedeutungsgebungen [...]«

Wir wollen kurz auf diese Begriffe eingehen:

- *Störungsrelevante interpersonelle Interaktions- und Kommunikationsmuster, Beziehungsstrukturen*
  Darunter verstehen wir alle Hypothesen zu den Beziehungs-, Interaktions- und Kommunikationsstrukturen im sozialen Lebenskontext der Klientin, wie sie in den strukturellen systemischen Traditionen beschrieben werden. Es geht um Tiefenstrukturen im Sinne des oben aufgeführten Zitats von de Shazer, die wir aus der Beobachtung erschließen, weil sie in einem System in verschiedenen Situationen typischerweise immer wieder auftreten. Sind diese störungsrelevant, dann sollen sie an dieser Stelle beschrieben werden. Wir benötigen dazu die entsprechenden Fachtermini der verschiedenen strukturellen systemischen Traditionen, wie etwa Minuchin (2015), Haley (1988), Satir (2018), Boszormenyi-Nagy und Spark (2015) und Richter (2012). Die zitierten Unterpunkte zur Systemanalyse der Kassen-

ärztlichen Bundesvereinigung (Interaktions- und Kommunikationsmuster, Beziehungsstrukturen) sind begrifflich und definitorisch kaum unterscheidbar. Sie werden in der systemischen Literatur von Autoren unterschiedlich verwendet. Aus Interaktions- und Kommunikationsmustern lassen sich Beziehungsstrukturen erschließen. Eine Beschreibung oder eine Skulptur der Beziehungsstruktur eines Systems basiert auf der Beobachtung einer Reihe von Interaktionen und Kommunikationen im System und ist fast nicht zu trennen von diesen. In der praktischen Arbeit mit Systemen kann man gut die Hypothesen zu den interpersonellen Beziehungen unter einer Überschrift (z. B. Beziehungsstrukturen oder Kommunikationsstrukturen) zusammenfassen.

- *Störungsrelevante intrapsychische Interaktions- und Kommunikationsmuster*
  Darunter werden innere Muster, Konstruktionen, internalisierte Interaktions- und Kommunikationstendenzen verstanden, die sich im Laufe der Biografie im Menschen entwickelt haben und gespeichert sind. Diese inneren Muster führen dazu, die Welt, sich selbst, Interaktionen, Situationen und Beziehungen in bestimmter Weise zu sehen und daraus zu handeln. Diese inneren Muster können in hohem Maße dazu beitragen, Störungen herauszubilden und aufrechtzuerhalten. Zu diesen inneren Mustern lassen sich ebenfalls Hypothesen bilden. Die Klientin zeigt in verschiedenen Situationen ähnliche Reaktionen, Interaktionen, Kommunikationen oder interpretiert Ereignisse auf immer ähnliche Weise. Wir können hier von zusammenfassend von inneren Mustern sprechen.
- *Störungsrelevante Bedeutungsgebung*
  Im obigen Zitat der Kassenärztlichen Bundesvereinigung wird unter Systemanalyse innerhalb der Klammer auch Bedeutungsgebung als ein Teil der Systemanalyse aufgezählt. Die Bedeutungsgebung kann gut als Narration der Klientin oder der Familie verstanden werden, die auch die Bildung und Aufrechterhaltung der Symptome erklärt. Damit kann auch die narrativ-systemische Tradition einen wesentlichen Beitrag zur Systemanalyse liefern. Bedeutungsgebung wird unterschiedlich verstanden, wenn man Berichte an die Gutachterin liest:
  - Manche führen hier in wörtlicher Rede Familienmottos oder Leitsätze der Klienten auf.
  - Andere verstehen emotionale und intuitive Wertungen von Ereignissen oder Beziehungserleben als Bedeutungsgebung.
  - Wieder andere konzentrieren sich ausschließlich darauf, wie die Symptomatik von der Klientin und ihren Angehörigen gesehen und bewertet wird.

Aus unserer Sicht gibt es auch hier keine klare begriffliche Unterscheidung zwischen einer »Bedeutungsgebung« und den »intrapsychische[n] Interaktions- und Kommunikationsmuster[n]«. Beides beschreibt intrapsychische Prozesse. Deshalb halten wir es für gerechtfertigt, die intrapsychischen Interaktions- und Kommunikationsmuster und die Bedeutungsgebungen im Bericht unter der Überschrift »innere Muster« zusammenzufassen. Auch hier gibt es in der systemischen Literatur keine allgemeingültige Unterscheidung zwischen den Begriffen. Wir greifen den Begriff der Bedeutungsgebung noch mal im Hintergrundtext »Systemisches Erklärungsmodell« auf. Dort wird das doppelte ABCX-Modell beschrieben, auf welchem das Erklärungsmodell der KV aufzubauen scheint. Darin spielt der Faktor Bedeutungsgebung eine zentrale Rolle.

Zusammenfassend finden wir es ausreichend,
- wenn die störungsrelevanten *interpersonellen* Beziehungs-, Interaktions- oder Kommunikationsstrukturen, Beziehungsstrukturen im sozialen System der Klientin als ein Gliederungspunkt des Berichts unter einer Überschrift in systemischen Fachtermini skizziert werden,
- wenn *intrapsychische* Interaktions- und Kommunikationsmuster und Bedeutungsgebung unter der Überschrift »innere Muster und Bedeutungsgebungen« kurz skizziert werden.

Aus unserer Sicht sollte in der Systemanalyse plausibel werden, wie äußere Strukturen in der Biografie der Klientin zu inneren Mustern führten und wie diese inneren Muster wiederum Lebenskontexte mitgestalten, in die dann die Symptomatik hineinpasst. Eine Systemanalyse, die das Zusammenspiel von Beziehungsstrukturen im Außen, inneren Mustern und Symptomen so erklärt, ist nicht linear-kausal, sondern kann als zirkuläre Rückkopplung verstanden werden. In der Rückkopplung verändern die Symptome Beziehungsstrukturen im Außen sowie innere Muster und Narrationen. Innere Muster beeinflussen wesentlich äußere Beziehungs- und Kommunikationsstrukturen. Diese wiederum formen innere Muster. Die Frage, was nun was verursacht oder erklärt (äußere Strukturen die inneren Muster und beides die Symptome oder Symptome die äußeren Strukturen und inneren Muster oder ...), lässt sich aus einem zirkulären Verständnis heraus nicht beantworten und wäre immer eine willkürliche Interpunktion (siehe dazu auch 4.1.1).

5.4.3.1 Systemisches Erklärungsmodell: Systemanalyse

Der Leitfaden PTV 3 für den Bericht an die Gutachterin gibt hier den Systemikern vor, darzustellen:

- störungsrelevante interpersonelle und intrapsychische Interaktions- und Kommunikationsmuster,
- Beziehungsstrukturen,
- Bedeutungsgebungen.

Wie im Hintergrundtext zur Systemanalyse dargestellt, fassen wir zusammen:

- störungsrelevante interpersonelle Interaktions- und Kommunikationsmuster und Beziehungsstrukturen unter der Überschrift »Störungsrelevante interpersonelle Interaktionsmuster und Beziehungsstrukturen«;
- intrapsychische Interaktions- und Kommunikationsmuster und Bedeutungsgebungen unter der Überschrift »Störungsrelevante innere Muster und Bedeutungsgebungen«.

Störungsrelevante interpersonelle Interaktionsmuster und Beziehungsstrukturen:

Auf Basis der Diskussion dieser Begriffe im Hintergrundtext zur Systemanalyse geht es nun darum, mit treffender systemischer Terminologie störungsrelevante interpersonelle Interaktions-, Kommunikations- und Beziehungsstrukturen zu skizzieren. Wir vermeiden so langatmige Beschreibungen der Beziehungen und Kommunikationen.

Wir können uns bei Minuchin (Triangulationen, Koalitionen, Allianzen, offene oder geschlossene Konflikte ...), bei Boszormenyi-Nagy und Spark (intergenerationale Weitergabe von Mustern ...), bei Richter (Parentifizierung ...) oder bei anderen strukturell-normativen, aber auch strukturellen Autoren bedienen.

Frau A:

»**Interpersonelle Interaktionsmuster und Beziehungsstrukturen:** Die Symptomatik von Frau A lässt sich auf dem Hintergrund eines massiven, teils offen, teils verdeckt ausgetragenen chronischen Konfliktes der Ehepartner verstehen. Die beiden Kinder werden im Sinne einer Konfliktumleitung/Triangulation mit Koalitionsbildung (Vater und Sohn versus Mutter und Tochter) einbezogen. Die Kinder tragen stellvertretend den Elternkonflikt aus.«

Herr K:

»**Interpersonelle Interaktionsmuster und Bezeihungsstrukturen:** Die Initiativhemmung und Arbeitsblockade des Klienten lässt sich als stiller Appell an sein Beziehungsumfeld nach tatkräftiger und emotionaler Unterstützung verstehen, welcher unbeantwortet bleibt. Aufgrund der Mangelerfahrung, keinen anerkennenden und unterstützenden Vater, keine männliche Bezugsperson, keine verlässliche Mutter gehabt zu haben, ist Herr K überzeugt davon, ›alles irgendwie alleine schaffen zu müssen‹. In der Pubertät fand er sowohl emotionalen Rückhalt als auch motivationalen Antrieb in einer drogenkonsumierenden, politischen Peergroup. Am Studienort funktionierte dieses Lösungsmuster nicht mehr und mit dem nahenden Ende des

Studiums lösen sich die gefundenen Beziehungen wieder auf. Der Klient reagiert darauf mit enttäuschtem Rückzug.«

Herr L:
»**Interpersonelle Interaktionsmuster und Beziehungsstrukturen:** Er fühlt sich durch die Erwartungen seiner Frau nach emotionaler Unterstützung überfordert und machtlos gegenüber ihren Vorwürfen. Beide fühlen sich durch den jeweiligen Kommunikationsstil des Partners – Ankläger versus Rationalisierer nach V. Satir – zunehmend unverstanden, verletzt und allein gelassen. Eine Metakommunikation gelingt dem Paar bislang nicht. Die emotionale und körperliche Distanz nimmt zu, wo zur Bewältigung der Krise mehr Kooperation und Mitgefühl notwendig wäre. Die Kommunikation misslingt in einer Lebenssituation, in der sie sich wechselseitig unterstützen müssten. Das Mann-Frau-Rollenmuster von Herrn L greift nicht mehr.«

Störungsrelevante innere Muster und Bedeutungsgebungen:

Danach lassen sich nun Hypothesen zu inneren Mustern des Klienten bilden. Unter inneren Mustern verstehen wir die Bedeutungsgebungen des Klienten, seine Bewertungen von Situationen und internalisierte Verhaltens- und Kommunikationsmuster. Diese inneren Muster verstehen wir als sinnvolle Anpassungen an die äußeren Beziehungsstrukturen in aktuellen oder früheren Lebenskontexten, die im Punkt zuvor in der Systemanalyse beschrieben wurden. Diese inneren Muster und Bedeutungsgebungen beeinflussen wiederum massiv die äußeren Kommunikationsmuster und Beziehungsstrukturen.

Frau A:
»**Innere Muster und Bedeutungsgebungen:** Aktuelle familiäre Konflikte triggern vorhandene innere Muster: nicht geliebt zu sein, nicht gesehen zu werden, nicht vertrauen zu können, keinen sicheren Platz zu haben, das Gefühl, abhängig und überfordert zu sein, Ängste vor neuen Verlusten, Gefühle von Wertlosigkeit, Tendenz zur Konfliktvermeidung und erneuter Selbstabwertung. Die depressive Symptomatik wird als Bestätigung eigener Minderwertigkeit als Ehefrau (andere Frauen sind für den Mann attraktiv) und als Mutter (Aggressivität des Sohnes) erlebt.«

Herr K:
»**Innere Muster und Bedeutungsgebungen:** Die Blockierung seiner Arbeitsfähigkeit reaktiviert die früh erworbene Überzeugung, wonach er mit Schwierigkeiten allein fertig werden müsse, andere nicht um Unterstützung bitten dürfe, diese seien zu sehr mit ihren eigenen Dingen beschäftigt. Von Mitstudierenden, Mitbewohnern

und seiner Freundin fühlt er sich genauso ›hängen gelassen‹ wie einst von seiner Mutter und anderen Erwachsenen, die ihm damals hätten helfen sollen. Emotional verharrt er in Enttäuschung über unerfüllte Erwartungen an sein soziales Nahfeld. Erwartungen werden von ihm nicht offen kommuniziert und bleiben auch deshalb unerfüllt. Er signalisiert mit seiner gedrückten Stimmung eine indirekte Anklage. Sein Bedürfnis nach Zugehörigkeit und Angenommensein (zunächst in der Familie, später in der Peergroup) wurde oft frustriert, führte zu einem Streben nach maximaler Pseudo-Unabhängigkeit (›Ich brauche niemanden.‹).«

Herr L:
»**Innere Muster und Bedeutungsgebungen:** Das Klagen seiner Frau über Schmerzen, Durchfälle und Schwächeanfälle löst bei ihm starke Fluchtimpulse aus. Es erinnert ihn an seine Mutter und seine drei Schwestern, die früher auch immer ständig ›etwas zu jammern gehabt hätten‹. Er habe sich schon damals nach draußen verzogen, weil er dieser weiblichen Übermacht nichts entgegenzusetzen gehabt habe. Sein Vater sei auch in seine Werkstatt oder ins Vereinsheim geflüchtet. Angesichts der Unabsehbarkeit des weiteren Krankheitsverlaufs haben sich Zukunftsängste bei ihm breitgemacht, die er ganz allein mit sich ausmache. Die Ablehnung seiner Unterstützungsangebote und die Kritik seiner Frau verletzen ihn, und er reagiert mit hilfloser Erstarrung, Resignation und genereller Freudlosigkeit. Er verliert dadurch den Kontakt zu sich selbst, zu Frau und Tochter. In seiner Herkunftsfamilie hat er erlebt, dass alle größeren Probleme von der Familie und von der Gemeinde angegangen werden. Durch die ablehnende Haltung seiner Ehefrau gegenüber seiner Herkunftsfamilie fühlt er sich von dieser Lösungsmöglichkeit abgeschnitten und auf sich allein gestellt.«

Hintergrund: Systemisches Erklärungsmodell

Im Zitat des Gemeinsamen Bundesausschusses oben wird in § 3 Satz 1 (▶ S. 152) ein Erklärungsmodell gefordert, welches in der Lage ist, Störungen plausibel zu erklären. Das systemische Erklärungsmodell wird in diesem Papier umfassender als die Systemanalyse verstanden. Es verlangt neben der Systemanalyse eine Einbeziehung weiterer Faktoren, die die Entstehung und Aufrechterhaltung der Symptome beeinflussen:

- belastende Faktoren,
- problemfördernde Muster und Lösungsversuche,
- Ressourcenanalyse,
- Gemeinsam entwickelte Problemdefinition und Anliegen.

In diesem Hintergrundtext wollen wir Informationen zu möglichen theoretischen Hintergründen dieses Erklärungsmodells geben. Tatsächlich scheint das »bekannte

ABC2X-Modell« (Retzlaff, 2021a, S. 41)[61] Pate gestanden zu haben. Retzlaff (2021b, S. 96) weist darauf hin, dass dieses Modell weitgehend mit dem Formblatt PTV 3 der KBV übereinstimmt. Das erscheint uns auch so. Es lohnt sich deshalb, das ABC2X-Modell[62] näher zu betrachten, wenn man sich entschlossen hat, systemische Therapie im Gesundheitswesen anzubieten. Uns hat die Beschäftigung mit dem Modell geholfen, die Unterpunkte »Belastungen, Ressourcen und Bedeutungsgebungen« (Teil der Systemanalyse, siehe dazu den Hintergrundtext zur Systemanalyse) in ihrer gegenseitigen Bezogenheit und in einem sinnhaften Zusammenhang zu verstehen. Deshalb haben wir uns entschlossen, hier näher auf das Modell und seine Entstehungsgeschichte einzugehen. Im Anschluss daran diskutieren wir die Unterpunkte »Problemfördernde Muster und Lösungsversuche« und »Gemeinsam entwickelte Problemdefinition und Anliegen« des im PTV 3 vorgeschlagenen systemischen Erklärungsmodells.

Das doppelte ABCX-Modell

Hill (1949) entwickelte das einfache ABCX-Modell, um die Verarbeitung von Stress in Familien zu erklären: Warum kommen manche Familien mit bestimmten Stresssituationen klar und bei anderen gerät das Familiensystem aus dem Gleichgewicht, verliert Stabilität, entwickelt schwierige Muster? Derselbe Stressor führt bei der einen Familie zu einer Krise und bei der anderen Familie nicht. Wovon hängt es ab, ob gute Lösungen gelingen oder nicht gelingen? Hills Modell erklärt dies durch die drei Faktoren ABC. X steht für das Ergebnis: wie die Familie das Stressereignis verarbeitet hat.

A = der Stressor, der Auslöser der Krise

Welches Stressereignis, welche Belastung hat die Störung ausgelöst? Es geht um eine Situation, auf die die Familie nicht ausreichend vorbereitet ist und die eine Herausforderung bedeutet.

B = Ressourcen

Über welche Ressourcen verfügt die Familie, um die Situation zu bewältigen? Flexibilität, Anpassungsfähigkeit, Qualität der emotionalen Bindungen, Kommunikations- und Problemlösungsfähigkeiten, finanzielle Mittel, Erfolgserlebnisse in anderen Krisen etc.

C = vorhandene Bewertungs- und Verarbeitungsmuster in Bezug auf A

Wie wird das Stressereignis A von der Familie und ihrer unmittelbaren Umgebung bewertet, gesehen? Welche Verarbeitungsmuster sind bei der Familie und ihrem

61 Bis zur Empfehlung für den Bericht an den Gutachter der Kassenärztlichen Bundesvereinigung PTV 3 scheint uns allerdings das Modell nicht sehr bekannt gewesen zu sein.

62 Manchmal wird das Modell in der Literatur auch als doppeltes ABCX-Modell bezeichnet. Wir finden diese Bezeichnung treffender und verwenden sie im weiteren Text.

unmittelbaren Umfeld zu beobachten? Interpretiert die Familie A als Katastrophe, als Herausforderung oder als Lernchance? Hat sie eine optimistische oder pessimistische Einstellung gegnüber dem Stressereignis? Inwieweit sehen die Familienmitglieder A als Bedrohung für Status, Existenz, Lebensziele und Sinn an? Dazu gehört alles, was wir unter »Bedeutungsgebung« und auch als innere Muster (siehe ▶ S. 157 u. 160) verstehen.

X = das Resultat, die Lösung oder das Problem, die Störung, das Symptom
Aus der Kombination von ABC ergibt sich X (eine Störung oder eine positive Lösung). Wird eine Krise ausgelöst? Entwickeln sich Symptome oder nicht? Wenn die Anforderungen (A) die Ressourcen (B) übersteigen und/oder die Verarbeitungsmuster (C) ungeeignet sind, kommt es zu einer Überforderung, sodass es der Familie nicht mehr möglich ist, eine gute Anpassung an das auslösende Stressereignis zu schaffen.

McCubbin und Patterson (1983b) nutzten Hills Modell für eine Längsschnittstudie: In den USA untersuchten sie 216 Familien, in denen der Vater/Ehemann im Durchschnitt 6,6 Jahre abwesend war, weil er im Vietnamkrieg gefangengenommen oder vermisst wurde. Entsprechend dem ABCX-Modell nach Hill gilt dann:

A = Abwesenheit des Vaters/Ehemanns wegen Gefangenschaft oder Vermisstsein von im Durchschnitt 6,6 Jahren

B = Ressourcen der Familie (z. B.: finanziell und sonst unterstützende Familie und andere soziale Netzwerke)

C = Bedeutungsgebung von A (z. B.: »Damit können wir nicht fertigwerden!«, »Es ist eine Herausforderung, und wir können ihr begegnen«, »Es ist eine von Gott gegebene Prüfung, und wir müssen sie annehmen«.)

A, B, C bestimmen die Fähigkeit der Familie, die Situation mehr oder weniger gut zu bewältigen. Das Ergebnis der Verarbeitung X ist dann eine günstige oder ungünstige Anpassungsleistung der Familie (Bonadaptation – Maladaptation).

Für ihre Untersuchung erweiterten McCubbin und Patterson Hills Modell zum doppelten ABCX-Modell. Sie führten für jeden Faktor in Hills Modell eine Dopplung ein (jeweils klein a, b, c), der zusätzlich zu den oben beschriebenen mit Großbuchstaben benannten Faktoren kommt:

aA = Nicht nur der ursprünglich auslösende Stressor (groß A: Abwesenheit des Vaters/Ehemanns), sondern auch weitere Belastungen, die vor der Abwesenheit des Mannes existierten oder danach auftauchten, werden als klein a aufgenommen. Das können schon früher bestandene ungelöste Konflikte der Familie, somatische Krankheiten, psychische Probleme unabhängig von A, schon bestandene oder neue finanzielle Schwierigkeiten, weitergehende Folgen von A (alleinige Elternschaft der Frau), Phasenübergänge in der Familie (Kinder werden zu Jugendlichen, Jugendliche gehen aus der Familie etc.) sein. Zwei Fragen helfen hier:

- Welche weiteren belastenden Faktoren gab es in den letzten Jahren?
- Welche zusätzlichen Belastungen sind mit A verbunden?

Diese können eine kumulierende Wirkung haben und so gute Lösungen verhindern. In den Empfehlungen der Kassenärztlichen Bundesvereinigung wird dieser Bereich unseres Erachtens zusammenfassend unter »Belastende Faktoren« erfragt.

bB = Neben den zunächst bestehenden Ressourcen (groß B) beziehen McCubbin und Patterson Ressourcen ein, die sich im Laufe der weiteren Verarbeitung in manchen Familien entwickeln (klein b):

> »Zum Beispiel nutzten Ehefrauen in Erwartung der Nichtrückkehr ihres Ehepartners Bildungsmöglichkeiten, um ihre Verdienstmöglichkeiten zu verbessern. Diese Entwicklungsmöglichkeiten dienten auch dazu, ihr Selbstwertgefühl und ihre Eigenständigkeit zu stärken. Die Familieneinheit verteilte Rollen und Verantwortlichkeiten neu (z. B. nahm das älteste Kind einen Job an, um das Familieneinkommen zu erhöhen), bezog die erweiterte Verwandtschaft in die Erfüllung der Familienbedürfnisse ein, zog die Familie in eine neue Gemeinde um, um einen Neuanfang zu ermöglichen, und einige heirateten erneut. Darüber hinaus suchte die Familie nach neuen Ressourcen in der Gemeinde, die auf ihre Bedürfnisse zugeschnitten waren, und schuf diese in einigen Fällen auch. Die Ehefrauen schlossen sich der Nationalen Familienliga, gemeindebasierten Beratungsgruppen und Finanzanlageclubs an« (McCubbin u. Patterson, 1983b, S. 15).[63]

Analog können wir schauen, welche zusätzlichen Ressourcen in der Familie oder im Individuum entstanden sind, nachdem das Symptom auftauchte.

cC = Auch hier geht es nicht mehr nur um die Bedeutungsgebung für den ursprünglichen Stressor A (in der Untersuchung: Vermisstsein oder Gefangenschaft des Vaters/Ehemanns im Vietnamkrieg)

> »Im doppelten ABCX-Modell ist der cC-Faktor die Bedeutung, die die Familie der gesamten Krisensituation beimisst, einschließlich des Stressors, von dem angenommen wird, dass er die Krise verursacht hat, sowie der zusätzlichen Stressoren und Belastungen, alte und neue Ressourcen und Einschätzungen darüber, was getan werden muss, um die Familie wieder ins Gleichgewicht zu bringen. Familien mit einem fehlenden Ehemann/Vater hatten zwar Schwierigkeiten, schienen aber auch ein gewisses Maß an adaptiver oder funktionaler Stabilität zu erreichen – ein Ergebnis, das zum Teil auf die Neudefinition der Situation durch die Ehefrauen zurückgeführt

63 Originalveröffentlichung von den Autoren ins Deutsche übersetzt.

werden könnte. Beispielsweise unterschieden die Ehefrauen die Rolle des Vaters (Grenzen) in Bezug auf seine instrumentellen Beiträge und seine expressiven Beiträge (Boss, 1977). Die Ehefrauen schienen die Situation neu zu definieren, indem sie der Rolle des Vaters einen gewissen Wert und eine gewisse Bedeutung beimaßen (z. B. als finanzieller Versorger) und gleichzeitig ihre persönlichen Bemühungen und die Bemühungen der Familie legitimierten, ein neues Leben für sich selbst aufzubauen (z. B. durch die Entwicklung neuer Wege zur Befriedigung expressiver Bedürfnisse). [...] Im Allgemeinen scheinen die Bemühungen der Familie, eine Situation als ›Herausforderung‹ oder ›Wachstumschance‹ neu zu definieren oder der Krise einen Sinn zu geben, wie z. B. ›zu glauben, dass es der Wille des Herrn ist‹, eine nützliche Rolle bei der Erleichterung der Familienbewältigung und schließlich der Anpassung zu spielen« (McCubbin u. Patterson, 1983b, S. 17).

Wieweit ist das Modell hilfreich, um individuelle psychische Symptome zu erklären?

Wir sehen zwei Momente, die eine direkte Verwendung des doppelten ABCX-Modells als Erklärungsmodell für psychische Symptome schwierig machen:

- Im Forschungssetting wird die Güte der Anpassung von *Familien* an eine bekannte und klar definierte Belastungssituation untersucht. Im Bericht an den Gutachter soll mit dem Störungsmodell eine individuelle Symptomatik erklärt werden. Es geht um *individuelle Anpassungsprozesse* an eine spezifische Situation. Diese finden in der Innenwelt und in der Außenwelt des Individuums statt.
- Der auslösende Belastungsfaktor A für die Symptome ist zu Beginn einer Psychotherapie meist nicht bekannt.[64] Das schafft eine andere und wesentlich unklarere Ausgangssituation für eine Psychotherapie als im Forschungssetting von McCubbin und Patterson das Vermisstsein oder die Gefangenschaft des Mannes.

Das Modell erlaubt so keine einfache Übertragung auf eine individuelle Störung meist ohne bekannte Auslöser. Gleichwohl können wir das Modell als Anregung durchaus nutzen:

- Symptome können wir sehr gut verstehen als eingewoben in ein Netz aus vielen Belastungen (Aa), die meist über einen längeren Zeitraum zusammenkommen, sowie aus vielen Ressourcen (Bb), die fortlaufend neu entstehen und auch verloren gehen, und zudem aus vielfältigen Bedeutungsgebungen (Cc), die sich immer wieder verändern. Die einzelnen Gliederungspunkte im Bericht an die Gutachterin

64 Nur bei einer Anpassungsstörung ist meist bekannt, was der Auslöser der Symptome ist. Sonst sind die Auslöser von psychischen Störungen in der Regel zu Beginn der Therapie eben nicht klar – wenn sie denn überhaupt später eindeutig klar werden.

erfahren durch die Zusammenschau von Aa, Bb und Cc einen inhaltlich nachvollziehbaren Zusammenhalt.

- Das Modell führt eine zirkuläre Sicht ein. Es erfasst, wie Symptome neue Belastungen (a), neue Ressourcen (b) und neue Bedeutungsgebungen (c) beim Individuum und im System hervorbringen. Diese wirken wieder auf das Symptom ein, modifizieren es und die Modifikationen wirken wiederum zurück auf die drei Faktoren usw. Dies ist eine nützliche systemische Denkfigur, die das Symptom und das Geschehen um das Symptom als fortlaufenden, zirkulären Selbstorganisationsprozess beschreiben. Dieses Erklärungsmodell ist kein linear-kausales ätiologisches Modell.
- Für uns Systemiker ist das sorgfältige Fokussieren auf die vielfältigen Belastungen unserer Klienten über die Zeit - neben aller Ressourcenorientierung - hilfreich. Es ist eben nicht nur Gejammer, unsere Klienten haben oft viel durchgemacht und bestehen nicht nur aus Ressourcen. Wann immer wir in Therapien gründlich und breit exploriert haben, wie viele, sehr unterschiedliche Belastungen über die Zeit bei unseren Klienten zusammenkamen, waren wir erstaunt, was für eine beeindruckende Menge das war. In diese Anhäufung von Belastungen passte dann die Symptomatik meist gut hinein. Sie machte in diesem Kontext meist Sinn - ohne dass zwangsläufig eine einzelne Belastung als Verursachung auszumachen ist. Wir haben bei uns beobachtet, dass das gründliche Erfassen der vielfältigen Belastungen regelmäßig unseren Respekt gegenüber und Verständnis für unseren Klienten erhöht hat.
- Das Modell bewahrt - neben der schon oben beschriebenen zirkulären Rückkopplung - noch in anderer Hinsicht vor einer mechanistischen Sicht auf die Entstehung von Symptomen: Es geht nicht um eine Verrechnung von Belastung mit Ressourcen. Das wäre ein zu mechanisches Denken - was wir bei Klienten durchaus manchmal antreffen:

»Es ist einfach alles zu viel geworden, deshalb ...«

Entscheidend sind die Bedeutungsgebungen der Beteiligten für das Ergebnis und nicht die bloßen Geschehnisse!

»Es sind nicht die Dinge, die uns beunruhigen, sondern die Meinungen, die wir von den Dingen haben« (Epiktet).

In diesem Zitat treffen wir in alter Sprache wieder eine konstruktivistische Grundüberzeugung: Es sind unsere Konstruktionen, die unsere Welt erschaffen und nicht eine Realität an sich.

Der Begriff »Bedeutungsgebung« ist dabei sehr offen und wenig umrissen. In der Originalarbeit von McCubbin und Patterson (1983a) wird von »definition of the family« gesprochen. Wir haben den Eindruck, dass damit überwiegend kognitive Aspekte im Sinne von Leitsprüchen oder Familienmottos gemeint sind. Im letzten Teil des Hintergrundtextes zur Systemanalyse (▶ S. 153 ff.) haben wir eine erweiterte Fassung von »Bedeutungsgebung« vorgeschlagen.

Literaturanregungen zum doppelten ABCX-Modell: Retzlaff (2021a), Retzlaff (2021b, S. 89–104) und Retzlaff, Hornig, Müller, Reuner und Pietz (2006) beschreiben das doppelte ABCX-Modell ebenfalls und führen die Umsetzung des Modells an Fallbeispielen aus. Weber (2011, S. 82–96) beschreibt sehr auf die Praxis bezogen die Anwendung des doppelten ABCX-Modells in englischer Sprache.

Problemfördernde Muster und Lösungsversuche

Problemfördernde Muster und problemerhaltende Faktoren hindern die Selbstorganisation des Systems daran, bessere Lösungen zu finden als die Symptombildung. Das Konzept geht auf die Gruppe um Pinsof et al. (2010, 2011) und Breunlin, Pinsof und Russell (2011) zurück. Damit sind alle möglichen körperlichen, psychischen und sozialen Einschränkungen der Familie und des Klienten gemeint. Das können körperliche und soziale problemerhaltende Faktoren sein: Krankheiten, gesundheitliche Einschränkungen, Behinderungen, finanzielle Notlagen, Arbeitslosigkeit, ungünstige Jobsituationen, soziale Isolierung usw., die verhindern, dass er zu besseren Lösungen als die der Symptomentwicklung kommt. Wir sehen hier keine wirklich klare Abgrenzung zu der erweiterten Fassung von Belastungen (Bb) im doppelten ABCX-Modell. Es bleibt so der Interpretation der Therapeutin überlassen, ob sie z. B. eine finanzielle Notlage als Belastung oder als problemfördendes Muster versteht.

Lösungsversuche meint alle bisherigen Lösungsversuche. Das können Lösungsversuche unter Zuhilfenahme von professioneller Unterstützung sein oder auch solche, die der Klient allein, mit der Familie oder Freunden unternommen hat. Dazu können auch Selbstmedikation mit Drogen, Psychopharmaka oder frühere Therapien gehören.

Wir bevorzugen einen Abschnitt im Bericht, in dem die problemfördernden Muster und die Lösungsversuche zusammen betrachtet werden. Dadurch werden sowohl die Hindernisse als auch die Versuche des Systems, eine gute Lösung zu finden, sichtbar.

Gemeinsam entwickelte Problemdefinition und Anliegen

Dieser Abschnitt hat eine herausgehobene Funktion im Bericht. Er skizziert die gemeinsame, besprochene Grundlage von Therapeutin und Klient für den Einstieg in die Therapie. Gegen Ende der Einstiegsphase (Sprechstundensitzungen plus Probatorik) hat sich hoffentlich eine gemeinsame Idee von Therapeutin und Klient entwickelt, wie die Symptome in den Lebenskontext des Klienten passen und wie diese mit inneren Mustern verwoben sind. Diese stellt die Arbeitsgrundlage für die weitere Therapie dar. So entsteht Transparenz und maximal mögliche Augenhöhe zwischen Klient und Therapeutin. Damit dies auch gelingt, ist es hilfreich, die sechs Aspekte, die wir in den Kapiteln 4.2.1 bis 4.2.6 beschrieben haben, anzuwenden. Diese Aspekte helfen in der Regel, Hypothesen so zu entwickeln und zu formulieren, dass Klienten diese akzeptieren können.

Die Herausforderung in der Probatorik ist, weder das systemische Erklärungsmodell noch das doppelte ABCX-Modell den Dialog dominieren zu lassen, sodass die Abfrage der Punkte und Unterpunkte dieser Modelle im Vordergrund steht. Beziehungsaufbau, Einmaligkeit des Dialogs im Therapieraum, Neugier der Therapeutin, Vorschläge, bei denen der Klient ankoppeln kann, ein Gespür für Stimmigkeit, der Verzicht darauf, sich an einem vorgegebenen Protokoll zu orientieren - all das bleibt für den Dialog im Therapieraum wesentlich. Das doppelte ABCX-Modell eignet sich nicht zur Strukturierung des Dialogs im Therapieraum. Es eignet sich zur Reflexion und für den Bericht. Therapien sind Begegnungen, bleiben einmalig und nicht schematisch erfassbar. Systemische Therapie bleibt ein nicht vorplanbares Geschehen. Das systemische Erklärungsmodell, die Systemanalyse und das doppelte ABCX-Modell können helfen, später am Schreibtisch Informationen zu ordnen, um den notwendigen Antrag inhaltlich zu begründen und zu berichten. Sie können bei der Fallkonzeptualisierung hilfreich sein.

5.4.3.2 Systemisches Erklärungsmodell: Belastungen

Im Hintergrundtext haben wir die Bedeutung des Unterpunkts »Belastende Faktoren« diskutiert. Hier können alle belastenden Faktoren aus der Gegenwart, aber auch aus der Vergangenheit der Klientin aufgeführt werden. Das ist für den Therapeuten hilfreich, um zu würdigen, was die Klientin alles durchgestanden hat. Diese Würdigung der – teilweise schicksalhaften – Belastungen der Klientin kann in positiver Weise den Respekt des Therapeuten für die Klientin erhöhen. Klienten fühlen sich oft verstanden, wenn sie erleben, dass wir ihre Belastungen sehen.

Frau A:

»**4.3.2 Belastungen:** Keine liebevolle Bindung zur überlasteten Mutter, früher Tod des liebevollen Vaters, früher Auszug aus der Herkunftsfamilie in die Familie des Freundes ohne sicheren Platz dort, Eifersucht des Mannes, Tod der Schwiegereltern, bei denen sie sich aufgehoben fühlte, massive ungelöste Familien- und Paarkonflikte, geschäftliche und finanzielle Probleme, Aggressivität des Sohnes.«

Herr K:

»**4.3.2 Belastungen:** Rückstand in den Studienleistungen, instabile On-off-Beziehung zu seiner Freundin und ein unbefriedigtes Bedürfnis nach Zugehörigkeit und haltgebenden Beziehungen im sozialen Umfeld.«

Herr L:

»**4.3.2 Belastungen:** Drohende langfristige Arbeitsunfähigkeit der Ehefrau, wankende Finanzierung des Hauses, Unwägbarkeiten des Verlaufs der Erkrankung seiner Frau, Vorwürfe ihrerseits und permanent schlechte Stimmung zu Hause.«

5.4.3.3 Systemisches Erklärungsmodell: Problemfördernde Muster und Lösungsversuche

Darunter verstehen wir Faktoren im Lebenssystem der Klientin, die eher symptomverstärkend sind. Das können innere Muster sein, wie im vorigen Kapitel aufgeführt. Es können aber auch Variablen sein, die wir entsprechend im Kapitel 3.8 exploriert haben.

Frau A:

»**4.3.3 Problemfördernde Muster/bisherige Lösungsversuche:** Mangelndes Vertrauen zum Partner, sozialer Rückzug und vermehrtes Essen, Eifersucht bei beiden Partnern, Selbstabwertungen, Selbstvorwürfe, erhöhte Anspannung, erhöhte Vigilanz und Arousal, ständige Nervosität und Unruhe. Autogenes Training zur Selbstberuhigung funktionierte nicht.«

Herr K:

»**4.3.3 Problemfördernde Muster/bisherige Lösungsversuche:** Vermeidung des Kontaktes zu Mitstudierenden, um Fragen nach seinem Studienfortschritt und den damit verbundenen Schamgefühlen auszuweichen. Dadurch verliert er den Bezug zu realen Anforderungen seines Studienganges, vermag sein eigenes Leistungsvermögen kaum realistisch einzuschätzen. Als er bemerkte, dass ihm im 7. Semester immer noch Scheine aus dem 1. Semester fehlten, habe er in der Studienberatung einen Kurs ›Lernen lernen‹ besucht. Danach habe er sich effektiver organisieren können, die Antriebsstörung habe sich dagegen noch verschlimmert. Untaugliche Lösungsversuche: Beim Auflegen im Club erfährt er als DJ Anerkennung, Sympathie von seiner Altersgruppe, die ihn vergessen lässt, dass er gerade den Anschluss an diese verliert. Um der ›krankmachenden‹ Isolation zu entkommen, sei er mit Euphorie in eine WG gezogen, aber schon bald enttäuscht gewesen, weil er sich mehr Gemeinschaft vorgestellt habe.«

Herr L:

»**4.3.3 Problemfördernde Muster/bisherige Lösungsversuche:** Um das Haus nicht verkaufen zu müssen, hat er sich bei seinem Vater eine größere Summe Geld leihen müssen, dies sei ihm sehr schwergefallen und untergrabe sein Selbstbewusstsein. Dies führe zum Rückzug in seine digitale Welt, wo er ›Erfolge‹ habe und von der Gamer-Community Wertschätzung erfahre. Die Vermeidung der Auseinandersetzung mit seinen Problemen und den Erwartungen seiner Frau funktioniert aber immer weniger. Seiner Frau vermag er keinen emotionalen Halt zu geben und sein Rückzug verstärkt ihre Kritik und ihre Vorwurfshaltung. Sie fühlt sich zurückgewiesen und bindet ihre Tochter stärker an sich. Dadurch entsteht eine Koalition von Frau und Tochter und erschwert seinen emotionalen Zugang zur Tochter. Untaugliche Lösungsversuche: Er geht mit der Erkrankung seiner Frau rational um und sucht akribisch nach den erfolgversprechendsten Behandlungsmöglichkeiten. Dadurch fühlt sie sich mit ihren Ängsten und mit ihrem Leiden aber nicht gesehen und gehalten.«

5.4.3.4 Systemisches Erklärungsmodell: Ressourcen

In Kapitel 3.3 haben wir beschrieben, wie wichtig Ressourcenaktivierung im Unterschied zu bloßer Ressourcenbenennung im Therapieraum ist, um die vorherrschende Problemtrance von Klienten im Therapieraum mindestens zu irritieren, wenn nicht gar zu beenden. Hier geht es nun darum, zusammenfassend wesentliche Ressourcen im Bericht zu benennen. Unsere Erfahrung ist, dass die Erfolgsaussichten der Therapie besser sind, wenn Ressourcenaktivierung beobachtbar leicht möglich ist und zur Reduzierung der Problemtrance führt.

Frau A:

»**4.3.4 Ressourcen:** Anerkennung und Kompetenz im Job, Naturverbundenheit, ihre Kinder, Joggen. Aktivierung der Ressourcen und Reduzierung der Problemtrance ist im Gespräch beobachtbar. Resultierendes Stärkeempfinden lässt sich in Familienkonflikten nutzen.«

Herr K:

»**4.3.4 Ressourcen:** Er hat gelernt, sich in einer neuen (sozialen) Umgebung zurechtzufinden, neue Freunde zu finden, hat keine Angst vor Veränderungen, sieht sie als Chance, alte schädliche Gewohnheiten hinter sich zu lassen und einen Neuanfang zu machen. Dies könnte ihm Zuversicht geben für die anstehenden Aufgaben und die Überwindung der nächsten Entwicklungsschwelle (Studienabschluss).«

Herr L:

»**4.3.4 Ressourcen:** Seine Erfahrung, dass Familie in Verbindung mit einer unterstützenden Gemeinschaft mit den größten Schwierigkeiten fertig werden kann, wenn sie zusammenhält. Dies könnte ein Ansporn für ihn sein, sich gemeinsam mit seiner Frau ein unterstützendes soziales Umfeld aufzubauen, um ihre begrenzten Ressourcen zu ergänzen.«

5.4.3.5 Systemisches Erklärungsmodell: Gemeinsam entwickelte Problemdefinition und Anliegen

In diesem Teil des Berichts wird eine Zusammenfassung der Ergebnisse der Probatorik gewünscht, in der kurz die mit dem Klienten gemeinsam entwickelte Problemdefinition dargestellt wird. Die Betonung liegt auf gemeinsam. Es geht also nicht um die Sicht der Therapeutin, sondern um eine Problemdefinition, die der Klient kennt und teilt. Dies entspricht sehr der systemischen Auffassung, die wir in Kapitel 2.2 dargestellt haben. Der Klient wird nicht als Objekt einer Behandlung verstanden, sondern als Subjekt in seiner Selbstorganisation beim Finden neuer Lösungen unterstützt.

Die Anliegen des Klienten sollten passend zur gemeinsamen Problemdefinition sein, die im Gliederungspunkt 4 der PTV 3 dargestellt werden. Diese Anliegen müssen noch nicht operationalisierte Ziele sein. Wir geben den Stand zum Ende der Probatorik wieder. Es können also Formulierungen wie »Selbstwert stärken«, »eigene Bedürfnisse besser erkennen«, »besseren Umgang mit Emotionen lernen« usw. sein. Wir haben in 3.9 dargestellt, dass Watzlawick et al. (2019, S. 136 ff.) solche Ziele für ungünstig halten, weil man diese Dinge immer noch und immer weiter verbessern könnte – ad infinitum. Es sind also zunächst unerreichbare Ziele in dieser Form der Erfassung, die zu nicht enden wollenden Therapien führen würden. Deshalb gilt es in der Probatorik oder im Laufe der Therapie diese Anliegen mit dem Klienten konkreter zu operationalisieren.

»Woran würden Sie merken, dass der Selbstwert ausreichend gestärkt ist? Was wäre dann konkret anders?«, »Woran würden Sie konkret merken, dass Sie Ihre Bedürfnisse ausreichend gut bemerken? In welchen Situationen wäre das wichtig?«, »Wie sähe konkret ein besserer Umgang mit Ihren Emotionen aus?«, »Um welche Emotionen geht es Ihnen da genau?«, »In welchen Situationen sollte das vordringlich anders ablaufen mit den Emotionen als bisher?«

Im Folgenden geben wir Beispiele mit jeweils einer Kombination aus gemeinsam entwickelter Problemdefinition und den von den Klienten jeweils dazugehörigen formulierten Anliegen.

Frau A:
»**4.3.5 Gemeinsam entwickelte Problemdefinition und Anliegen:** Frau A und der Therapeut stimmen überein, dass die Klientin massiv durch die Konflikte (Paarkonflikt, Aggressivität des Sohnes, Rivalität der Kinder) in der Familie erschüttert ist. In ihrer Lebensgeschichte entstandene Muster (starker Wunsch nach einer vertrauensvollen, engen Beziehung, nach Zuwendung und Angekommensein, bei gleichzeitiger großer Angst, verletzt und zurückgewiesen zu werden, bei gleichzeitiger Sehnsucht nach Unabhängigkeit, Gefühle von Hilflosigkeit, Ausweglosigkeit) wurden in diesen Konflikten aktiviert und behindern Konfliktlösungen. Frau A wünscht, sich selbst zu finden, entscheiden zu können, ob und wie sie die Ehe weiterführt, mehr Selbstbewusstsein und Selbstwirksamkeit zu erfahren, mehr Autonomie in der Partnerschaft zu finden, negative Erfahrungen aus Kindheit und Jugend aufzuarbeiten, Emotionen und Körperempfindungen besser wahrzunehmen und zur Orientierung für Entscheidungen zu nutzen.«

Herr K:
»**4.3.5 Gemeinsam entwickelte Problemdefinition und Anliegen:** Der Selbsthilfeversuch, sich mit dem Studium einer neuen sozialen Gruppe mit anderen Umgangsformen, Zielen und Werten anzuschließen, wurde durch den Lockdown anderthalb Jahre lang ausgebremst. Er befand sich sowohl im Studium und beim Wohnen in weitgehender Isolation. Er war in einem Maße auf sich selbst zurückgeworfen, das ihn überforderte. Nach drei Semestern gelang es ihm, einen Platz in einer WG zu bekommen, war dort von dem geringen Interesse an gemeinsamen Aktivitäten enttäuscht. Sein Bedürfnis nach Zugehörigkeit wurde weder in seiner WG noch bei seinen Kommilitoninnen erfüllt. Viele Social Skills fehlen ihm. Auf die Enttäuschung reagierte er mit resignativem Rückzug. In Bezug auf das Studium fehlte ihm die Fähigkeit zum selbstorganisierten Lernen. Er verlor dadurch Anschluss an die Gruppe der Mitstudierenden, fühlt sich bis jetzt ›noch gar nicht richtig angekommen‹ und ›irgendwie auch von den anderen hängen gelassen‹. Dies aktualisiert kindliche Gefühle von Alleingelassen werden in einer überfordernden Situation und führt zu einem depressiven Zustand mit Antriebsstörung, Insuffizienzgefühlen und passiver Hilfserwartung. Er möchte seine Schamgefühle, die deprimierende Sichtweise ›es ist sowieso alles schon zu spät‹ überwinden, wieder Seminare besuchen, den Kontakt zu den Mitstudierenden suchen, sich in seiner WG wieder einbringen, möchte üben, Wünsche nach Unterstützung gegenüber den

Betreffenden zu artikulieren. Dies könne ihm helfen, aus seinem depressiven Loch wieder herauszukommen.«

Herr L:
»**4.3.5 Gemeinsam entwickelte Problemdefinition und Anliegen:** Durch die Erkrankung seiner Frau fühlt er die ganze Last der Verantwortung für Familie und Haus allein auf seinen Schultern. Dies löst ein generelles Überforderungsgefühl aus, auf welches er einerseits mit Reaktanz reagiert, indem er sich der Auseinandersetzung mit seiner Frau verweigert und sich andererseits mit der Flucht in die Onlinespielwelt eine vorübergehende Entlastung vom Verantwortungsdruck verschafft. Beide Lösungsversuche verhindern langfristig eine konstruktive Auseinandersetzung mit den anstehenden Problemen. Für seine Tochter möchte er nicht der depressive, zurückgezogene Papa bleiben, der er schon zu lange sei, sondern ein aktiver, fröhlicher Mensch, mit dem sie später einmal schöne Erlebnisse und Erinnerungen verbinden soll. Er möchte auch herausfinden, wie er auf die Gefühle seiner Frau besser eingehen kann, sodass sie sich von ihm verstanden fühlt.«

5.5 Diagnose zum Zeitpunkt der Antragstellung

Nun geht es um die Diagnose und die differenzialdiagnostische Abgrenzung aufgrund der Beschwerden, Befunde und Vorbefunde.

Auch für systemische Therapeuten ist eine ICD-Diagnose von gewissem Wert, wenn auch nicht so handlungsleitend für die Planung der Therapie wie vielleicht in anderen Verfahren. Die anderen Aspekte in Kapitel 3 sind für die Behandlungsplanung aus systemischer Perspektive in der Regel wesentlicher als die kategoriale Diagnostik.

In Kapitel 3.14 haben wir vertreten, dass aus systemischer Perspektive die Diagnose mit der Klientin besprochen und auch mit ihr im Konsens vergeben werden sollte, wie auch der ganze Bericht mit der Klientin besprochen werden sollte. Hier nun die Empfehlung, bei der Formulierung der Diagnose im Bericht auszudrücken, dass die Diagnose eine Meinung des Therapeuten darstellt, die mit der Klientin abgesprochen ist. Sprache ist wichtig, denn sie drückt Werte und Haltung aus. Shi und Schweitzer (2014) empfehlen, dass eine Hypothese oder Narration, die den Ansprüchen einer Kybernetik 2. Ordnung entspricht, auch den Sprecher beinhalten sollte. Wenn der Sprecher nicht in der Formulierung auftaucht, dann erhält die Aussage dadurch etwas Objektives und Absolutes.

Dazu gehört für uns auch eine Formulierung, die ausdrückt, dass dieses Label den momentanen Zustand nach Auffassung von dem Therapeuten und der Klientin am treffendsten beschreibt. So wird die Diagnose als momentane Zustandsbeschreibung und nicht als bleibende Persönlichkeitseigenschaft gerahmt. Es lohnt sich nicht, die Diagnose oder diese gemeinsame Narration auf Steintafeln festzuhalten!

Im Hintergrundtext zur Kybernetik 2. Ordnung (▶ S. 103 ff.) und in Kapitel 4.2 haben wir beschrieben, dass Sprache nicht nur Wirklichkeit beschreibt, sondern auch Wirklichkeit schafft. Deshalb halten wir gerade aus der konstruktivistisch-systemischen Perspektive solche Formulierungen für nötig.

Im systemischen Ansatz sehen wir Symptome und Störungen immer auf dem Hintergrund des Lebenskontextes der Klientin. Wir kontextualisieren Störungen. Wir sehen Symptome in zirkulärer Wechselwirkung mit dem sozialen Kontext der Klientin. Das ICD bietet hier im Kapitel Z eine Reihe von Diagnosen, die dieser Sichtweise sehr nah kommen. Sie werden leider kaum genutzt und auch von systemischen Therapeuten wenig beachtet.

Frau A:
Aus der Biografie und dem systemischen Erklärungsmodell wird plausibel, dass ihre körperlichen und psychischen Beschwerden in enger zirkulärer Wechselwirkung mit der familiären Beziehungsstruktur stehen. Deshalb ist hier die Diagnose Z63 (Andere Kontaktanlässe mit Bezug auf den engeren Familienkreis sinnvoll) zusätzlich angemessen. Im Bericht kann das beispielsweise so ausgedrückt werden:
»**5 Diagnose:** Therapeut und Frau A stimmen überein, dass die Diagnose einer mittelgradigen depressiven Episode F32.1 G – ICD-10 sowie Z63 den momentanen Zustand von Frau A am besten beschreiben.«

Herr K:
Biografie und systemisches Erklärungsmodell zeigen hier, dass die körperlichen und psychischen Beschwerden in enger zirkulärer Wechselwirkung mit seiner Studiensituation, vor allem unter den Bedingungen während der Coronazeit, stehen. Hier ist die Diagnose Z55 (Kontaktanlässe mit Bezug auf die Ausbildung) zusätzlich angemessen. Im Bericht kann das beispielsweise so ausgedrückt werden:
»**5 Diagnose:** Therapeut und Herr K stimmen überein, dass es sich um eine mittelgradige Episode einer rezidivierenden depressiven Störung handelt (F33.1 G – ICD-10) sowie zusätzlich Z55 seine Situation treffend beschreiben. Die Überprüfung mit dem KATE ergab keinen Hinweis auf eine manifeste Erwachsenen-ADHS, sondern zeigte einzelne Schwächen im Bereich der zeitlichen Organisiertheit und der Handlungsplanung.«

Herr L:
Herr Ls Beschwerden stehen in engem Zusammenhang mit der Erkrankung seiner Frau und den daraus resultierenden Folgen für die eheliche Beziehung und die finanzielle Situation der Familie. Deshalb ist zusätzlich Z64.8 (Sonstige Kontaktanlässe mit Bezug auf bestimmte psychosoziale Umstände) angemessen. Im Bericht kann das beispielsweise so ausgedrückt werden:
»**5 Diagnose:** In Übereinstimmung mit Herrn L wird eine Anpassungsstörung mit längerer depressiver Reaktion F43.22 G - ICD-10 sowie zudem Z64.8 im Hinblick auf die Folgen der Erkrankung der Frau auf die Beziehung der Eheleute und die finanzielle Situation der Familie für die derzeit beste Beschreibung erachtet. Der Verdacht auf eine Internet Gaming Disorder nach ICD-11 wurde differenzialdiagnostisch abgeklärt und konnte nicht bestätigt werden.«

Es reicht in der Regel völlig aus, eine Leitdiagnose anzugeben. Der Code für die Diagnosesicherheit wird dabei häufig vergessen (G für gesichert, V für Verdacht, Z für Zustand nach). Bei der Antragstellung sollte es mindestens eine gesicherte Diagnose geben. Werden mehrere Diagnosen gestellt, so wird die Hauptdiagnose an erster Stelle genannt, die Nebendiagnosen danach. Es ist mittlerweile für einige Diagnosen auch schon möglich, diese nach ICD-11 GM (German Modification) zu stellen, auf dem PTV 2 sind aber bis jetzt noch Codierungen nach dem ICD-10 verpflichtend.

5.6 Behandlungsplan und Prognose

»6. Behandlungsplan und Prognose

- Beschreibung der konkreten, mit der Patientin oder dem Patienten reflektierten Therapieziele; ggf. auch Beschreibung der Ziele, die mit den Bezugspersonen vereinbart wurden
- Individueller krankheitsbezogener Behandlungsplan, auch unter Berücksichtigung evtl. vorausgegangener ambulanter und stationärer Behandlungen sowie Angaben zu den im individuellen Fall geplanten Behandlungstechniken und -methoden; ggf. Angaben zur geplanten Einbeziehung der Bezugspersonen
- Begründung des Settings (Einzel- oder Gruppentherapie oder Kombinationsbehandlung), auch des Mehrpersonensettings (ST), der Sitzungszahl sowie der Behandlungsfrequenz und ggf. auch kurze Darstellung des Gruppenkonzepts; bei Kombinationsbehandlung zusätzlich kurze Angaben zum abgestimmten Gesamtbehandlungsplan
- Kooperation mit anderen Berufsgruppen

- Prognose unter Berücksichtigung von Motivation, Umstellungsfähigkeit, inneren und äußeren Veränderungshindernissen; ggf. auch bezüglich der Bezugspersonen« (Kassenärztliche Bundesvereinigung, 2020, S. 1).

»§ 18 Systemische Therapie
(2) Schwerpunkte der systemischen Behandlungsmethoden sind insbesondere
- Methoden der systemischen Gesprächsführung und systemische Fragetechniken
- Narrative Methoden
- Lösungs- und ressourcenorientierte Methoden
- Strukturell-strategische Methoden
- Aktionsmethoden
- Methoden für die Arbeit am inneren System
- Methoden zur Affekt- und Aufmerksamkeitsregulation
- Symbolisch-metaphorische und expressive Methoden« (Gemeinsamer Bundesausschuss, 2021, S. 15).

Wie sieht die *Therapieplanung* zu Beginn der Therapie aus? Mit der Therapieplanung werden die Ziele aus dem Gliederungspunkt 4.3.5 der PTV 3 weiter operationalisiert und mit optional anwendbaren therapeutischen Techniken verknüpft. Erst im weiteren Therapieverlauf wird sich dann herausstellen, welche Ziele wann und auf welche Weise am besten angegangen werden, welche Ziele evtl. erst einmal hintangestellt, welche vordringlich angegangen oder welche sogar wieder fallengelassen werden. Dies ist das in der systemischen Therapie übliche prozessorientierte Vorgehen mit rekursiven Schleifen. Wir bilden Hypothesen, prüfen sie, korrigieren sie oder bilden neue Hypothesen, die die Klientin besser unterstützen. Wir nennen diesen Prozess Hypothetisieren und den Vorgang prozessorientiertes Vorgehen. Wir gleichen eher Schachspielern, die sich nur in Bezug auf den nächsten Zug wirklich festlegen, die im Sinne einer längerfristigen Strategie Ideen für die weiteren Züge haben, aber auch eine geringe Treue zu diesen Plänen. Dieses prozessorientierte Vorgehen führt dazu, dass unsere Therapieplanung am Ende der probatorischen Sitzungen eine geringe Verbindlichkeit hat und eher als sehr vorläufige Möglichkeit der weiteren Gestaltung der Therapie verstanden werden sollte (siehe dazu Hintergrundtext »Therapieplanung versus Prozessorientierung« ▶ S. 182 ff.).

In Anlehnung an Retzlaff[65] (2021b) hat sich bei den meisten Psychotherapeuten in der Ausbildung ein Darstellungsschema in Tabellenform etabliert, wie das folgende Beispiel in Tabelle 1 illustriert. Klarer Vorteil ist, dass man die mit der Klientin verabredeten Behandlungsziele mit entsprechenden Methoden kombiniert.

Tabelle 1: Beispiel für eine Behandlungsplanung (nach Retzlaff, 2021b)

	Therapieziel	Behandlungsplan
1.	Aufbau einer tragfähigen Beziehung	Joining; kongruentes Auftreten; Resonanz zur Verfügung stellen; Validierung; Auftragsklärung
2.	Wissensabgleich über ADHS	Aufklärung und Kriterien zur Einschätzung der Symptomatik aktuell, Exploration der bisherigen Lösungsstrategien; Erarbeiten hilfreicher neuer Strategien
3.	Wissensabgleich über mögliche Funktionen und Konsequenzen von Cannabiskonsum	Aufklärung über Konsequenzen von Cannabiskonsum und Herausarbeiten der Schwierigkeiten im Hinblick auf das Gelingen einer ambulanten Psychotherapie; Vereinbarungen hinsichtlich des Konsums treffen
4.	Ressourcenaktivierung und Selbstwertgefühl stärken	Würdigung aktueller und früherer Bewältigungsstrategien; Ressourcen in den aktuellen Lösungsversuchen benennen; Ausnahmen fokussieren
5.	Umgang mit Stress und Anspannung	Wahrnehmen und Beobachten des eigenen Stresserlebens, Einführen eines inneren Beobachters, Strategien zur Anspannungsregulation, alternatives Einschlafritual entwickeln
6.	Emotionale Verarbeitung der eigenen Erfahrungen	Auseinandersetzung mit belastenden Erfahrungen, Aufstellungsarbeit, Mentalisierung; Würdigung von Lösungsversuchen; Ambivalenzen und Loyalitäten berücksichtigen; Zusammenhang mit aktueller Symptomatik explorieren, Thematisieren der Verlustangst
7.	Förderung der inneren Kommunikation	Benennen der inneren Anteile und Arbeit mit diesen; Erkennen der eigenen Bedürfnisse; Mentalisierung
8.	Aufbau alternativer Stresskommunikationsstrategien	Exploration der aktuellen Stresskommunikationsmuster im System (Partnerschaft) und möglicher Lösungsansätze (Bezugspersonengespräch)

65 Wir finden, dass das Buch von Retzlaff sehr hilfreich für die Umsetzungen systemischer Therapien im Gesundheitswesen ist und ganz besonders zum Zeitpunkt seines Erscheinens wichtig war. Wir gehen davon aus, dass nun nach mehrjähriger Erfahrung einige neue Sichtweisen für die Umsetzung systemischen Denkens und Vorgehens im Gesundheitswesen sinnvoll und notwendig sind.

	Therapieziel	Behandlungsplan
9.	Beziehungsklärung mit Mutter	Aufstellungsarbeit und evtl. Bezugspersonengespräch
10.	Biografische Arbeit an generationsübergreifenden Themen; Verlustangst, Depression	Narrative Techniken, Genogrammarbeit, Zeitlinienarbeit

Die Nummerierung in der ersten Spalte suggeriert ein Verständnis von planbarer Therapie mit aufeinanderfolgenden Schritten (im Beispiel sogar 10 Schritte), die nach der Probatorik von 1. bis 10. abgearbeitet werden. Dies entspricht nicht dem oben skizzierten systemischen Verständnis von Prozessorientierung.

Fraglich ist auch, ob das immer genannte 1. Therapieziel (siehe oben) nicht eigentlich schon in der Probatorik bis zur Therapievereinbarung erreicht sein sollte und ob es in jedem Therapieplan aufgeführt werden muss. Es ist doch eine Selbstverständlichkeit, dass für eine Therapie eine tragfähige Beziehung gegeben sein muss. Natürlich wird die Tragfähigkeit der therapeutischen Beziehung im Verlauf der Therapie immer wieder auf die Probe gestellt und die therapeutische Beziehung muss in jeder Sitzung von dem Psychotherapeuten und der Klientin neu realisiert werden, soll die Psychotherapie erfolgreich sein. Wir gehen davon aus, dass auch Veränderungen in der Beziehung und neue Hypothesen des Therapeuten in Bezug auf die Beziehungsgestaltung von der Klientin kontinuierlich in der Therapie bearbeitet werden sollten. Eigentlich ist all dies eine Selbstverständlichkeit, die für jede Therapie gilt. Aber vielleicht sollte man dies doch in jedem Bericht immer wieder aufzählen.

Ähnlich geht es uns mit den Punkten 2 und 3 des Schemas. Psychoedukative Informationen zu den Beschwerden/Symptomen der Klientin gehören in jede Therapie. In den Beispieltabellen im Buch von Retzlaff kommt dieser Punkt – wie der Punkt 1 – immer vor. Auch dies eine Selbstverständlichkeit aus unserer Sicht, aber auch hier ist vielleicht die stereotypische Wiederholung in jedem Bericht sinnvoll.

Die Berichte erzeugen dadurch leider den Eindruck, als wären sie wenig spezifisch und eher aus Textbausteinen zusammengesetzt. Aber wahrscheinlich ist das in Ordnung, wenn alle Beteiligten den Hintergrund kennen. Ärztliche Berichte beinhalten auch solche – mehr oder weniger – Textbausteine.

Die Tabellenform mit Schrittnummerierung empfehlen wir hingegen, definitiv zu vermeiden, weil hier ein Verständnis transportiert wird, welches mit dem prozessorientierten systemischen Vorgehen wenig zu tun hat. Stattdessen halten wir es für sinnvoll, bestimmte Module aufzulisten, die sinnvollerweise zu geeigneten Zeitpunkten in der Therapie zum Thema werden können. Wir stellen unsere Vorschläge in den folgenden Beispielen dar.

Zur Reflexion des Therapeuten gehört auch eine *Prognose* im Hinblick auf Therapiemotivation und Therapieerfolg. Zur Prognose einer systemischen Therapie kann auch die Einschätzung gehören in Bezug auf

- die Mitarbeit und Motivation der Klientin und
- die Mitarbeit ihrer Beziehungspersonen in Bezug auf das Mehrpersonensetting,
- die Unterstützung der Klientin durch ihren Lebenskontext und
- die Belastbarkeit des inneren und äußeren Systems der Klientin.

Frau A:

»**6 Behandlungsplan und Prognose:** Die Grundlagen einer vertrauensvollen Beziehung zu Frau A sind gelegt, sollten vertieft werden, auftauchende Schwierigkeiten in der Beziehung können genutzt werden, um die sozialen Kompetenzen von Frau A in Konflikten zu erhöhen. Folgende Themen sollten in der Therapie Raum finden:

- Wissensabgleich über die Symptome mit Frau A (Depression, Ängste, Grübeln).
- Ressourcenaktivierung und -betonung durch Cheerleading.
- Bearbeitung der Ambivalenzen: Teilearbeit, Anteile erkennen, akzeptieren, nutzen.
- Soziale Kompetenz, Selbstsicherheit und Selbstwertgefühl über Rollenspiel fördern.
- Emotionen wahrnehmen, mentalisieren, akzeptieren, kontextualisieren.
- Biografische Arbeit an den zentralen entwicklungsblockierenden Narrativen.
- Unterstützung in den aktuellen familiären Konflikten mit Mann und Kindern, unter Umständen im MPS.

Beantragt wird eine systemische Langzeittherapie mit 36 Therapieeinheiten, überwiegend im Einzelsetting, auch Sitzungen im Mehrpersonensetting sind angedacht. Bei der hohen Behandlungsmotivation ist die Prognose günstig, besonders wenn die Familie mitarbeitet.«

Herr K:

»**6 Behandlungsplan und Prognose:** Die positive therapeutische Arbeitsbeziehung bleibt eine Herausforderung für den Therapieprozess. Er steht einem männlichen Therapeuten mit großen Erwartungen und großer Skepsis zugleich gegenüber, stellt immer wieder unvermittelt den Sinn und die Erfolgsaussichten der Therapie infrage. Die therapeutische Beziehung wird immer mal wieder zu thematisieren sein. Themen:

- Wissensabgleich zur Symptomatik des Klienten.
- Auseinandersetzung mit disruptivem Verhalten und dem Wunsch nach Kontinuität in Freundschaften und Liebesbeziehungen.

- Feintuning der Wahrnehmung zwischenmenschlicher Prozesse und Erweiterung sozialer Fähigkeiten im Hinblick auf Vertrauenswürdigkeit, Zuverlässigkeit und Verbindlichkeit.
- Unterstützung und Cheerleading für konsequentes Festhalten an weitgehender Suchtmittelabstinenz.
- Negative Selbstüberzeugungen identifizieren (wie z. B.: ›Bei mir ist sowieso schon alles zu spät‹) und durch positive Affirmationen entkräften und ersetzen.
- Selbstwirksamkeitserleben erhöhen durch Fokussierung auf Erfolgsmomente und Problembewältigung.
- Erarbeiten eines realistischen Zeitplans zur Erreichung des Studienabschlusses.
- Entwerfen einer motivierenden langfristigen Zukunftsprojektion.

Beantragt wurde in Absprache mit Herrn K zunächst eine systemische KZT als Probetherapie. Er wollte sich selbst davon überzeugen, ob die Therapie etwas bringt, bevor er sich für eine längere Zeit festlegt. Es wurden zunächst 12 Sitzungen im Einzelsetting durchgeführt. Nach 10 Sitzungen Probetherapie wird nun die Umwandlung in eine LZT beantragt. Ich sehe die Notwendigkeit, den begonnenen Prozess unter Beibehaltung der bisherigen Ziele längerfristig therapeutisch zu begleiten und bitte deshalb um Bewilligung von 24 Sitzungen systemischer Langzeittherapie in ein- bis zweiwöchentlichem Turnus.
Für eine gute Prognose sprechen seitens Herrn K sein großer Leidensdruck, die deutliche Veränderungsmotivation und die große Bereitschaft zur Mitarbeit.«

Herr L:
»**6 Behandlungsplan und Prognose:** Eine vertrauensvolle therapeutische Beziehung konnte bereits in der KZT aufgebaut werden. Folgenden Zielen soll sich Herr L in der Therapie annähern können:
- Förderung einer differenzierteren Wahrnehmung der eigenen Gefühle und der Eigenempathie.
- Anleitung zur Fremdmentalisierung.
- Stärkung der sozialen Auseinandersetzungsfähigkeit zunächst in der Stühle-Arbeit.
- Stärkung der Konfliktfähigkeit in gemeinsamen Sitzungen mit seiner Frau.
- Verdeutlichung der verschiedenen selbstwertschützenden Kommunikationsstile der Partner (nach Satir) und Unterstützung einer gelingenden Kommunikation und Anleitung zu einem respektvolleren Umgang der Partner miteinander.
- Sensibilisierung für die unterschiedlich kulturell präformierten Erwartungen hinsichtlich der Partner- und der Elternrolle, Verständnis für die unterschiedlichen Rollenbilder wecken und Erarbeiten eines gemeinsamen Rollenverständnisses.

- Beziehungsarbeit im Familiensystem: Sichtbarmachung der negativen Folgen der Koalitionsbildung Mutter-Tochter für alle Beteiligten (Skulpturarbeit).
- Der chronischen Krankheit der Frau im Familiensystem und im Alltag einen angemessenen Platz einräumen (Familienskulptur).
- Ein unterstützendes soziales Umfeld aufbauen, gemeinsame Aktivitäten als Paar und mit dem Kind planen, einen eigenen und auch gemeinsamen Freundeskreis aufbauen.

Beantragt werden weitere 12 Sitzungen im Rahmen einer systemischen Langzeittherapie im Einzel- und Mehrpersonensetting. Der große Leidensdruck und der große Veränderungswille von Herrn L sowie die Bereitschaft seiner Frau zu gemeinsamen Gesprächen lassen die Erreichung der Therapieziele im Verlauf der Therapie erwarten.«

Im oben zitierten Leitfaden zum Erstellen des Berichts steht zwar: »Begründung des Settings [...] – auch des Mehrpersonensettings, der Sitzungszahl sowie der Behandlungsfrequenz« (Kassenärztliche Bundesvereinigung, 2020, S. 1). In den meisten Fällen genügt es jedoch vollauf, wenn – wie im obigen Beispielbericht – einfach nur Setting und Behandlungsfrequenz skizziert werden. In der Regel ist weder das Einzel- noch das Mehrpersonensetting begründungspflichtig, sondern nur, wenn stark von den Psychotherapie-Richtlinien abgewichen werden soll, z. B. wenn geplant ist, alle drei Monate an zwei Tagen hintereinander jeweils eine Doppelsitzung mit der verstreut lebenden Herkunftsfamilie des Klienten durchzuführen, oder wenn intervallweise in Therapieblöcken gearbeitet werden soll, weil sich die Klientin z. B. immer wieder für einige Wochen im Ausland aufhält (Forschungsprojekt, betrieblich veranlasster Auslandsjob, Klärung von Familienangelegenheiten etc.) oder wegen notwendiger Klinikaufenthalte. Wird die Kurzzeittherapie zunächst als »Probetherapie« konzipiert, kann man dies im Bericht zum Erstantrag schon erwähnen.

Beispiel: »Mit der Kurzzeittherapie soll eruiert werden, ob die Klientin in der Lage ist, ... (z. B. Anregungen aufzugreifen und umzusetzen/sich auf die Auseinandersetzung auch mit schmerzhaften Gefühlen einzulassen).«

Nicht extra angekündigt oder gar begründet werden braucht, dass nach einer KZT 1 evtl. noch eine KZT 2 beantragt werden soll.

Hintergrund: Therapieplanung versus Prozessorientierung

»Ja; mach nur einen Plan
sei nur ein großes Licht!
Und mach dann noch 'nen zweiten Plan
gehn tun sie beide nicht.«
(Brecht, 1928/1994)

Eine Therapieplanung geht davon aus, dass nach der Diagnosestellung zu Beginn der Therapie eine Planung der Therapie über viele Monate möglich und sinnvoll ist. In diesem Verständnis hat die »richtige« Diagnose eine zentrale Bedeutung. Von ihr leitet sich das Vorgehen in der Therapie ab. Dies ist das konventionelle Verständnis im Gesundheitswesen.

In der systemischen Sichtweise gibt es erhebliche Zweifel in Bezug darauf, dass eine Diagnose richtig sein kann. Wir haben dies eingehend im Kapitel 3.14 (Retest-Reliabilität, Erfahrung im Gesundheitswesen) und im Hintergrundtext zur Kybernetik 2. Ordnung (▶ S. 103 ff.) diskutiert. Deshalb ist es aus einer systemischen Perspektive nicht sehr solide, den langfristigen Verlauf einer Therapie auf eine Diagnose zu gründen, sondern eher die gemeinsame Hypothese und die Aufträge der Klientin als Grundlage für das weitere Vorgehen zu nehmen.

Dazu kommt eine weitere systemische Sichtweise, die einer langfristigen Therapieplanung mit vielen vorgeplanten Schritten entgegensteht. Wir sehen Menschen als komplexe Systeme an, die nicht instruiert werden können. Heinz von Foerster beschreibt dies im Bild von trivialen und nichttrivialen Maschinen

> »Die Unterscheidung von trivialen und nichttrivialen Maschinen bietet die Möglichkeit, jene Verflachung, die die Kausalitätsidee erzeugt, deutlich zu machen. Die triviale Maschine ist das Steckenpferd aller Anhänger der Kausalitätsidee. [...] Aus einem Reiz, einer Ursache, einem Input produziert sie, einer vorgegebenen Regel folgend, verlässlich und stets fehlerfrei eine entsprechende Reaktion, Wirkung, einen Output. [...] Es existiert eine unbedingte und unveränderliche Relation zwischen Input und Output. [...] Die triviale Maschine ist ausgesprochen zuverlässig, ihre inneren Zustände bleiben stets dieselben, sie ist vergangenheitsunabhängig, synthetisch und analytisch bestimmbar. [...] Und das ist der eigentliche Grund für ihre Beliebtheit; ich behaupte, dass sich unsere westliche Kultur geradezu in diesen Typ von Maschine verliebt hat. Sie ist der Inbegriff unserer Sehnsucht nach Gewissheit und Sicherheit. [...] Nicht triviale Maschinen ändern, ihre inneren Zustände und Transformationsregeln immer wieder. [...] man gibt beispielsweise den Buchstaben A als einen möglichen Input ein - und die Maschine erzeugt den Output 1. Dann wiederholt man den Vorgang - und es kommt 4 heraus. Man gibt wieder A ein - und es kommt 1 heraus, [...] Eine solche nichttriviale Maschine ist analytisch

nicht bestimmbar, denn sie variiert die Regeln der Transformation immer wieder« (von Foerster u. Pörksen, 2001, S. 54 ff.).

Menschen sind komplexe Systeme, die nicht instruierbar sind oder nichttriviale Maschinen. Menschen treffen immer eigene Entscheidungen. Diese sind nicht vorhersehbar oder nach von Foerster »analytisch nicht bestimmbar«, jedenfalls nicht mit der hohen Sicherheit, wie das bei einer trivialen Maschine möglich ist. Behandeln wir Menschen wie triviale Maschinen, dann ist dies aus systemischer Sicht eine unangemessene Trivialisierung. Stabilität in sozialen Systemen entsteht über viele Wiederholungen von Interaktionen. Dadurch werden Interaktionen vorhersagbar und soziale Systeme bekommen eine gewisse Stabilität und eine gewisse Vorhersagbarkeit. Dies gilt aber nur für Routinesituationen, die vielfach in der Gesellschaft wiederholt wurden und dauernd werden. Veränderungsprozesse und Anregungen zu Neuem wie in Therapien haben aber mit dieser Stabilität durch viele Wiederholungen nicht viel zu tun. Die Annahme, wir könnten in diesem Bereich mit einer gewissen Sicherheit sagen, was aus der ersten Intervention herauskommt und deshalb sofort die folgende Intervention planen, bevor wir die erste Intervention gemacht haben und deren Wirkung beobachten konnten ... usw. bis etwa zur zehnten Intervention, ist deshalb aus systemischer Sicht nicht sinnvoll.

Prozessorientierung heißt zu intervenieren und aufmerksam das Ergebnis der Intervention wahrzunehmen, anzunehmen und auszuwerten. Wir können prüfen, ob es das Ergebnis ist, welches wir erwartet haben, und vielleicht finden, dass die nächste Intervention, die wir vorgedacht hatten, sinnvoll oder eben auch nicht ist. Oft zeigen sich in der Therapie überraschend unerwartete Ergebnisse, manchmal auch nur im Detail. Daraus zu lernen und immer wieder neu die folgenden Interventionen zu gestalten, dem Therapieprozess neue Richtungen zu geben, heißt Prozessorientierung. Dahinter steht die Idee, dass wir auch immer wieder aufgrund der neuen Beobachtungen unsere Hypothesen über den Klienten, sein System und das Therapiegeschehen ändern. Wir hypothetisieren fortwährend. Die gemeinsame Hypothese des Berichts an die Gutachterin ist nur eine Momentaufnahme zum Zeitpunkt des Endes der Probatorik in diesem fortwährenden Prozess des Hypothetisierens.

Deshalb ist die im Bericht an die Gutachterin geforderte Therapieplanung eine gewisse Herausforderung für die systemische Therapeutin. Es erscheint uns sinnvoll, aus der gemeinsamen Hypothese des Berichts heraus (Gliederungspunkt 4 der PTV 3) bestimmte zu diesem Zeitpunkt sinnvoll erscheinende Interventionen für eine sich anschließende Therapie zu formulieren. Ob diese dann so und zudem in einer vorgegebenen Reihenfolge sinnvoll sein werden, werden wir dann im Prozess der Therapie immer wieder neu entscheiden müssen. Insofern haben die aufgezählten

Interventionen unter dem Gliederungspunkt 6 der PTV 3 einen sehr vorläufigen Charakter und eine geringe Verbindlichkeit im Hinblick auf die Umsetzung.

Dies ergibt sich aus der systemischen Sicht, dass Menschen komplexe Systeme sind, die letztlich nicht instruierbar sind, und dass wir deshalb in Therapien prozessorientiert vorgehen auf dem Hintergrund eines fortwährenden Hypothetisierens. Als Therapeuten haben wir uns für eine nichttriviale Welt entschieden! Die Folge ist diese Nichtinstruierbarkeit von Klienten und die fortwährende Arbeit mit dem »analytisch nicht Bestimmbaren«.

5.7 Zusätzlich erforderliche Angaben bei einem Umwandlungsantrag

»7. Zusätzliche Angaben bei einem Umwandlungsantrag

- Prognose unter Berücksichtigung von Motivation, Umstellungsfähigkeit, inneren und äußeren Veränderungshindernissen; ggf. auch bezüglich der Bezugspersonen
- Weitere Ergebnisse psychodiagnostischer Testverfahren
- Bisheriger Behandlungsverlauf, Veränderung der Symptomatik und Ergebnis in Bezug auf die Erreichung bzw. Nichterreichung der Therapieziele; ggf. auch bezüglich der begleitenden Arbeit mit den Bezugspersonen« (Kassenärztliche Bundesvereinigung, 2020, S. 2).

Zeigt sich im Verlauf der Kurzzeittherapie, dass die psychotherapeutische Arbeit zur Erreichung der angestrebten Therapieziele einen weiteren Rahmen benötigt – sei es, weil sich die psychische Problematik als komplizierter und komplexer erweist, sei es, weil kleinschrittiger vorgegangen werden muss, weil bestimmte innerpsychische Ressourcen erst aufgebaut werden müssen, sei es, weil der Abbau von Ängsten oder der Aufbau von Vertrauen viel Zeit erfordern –, besteht die Möglichkeit, einen Umwandlungsantrag in eine LZT zu stellen. Dies kann bereits in der KZT 1 erfolgen oder aber spätestens bis zur 8. Sitzung der KZT 2. Der Leitfaden für den Bericht an die Gutachterin verlangt dafür folgende im Zitat oben aufgeführte Angaben.

Für den Punkt »Prognose unter Berücksichtigung von Motivation, Umstellungsfähigkeit, inneren und äußeren Veränderungshindernissen; ggf. auch bezüglich der Bezugspersonen« gelten dieselben Ausführungen, die wir in Kapitel 5.6 zu diesem Thema gemacht haben.

Den bisherigen Behandlungsverlauf zusammenzufassen, stellt dabei eine besondere Herausforderung dar. Einerseits darf er nicht nur aus einer Aufzählung oder Aneinanderreihung von Therapiemethoden oder -techniken bestehen, die dem Klienten gewissermaßen »appliziert« wurden, andererseits muss das komplexe Therapiegeschehen von mehreren Monaten auf die wesentlichen Veränderungslinien reduziert werden, die Quintessenz. Dies soll an zwei Beispielen veranschaulicht werden.

Herr K:

»7 Bisheriger Behandlungsverlauf, Veränderung der Symptomatik und Ergebnis in Bezug auf die Erreichung bzw. Nichterreichung der Therapieziele:

Zunächst reagiert Herr K sehr ausweichend, in den Sitzungen eine nüchterne Bestandsaufnahme seines bisherigen Studiums zu machen. Er kommt stattdessen auf mehrere aktuelle Konflikte mit Clubbesuchern zu sprechen, die ihn sehr verstört haben und an seiner Selbsteinschätzung zweifeln lassen. Er zeigt ein sehr starkes Bedürfnis nach Anerkennung für das, was er für andere tut (›gute Musik auflegen‹). Über eine Affektbrücke wird für ihn spürbar, dass er schon als Kind einiges ›veranstaltet‹ hat, um seine Mutter wieder aufzumuntern, damit oft scheiterte und dafür auch keine positive Beachtung erfahren habe. Er versteht, dass dadurch die negativen Kommentare, die er von Clubbesuchern erfährt, eine überhöhte Bedeutung für ihn bekommen, weil sie ihn an den Schmerz erinnern, in seiner Familie und ganz besonders von seiner Mutter mit seinen Bemühungen und Anstrengungen nicht gesehen worden zu sein. Es gelingt ihm in der Therapie, sich diesem Schmerz zu stellen, ihn nach und nach zuzulassen – was er zuvor als ›unmännlich‹ abgetan hatte. Er vermag nun besser zu erkennen, wie er dieses Gefühl ›des Nichtgesehenwerdens‹ auf alle seine Beziehungen (Freundin, WG, Kommilitonen) überträgt und letztlich damit alle, die sich um einen ernsthaften Kontakt mit ihm bemühen, vor den Kopf stößt. Motiviert durch diese Einsicht, führt er zwischen den Sitzungen ›Beziehungsklärungsgespräche‹ und macht dabei fast nur positive Erfahrungen. In der Timeline-Arbeit wird deutlich, wie er sich eine locker-charmante ›Kontaktoberfläche‹ zugelegt hat, um mit den vielen Orts-, Personen- und Beziehungswechseln in Kindheit und Jugendzeit zurechtzukommen, und dabei sein Bedürfnis nach einem echten, unverstellten Kontakt unbefriedigt blieb, sodass er sich zumeist als ›needy‹ (bedürftig) empfand, was er umso mehr zu verbergen versuchte, als er sich dafür schämte. Anhand der Timeline kann aber auch nachvollzogen werden, dass er schon immer auf einer eigenen ›Spur‹ unterwegs war, sein ganz eigenes Ziel verfolgte: ›Später etwas im kreativen Bereich zu machen‹. Sinnhaftigkeit und Bedeutung seines Studiums werden für ihn wieder klar und er zeigt eine neue Entschlossenheit, den Abschluss zu schaffen. Entmutigend ist es für ihn, nun schärfer zu sehen, wie weit er davon noch entfernt ist. Er fühlt sich richtig motiviert, befürchtet aber, den Antrieb bei aufkommenden Schwierigkeiten wieder zu verlieren. Es ist anzunehmen, dass er in altgewohnte Muster von unrealistisch überhöhten Selbstansprüchen, Frustration, Insuffizienzerleben und Resignation zurückfällt. Diese sollen in der weiteren Therapie aufgebrochen und durch funktionalere Muster mit größerem Selbstwirksamkeitspotenzial ersetzt werden. Dabei werden auch seine negativen Selbstüberzeugungen zu modifizieren sein. Er ist nun hoch motiviert, seine Konzentrations-, Lern- und Leistungsschwierigkeiten und die zugrunde liegenden emotionalen Blockaden in der Therapie anzugehen. Das depressive Rückzugsverhalten konnte Herr K durch die Therapie zunächst einmal aufgeben. Die damit verbundenen Verlassenheitsgefühle, Selbstzweifel und seine Angst, vielleicht niemals richtig irgendwo dazuzugehören, sind jedoch nach wie vor virulent.«

Wie in diesem Fall ist es möglich, einen Umwandlungsantrag bereits nach der KZT 1 oder nach einer Akutbehandlung zu stellen. Dementsprechend werden dann 24 Sitzungen nach EBM 35435 beantragt. Der komplette Umwandlungsantrag auf eine systemische Langzeittherapie für Herrn K ist in Anhang 6 zu finden.

Herr L:
»**7 Bisheriger Behandlungsverlauf, Veränderung der Symptomatik und Ergebnis in Bezug auf die Erreichung bzw. Nichterreichung der Therapieziele:** Die Selbstwahrnehmung eigener Gefühle und Bedürfnisse war für Herrn L blockiert, er sah sich fast ausnahmslos durch die Augen und Bewertungen seiner Frau. Sein defizitäres Selbstbild korrigierte sich und liebevoll-annehmende Selbstanteile wurden aktiviert. Er konnte eine positivere Sicht auf sich, seine Rolle als Vater und seine Bedeutung für die Familie entwickeln. Im Rahmen der Biografiearbeit wurde an seiner noch entwicklungsfähigen Auseinandersetzungs- u. Konfliktfähigkeit (›sich für sich selbst einsetzen‹) gearbeitet. Konfliktumgehungs- oder Ausweichstrategien gegenüber der ›Übermacht‹ der Frauen in der Herkunftsfamilie wurden von ihm damals als erfolgreiche Strategie wahrgenommen. In der Beziehung zu seiner Frau ist dies jedoch dysfunktional und verhindert die gemeinsame Problembearbeitung und Lösungsfindung. In einer gemeinsamen Paarsitzung wurde es möglich, aufzuzeigen, wie sie sich mit ihren jeweiligen Kommunikationsstilen gegenseitig immer wieder ›verfehlen‹ und der Berg an Enttäuschungen dadurch immer weiterwächst. Übungen zum aktiven Zuhören und Hineinversetzen in den anderen führten zu emotional dichten Momenten, haben aber noch keinen nachhaltigeren Einfluss auf die Kommunikation des Paares. Konstruktive Impulse für eine Verbesserung des gemeinsamen Lebens wurden von beiden eingebracht und mit resignativen Äußerungen des anderen beantwortet. Es zeigte sich ein kollusives Muster um die Befriedigung von Bedürfnissen nach Sicherheit, Versorgung und bedingungsloser Liebe. Mit der Verabredung zu weiteren Paar-

sitzungen wurde zunächst im Einzelsetting weitergearbeitet. Die Ehefrau befindet sich ebenfalls seit mehreren Jahren aufgrund einer Angststörung in einer Verhaltenstherapie. Herr L berichtet inzwischen von Aktivitäten/Unternehmungen mit Frau und Tochter oder auch der Tochter allein, die er initiierte und die das Verhältnis zu seiner Tochter spürbar verbessert hätten. Andererseits versuche er auch nicht mehr, die Augen davor zu verschließen, dass es vielleicht doch noch eines Tages zur Trennung kommen könnte. Mit jedem neuen Colitisschub seiner Frau kämen seine Zukunftsängste wieder. Seine Arbeitsleistung im Homeoffice leide unter diesen Umständen, seine niedergedrückte Stimmungslage sei nahezu unverändert. In den Sitzungen zeigt er mittlerweile auch energischere und humorvollere Seiten. Eine deutliche Symptomverbesserung ist angesichts der anhaltenden Beziehungsschwierigkeiten des Paares und des Krankheitsgeschehens der Frau momentan kaum erwartbar. Es wurden annehmende Selbstanteile des Patienten gestärkt und er gewann deutlich an Selbstbewusstsein und Auseinandersetzungsfähigkeit. Bei der Entwicklung der Wahrnehmung eigener Bedürfnisse und Grenzen benötigt er weiterhin therapeutische Unterstützung. Das bisher Erreichte soll vertieft und gesichert werden und bildet eine gute Grundlage für die anstehenden gemeinsamen Gespräche mit seiner Frau.«

5.8 Bericht zum Fortführungsantrag

Dieser wird von den Krankenkassen nur in seltenen Fällen verlangt: Wenn z. B. ein Erst- oder Umwandlungsantrag auf Langzeittherapie wegen Verfristung nicht begutachtet wurde oder wenn die Gutachterin gegenüber der Krankenkasse vermerkt, dass sie im Fall einer Fortführung einen weiteren Bericht haben möchte. Die Fragen sind im Wesentlichen dieselben wie bei einem Umwandlungsantrag. Der Leitfaden PTV 3 gliedert die Punkte wie folgt:

- »Darstellung des bisherigen Behandlungsverlaufs seit dem letzten Bericht, Veränderung der Symptomatik und Behandlungsergebnis in Bezug auf die Erreichung bzw. Nichterreichung der Therapieziele; ggf. auch bezüglich der Einbeziehung der Bezugspersonen
- Aktuelle Diagnose/n gemäß ICD-10 und aktueller psychischer Befund, weitere Ergebnisse psychodiagnostischer Testverfahren
- Begründung der Notwendigkeit der Fortführung der Behandlung, weitere Therapieplanung, geänderte/erweiterte Behandlungsziele, geänderte Behandlungsmethoden und -techniken, Prognose, Planung des Therapieabschlusses, ggf. weiterführende Maßnahmen nach Ende der Therapie« (Kassenärztliche Bundesvereinigung, 2020, S. 2).

Hier wiederholen sich die Punkte, die wir in den Kapiteln 5.6 und 5.7 ausgeführt haben.

Da es sich jedoch um das letzte genehmigungsfähige Stundenkontingent handelt und damit die Höchstgrenze erreicht wird, sind zusätzliche Angaben zur Planung des Therapieabschlusses zu machen.

> »Die bevorstehende Beendigung der Therapie soll rechtzeitig thematisiert, das bisher mit der Therapie Erreichte gesichert und Möglichkeiten des weiteren Umgangs mit offen gebliebenen Themen sowie mit einer etwaigen Restsymptomatik mit der Patientin besprochen werden« (Kassenärztliche Bundesvereinigung, 2020, S. 2).

In ganz besonders begründeten Fällen kann auch ein Antrag auf weitere Stunden über das Höchstkontingent hinaus gestellt werden. Dies sollte aber eine absolute Ausnahme darstellen. Der Behandlungsplan ist zu Beginn einer Therapie grundsätzlich so anzulegen, dass nur solche Ziele mit der Klientin vereinbart werden, die in einer Kurz- oder Langzeittherapie realistischerweise auch erreicht werden können.

6 Mehrpersonensetting oder Heilung als Gemeinschaftsleistung

Jedes Problem ist eine ungewollte oder
unbewusste Gemeinschaftsleistung.
Jede Heilung oder Lösung kann eine gewollte und
bewusste Gemeinschaftsleistung sein.
(So oder so ähnlich haben wir diese Idee
von Jochen Schweitzer gelernt.)

Jochen Schweitzer bringt hier eine Kernidee des systemischen Ansatzes auf den Punkt. Die Entstehung von Problemen ist keine individuelle Angelegenheit, sondern das Ergebnis einer ungewollten, meist unbewussten Gemeinschaftsleistung. Die Heilung oder Lösung ist leichter und wahrscheinlicher, wenn dies nun ebenfalls als Gemeinschaftsleistung erfolgt – nur dieses Mal als eine bewusste und gewollte Gemeinschaftsleistung! Schweitzer-Rothers (2014, S. 84) führt auf, dass empirische Befunde den Vorteil von Mehrpersonensettings (MPS) aufzeigen (Effektstärke körperbezogener Interventionen steigt, weniger medizinische oder psychiatrische Anschlussbehandlungen, die Drop-out-Quote bei Drogentherapien sinkt).

Dementsprechend spielte dieses Paradigma bei der Anerkennung der systemischen Therapie durch den Wissenschaftlichen Beirat Psychotherapie (WBP) eine zentrale Rolle. Grundlage der Expertise zur systemischen Therapie für den WBP war folgende Definition:

> »Systemisches Denken sucht das Verhalten von Elementen nicht isoliert aus deren inneren Eigenschaften, sondern aus den Relationen zwischen diesen Elementen zu erklären. Für die Psychotherapie bedeutet dies, dass psychische Störungen und Strukturen ebenso wie psychotherapeutische Behandlungsphänomene – etwa Behandlungsmotivation, Widerstand, Behandlungsabbrüche – nicht als in einem Systemmitglied (dem Patienten) lokalisierte Phänomene betrachtet werden, sondern als interaktionell (zwischen Patient, Familie, Behandlern) erzeugte Gemeinschaftsleistungen« (Schweitzer, Beher, von Sydow u. Retzlaff, 2007, zitiert nach Retzlaff, 2022a).

Heilung als bewusste kollektive Gemeinschaftsleistung zu realisieren, damit begannen Anfang der 1950er Jahre Pioniere des systemischen Ansatzes wie Virginia Satir oder Murray Bowen in den USA. Damit wurde der systemische Ansatz in Therapien und Beratungen in die Welt gebracht.

Wenn es einen Grund gibt, dass systemische Therapie mit weniger Sitzungen auskommt, um erfolgreich zu sein – immerhin wird dies oft behauptet und führt schließlich dazu, dass die Behandlungskontingente für die Langzeittherapie erheblich kleiner sind als für die drei anderen zugelassenen Psychotherapieverfahren –, dann liegt dieser Grund wohl wesentlich im Mehrpersonensetting mit seinen vielfältigen Möglichkeiten.

Wir wollen hier Möglichkeiten des MPS innerhalb einer Einzeltherapie bzw. vor allem in der Probatorik vorstellen. Unsere Erfahrungen aus der eigenen Praxis, aus Supervisionen und aus der Arbeit in der Ambulanz eines Ausbildungsinstituts bilden den Hintergrund. Wir glauben, dass unsere Diskussion des Themas »Mehrpersonensetting innerhalb einer Einzeltherapie« noch deutlich von gesicherter konkreter Empfehlung oder einer fertigen Konzeption entfernt ist. Um das Bild vom Prokrustesbett vom Beginn des Buches aufzugreifen: MPS innerhalb einer individuumbezogenen Krankschreibung und Finanzierung der Therapie ist eine Herausforderung[66] für Systemiker. Das wirft Fragen auf:

- Wann und an welcher Stelle der Einzeltherapie werden sinnvoll MPS vorgeschlagen?
- Welche offenen oder verdeckten Aufträge hat der Klient an die Therapeutin in Bezug auf das geplante MPS? Welche Aufträge gibt die Therapeutin sich selbst? Welche Aufträge geben andere Personen des Umfeldes – offen oder verdeckt – der Therapeutin in Bezug auf ein geplantes MPS?
- Wie kann die Therapeutin mit den Unterschieden im Hinblick auf Beziehungsaufbau, Vertrautheit und Vertrauen zwischen ihrem Klienten und den neu dazu geladenen Personen umgehen?
- Welche Rolle haben die neu dazu Geladenen bei einem MPS innerhalb einer Einzeltherapie? Sind sie eher Beobachter, die vielleicht bereit sind, zu berichten und andere Perspektiven beizusteuern? Sind sie eher Berater im Sinne eines Konsiliarius für die Therapeutin und den Klienten? Sind sie – wie in einer Familientherapie oder Paartherapie – völlig gleichberechtigte Mitglieder eines Klientensystems? Oder unterstützen sie den Klienten, in seinem Alltag neue Lösungen zu finden, oder helfen sie direkt, Vorhaben zu realisieren?
- Wie geht die Therapeutin in einem MPS innerhalb einer Einzeltherapie damit um, wenn der Klient Konflikte mit Menschen hat und diese in die Therapie einlädt? Macht sie dann eine Konfliktmoderation oder steht sie loyal zum Klienten?
- Wie geht die Therapeutin mit Allparteilichkeit, Neutralität, Loyalität in einem MPS innerhalb einer Einzeltherapie um? Was bedeutet das für den

66 Herausforderung ist die aktuelle Ausdrucksweise für ein Problem.

Klienten und seine Beziehung zur Therapeutin? Was bedeutet das für die anderen Eingeladenen und ihre Beziehung zum Klienten und zur Therapeutin?

- Was bedeutet es, eine Paartherapie oder eine Familientherapie durchzuführen, obwohl eine Einzeltherapie für den Klienten bestellt und bezahlt wird? Wann geht das zulasten des Klienten, der ja auch unabhängig von aktuellen Beziehungskonstellationen eigene Themen und einen eigenen Therapiebedarf hat? So bald wird ihm keine neue Therapie von der Kasse finanziert werden.

Eine durch die Krankenkasse finanzierte Therapie, verbunden mit dem Gedanken der Krankheit/Störung eines Menschen und dessen Heilung, ist eben nicht das Gleiche wie eine Familientherapie oder Paartherapie, privat finanziert oder in einem Beratungsdienst angeboten. Letzteres impliziert, dass das System sich mehr oder weniger einig ist, gemeinsam ein Problem zu haben, mindestens daran beteiligt zu sein und gemeinsam an der Lösung zu arbeiten oder mindestens an einer Lösung mitzuarbeiten.

Wir könnten noch weitere Fragen aufwerfen, mit denen die Systemikerin konfrontiert ist, die innerhalb einer Einzeltherapie mit dem Mehrpersonensetting arbeitet. Aus unserer Sicht gibt es auf diese Fragen bisher keine sehr befriedigenden Antworten. Einige Anregungen wollen wir hier geben. Aus unserer Sicht hat mit Zulassung der systemischen Therapie vor ca. fünf Jahren ins kassenfinanzierte Gesundheitswesen der Reflexionsprozess zu diesen Fragen unter systemischen Therapeuten begonnen.

Tatsächlich beobachten wir, dass sich im Gesundheitswesen eine systemische Therapieform entwickelt, in der das Mehrpersonensetting sehr selten genutzt wird und nur manchmal in eine Serie von einzeltherapeutischen Sitzungen eingestreut wird.[67] Diese Entwicklung hat verschiedene Gründe.[68]

Strukturelle Gründe:

- Die notwendige Diagnose eines Versicherten zur Kostenübernahme durch die Krankenkasse hat zur Folge, dass seine Diagnose, seine Biografie, seine sozialen Beziehungen und seine inneren Muster im Fokus stehen. Dafür

67 Wir erleben das selbst und in Gesprächen mit Kollegen, die an der HAiP und auch anderen Instituten die systemischen Approbationsausbildungen anbieten.

68 Viele der nachfolgenden Ideen sind in Diskussionen von uns mit systemischen Kolleginnen und Kollegen entstanden. Besonders möchten wir erwähnen: Inge Liebel-Fryszer, Jan Bleckwedel, Kurt Hahn, Hans-Werner Eggemann-Dann, Wolf Ritscher, Petra Girolstein, Anna Trusheim, Lisa Hartke und vor allem all die anderen Lernenden an der HAiP, mit denen wir uns in den letzten fünf Jahren auseinandersetzen durften.

muss Zeit aufgewendet werden. Im systemischen Erklärungsmodell, wie im PTV 3 gefordert und in Kapitel 5 dargestellt, ist der Fokus durchaus auf das Innere gelegt: Bedeutungsgebung, intrapsychische Interaktions- und Kommunikationsmuster. Wir bemerken zudem bei Supervisionen von Therapien in der Ausbildungsambulanz, dass gehäufte Einzelsitzungen dazu führen, dass das innere System der Klientin zunehmend in den Fokus rückt und die Beziehungsstrukturen ihres sozialen Systems in den Hintergrund geraten. Das ist nicht zu kritisieren, aber es schafft natürlich eine Aufmerksamkeitsfokussierung im Verbund mit anderen Faktoren, die wir hier darstellen, in Richtung weiterer Einzeltherapie.

- Der zeitlich umfangreichste Teil der Ausbildung besteht aus der Praktischen Tätigkeit (PT). Diese wird deutlich überwiegend in Kliniken absolviert. Tatsächlich wird in Kliniken sehr selten im MPS gearbeitet. Systemisch ausgerichtete Kliniken gibt es nur sehr wenige. Entsprechend kann auch wenig Anleitung und Unterstützung für die Lernenden in Bezug auf MPS gegeben werden. Viele Kliniken sind weiter weg vom Wohnort der Klienten (z. B.: Reha). Da ist es rein praktisch gesehen sehr aufwendig, ein MPS zu organisieren.
- Konzepte für die Kombination von klinischer Einzelbehandlung und MPS sind wenig vorhanden und werden wenig entwickelt – gleichwohl gibt es sie vereinzelt. Wie, in welcher Form, mit welchem Ziel, unter welchen Voraussetzungen nun die Kombination zwischen kassenfinanzierter Einzeltherapie und kassenfinanziertem MPS aussehen kann, ist bisher kaum konzeptionsmäßig entwickelt. Die Erfahrungen damit werden gerade gemacht. Dieses Feld entwickelt sich aktuell. Aber fertige, erprobte und vielleicht sogar evaluierte Konzepte liegen noch nicht vor.
- Die Entlohnung eines MPS ist genauso hoch wie die einer einzeltherapeutischen Sitzung. Planung, Vorbereitung, Nachbereitung eines MPS ist gleichwohl wesentlich zeitaufwendiger und zudem auch energetisch aufwendiger und oft emotional strapaziöser für die Therapeutin. Natürlich hat dieser ökonomische Aspekt auch praktische Folgen: Wie viele MPS kann ich mir leisten? Was bedeutet das für mein Einkommen? Was bedeutet das für meine Energie? Was für meine Psychohygiene?
- Systemische Arbeit ist nicht nur Familientherapie, sondern auch Netzwerkarbeit, Arbeit im Verbund, nicht nur mit Angehörigen, sondern auch mit anderen Institutionen, unter Umständen mit Partnern in der Community. Wie rechne ich solche Arbeit ab? In welchem Umfang sind »runde Tische« mit anderen Helfern und Akteuren der Community möglich? Und kommen diese auch? Wer zahlt dem behandelnden niedergelassenen Psychiater (oder

dem Hausarzt, dem vorbehandelnden Psychiater der Klinik, dem Bezugspfleger der Tagesklinik) ein Treffen in Präsenz mit dem Klienten und seiner Therapeutin in ausreichender Höhe? Reicht ein Telefonat, um Erfahrungen mit aktueller Medikation, bisheriger psychosozialer Unterstützung, bisherigen Erfahrungen zum Umgang des Klienten mit Hilfsangeboten zu besprechen? Ist das sinnvoll ohne das Beisein des Klienten? Gegen Informationsaustausch ohne Anwesenheit des Klienten spricht unseres Erachtens einiges!

Erwartungshaltung der Klienten:

- An anderer Stelle erwähnten wir, dass viele Klienten gern einzeltherapeutische Sitzungen haben wollen und diese erwarten.[69] Sie haben lange auf einen Therapieplatz gewartet und lange ohne Unterstützung mit ihrem Leiden leben müssen. Jetzt wollen sie auch etwas für sich haben und mögen nicht gleich wieder die Aufmerksamkeit und Zuwendung ihrer Therapeutin teilen.
- Gesellschaftlich ist Therapie – auch nach ca. 70 Jahren systemischer Therapie – wesentlich mit Einzeltherapie verbunden. Der Paradigmenwechsel hin zu systemischen Konzepten – wie eingangs zitiert und skizziert – ist nur bei einem kleinen Teil der Bevölkerung angekommen.
- Klienten auf der Suche nach einem Therapieplatz suchen nur sehr selten speziell eine systemische Therapie. Sie leiden und suchen Hilfe und nehmen, was ihnen zuerst angeboten wird. Wir führen diese Erwartungshaltung von Klienten am Ende des Kapitels 6.1 näher aus.

Ausbildung:

- Auf das Dilemma, dass der umfangreichste Teil des gesetzlich vorgeschriebenen Curriculums (PT) in Kliniken und Praxen stattfindet, in denen das MPS kaum vorkommt, haben wir oben bei den strukturellen Faktoren schon hingewiesen.
- Für die Arbeit mit Familien oder Paaren braucht man, neben Leidenschaft und Überzeugung, sowohl spezielles Wissen (Entwicklung und Dynamik von Familiensystemen; von Paarsystemen, von anderen gerade in den letzten Jahren gesellschaftlich entstehenden Gemeinschaftsformen) als auch Können. Das Handling von MPS muss erfahren und erlebt, erlernt und immer wieder geübt werden. Wird das nicht angeleitet und unterstützt, machen die Lernenden keine guten Erfahrungen damit, sondern eher Erfahrungen

69 Auch aus anderen Arbeitskontexten (Beratungsstellen) kennen wir das Problem und wissen, dass es zeitlich und energetisch aufwendig ist, die Klienten und ihre Angehörigen davon zu überzeugen, sich auf ein MPS einzulassen. Zudem erfordert es Erfahrung und Wissen, wie man diese Überzeugungsarbeit gut leisten kann.

von Hilflosigkeit. Das kann leicht dazu führen, aufzuhören, MPS anzubieten und es sich zuzutrauen.

- In den Ausbildungen wird dieses spezielle Wissen bislang kaum vermittelt, weil das Psychotherapeutengesetz in seinen Anforderungen den Fokus auf die individuellen Störungsbilder des ICD und auf Diagnostik legt. Familien- oder Paardiagnostik kommt nicht vor. Was fast komplett fehlt, ist das Training von MPS, wie dies etwa mit Live-Supervisionen in systemischer Ausbildung außerhalb der Approbationsausbildung festgeschrieben ist. Wenn man die Anforderungen ans Curriculum im Gesetz liest, dann bleibt nur wenig Zeit, in der solch intensives Training angeboten werden kann.

Gleichwohl finden wir die momentane Entwicklung spannend, weil – neben den strukturellen Hindernissen für das MPS – auch wichtige inhaltlich-konzeptuelle Fragen auf dem Tisch liegen. Systemische Therapie, kassenfinanziert im Gesundheitswesen, ist gerade einmal fünf Jahre alt. An der Entwicklung und Veränderung der systemischen Therapie in diesem Rahmen zu arbeiten, ist eine Herausforderung und spannend. Fertige Lösungen liegen noch nicht vor. Unser Buch, aber besonders dieses Kapitel soll ein Beitrag zu dieser Entwicklung sein.

6.1 Zu welchem Zeitpunkt ist ein Mehrpersonensetting sinnvoll?

> »Die oben angegebene Kommission empfiehlt, möglichst das Erst- oder Zweitgespräch als Familiengespräch zu führen und danach je nach Thema und Sitzung wechselnde Teilnehmerschaften zu nutzen.«[70]
> (Schweitzer-Rothers, 2014, S. 87)

Diese Aussage finden wir wichtig und möchten sie als einen Ausgangspunkt für die Reflexion des Zeitpunktes eines MPS nutzen. Gerade zu Beginn einer Therapie, in den probatorischen Sitzungen, werden Grundlagen für das Fallverstehen und für die Richtung, in die sich die Therapie entwickelt, gelegt. Die freiwillige Reduktion auf eine Informationsquelle, eine einzige Sichtweise, eine Narration, nämlich die der alleinig anwesenden Klientin, macht die Grundlagen der Arbeit unsicher. Wir verzichten auf eine multiperspektivische Betrachtung der Symptome, des sozialen Kontextes der Symptome, ihre möglichen Ursachen,

70 Es handelt sich um die Leitlinienkommission Paar- und Familientherapie (Scheib u. Wirsching, 2003) der Arbeitsgemeinschaft der Wissenschaftlichen Medizinischen Fachgesellschaften (AWMF). Wir zitieren diese Kommission noch mal als Eingangstext zu Kapitel 6.3. Die Kommission gibt auch wertvolle Hinweise, in welchen therapeutischen Situationen MPS besonders sinnvoll ist.

vorhandene Belastungen und Ressourcen, Beziehungsstrukturen sowie die verschiedenen Bedeutungsgebungen im Lebenskontext der Klientin.

> »Die Devise von Pinsof et al. lässt sich (in eigenen Worten des Autors des vorliegenden Beitrags) so zusammenfassen: ›Beginne mit dem, was am einfachsten und schnellsten zu Veränderungen führen kann. Wenn das nicht ausreicht, gehe zum nächsten (anspruchsvolleren und langsameren, aber tieferen und intensiveren) Setting über‹. Provozierend mag nun für manchen Leser sein, was Pinsof et al. für das einfachste und schnellste Mittel zur Veränderung halten (und was der Autor des vorliegenden Beitrags in eigenen Worten so zusammenfassen möchte): ›Beginne mit der Familie oder der Gemeinde und versuche das Verhalten der Betreffenden positiv zu beeinflussen. Wenn das nicht hinreicht, bewege Dich sukzessive über Paar- zur Einzeltherapie und vom Verhalten zu körperlichen und emotionalen Prozessen, von Herkunftsfamiliendynamiken schließlich zu psychodynamischen und selbstpsychologischen Therapiefokussen‹. An der beobachtbaren Interaktion orientierte Familientherapie ist hier die Methode der ersten Wahl. Tiefenpsychologische Einzeltherapien bekommen in diesem Modell den Status von etwas, was man erst am Ende versuchen sollte, wenn alles andere nicht geholfen hat« (Schweitzer-Rothers, 2014, S. 86).

Beginnen wir sehr intensiv mit dem einzeltherapeutischen Setting verzichten wir wie oben aufgeführt auf andere Narrationen. Zudem verzichten wir darauf, mögliche Veränderungen von konkreten Beziehungen der Klientin zu erreichen, die sich positiv auf ihre Symptome auswirken. Das kann zu Umwegen, Fehleinschätzungen führen. Oft werden so konkrete mögliche Unterstützungen zu Veränderung oder auch Entlastung durch dazu bereite Menschen aus dem sozialen System der Klientin gar nicht gesehen. All diese praktischen Erfahrungen aus Familien- oder Systemtherapien machen die Botschaft und das Ergebnis des Forschungsansatzes von Pinsof und seiner Gruppe sehr plausibel. Danach ist Einzeltherapie nicht das Mittel der *ersten Wahl,* sondern wird erst nötig, wenn das Mehrpersonensetting an seine Grenze gestoßen ist. Das Mehrpersonengespräch, ein Paargespräch, ein Familieninterview schon in der Probatorik einer systemischen Therapie ist ein sinnvoller Therapiestart, um erfolgreich und zeitökonomisch zu arbeiten. Nach dem obigen Zitat von Schweitzer-Rothers ist einzeltherapeutische Arbeit demnach erst angesagt, wenn die Ressourcen des Lebenskontextes der Klientin hinreichend exploriert, einbezogen, aktiviert und nutzbar gemacht wurden. Danach kann sicherer entschieden werden, ob weitere MPS Sinn machen, welchen Zweck sie haben können, in welchem Umfang sie Platz in der Therapie finden sollen und welche Abstände sinnvoll sind. In dem MPS in der Probatorik zeigt sich realistischer, wie viel Bereitschaft und vor allem welche Bereitschaft zur Mitarbeit von Menschen des Lebenskontextes besteht. Dadurch wird die Planung einer systemischen Therapie »bodenständiger«.

Einschränken würden wir das allerdings, wenn im Überweisungskontext klar ist, dass andere Maßnahmen im Mehrpersonensetting schon zuvor gelaufen sind.[71] Diese gilt es zu würdigen und ernst zu nehmen. Wertschätzende, respektvolle und offene Kooperation mit anderen Unterstützungssystemen ist hier schon in der Probatorik angemessen. Diese Gespräche mit anderen aktuellen oder früheren Unterstützerinnen oder Überweisern sind sinnvoll, weil wir dann mehr über das Inanspruchnahmeverhalten von Unterstützungsangeboten der Klientin erfahren und unter Umständen, ob andere Helfer die Therapie zur Bedingung für etwas gesetzt haben und was diese Helfer von der Therapie erwarten. Gerade der systemische Therapieansatz legt solche Kontextarbeit nahe. Dies wird auch aus den Zitaten der Forschergruppe um Pinsof deutlich. Wir sind dann nicht die ersten und vielleicht nicht die einzigen Helfer im gesamten Unterstützungsprozess und die Einzeltherapie kann ganz im Sinne von Pinsof (Zitat oben) sinnvoll geworden sein, nachdem andere Ansätze nicht ausgereicht haben.

Eine 28-jährige Frau kommt in die Therapie mit einer Borderlinediagnose. Sie lebt mit ihrer sechsjährigen Tochter zusammen. Die Tochter zeigte in der Kindertagesstätte Auffälligkeiten im Sozialverhalten und phasenweise erschien die Tochter den Erzieherinnen unterversorgt. Unter Hinzuziehung einer insoweit erfahrenen Fachkraft für Kindesschutz wurde in der Einrichtung ein Schutzkonzept mit der Mutter nach § 8a erstellt. Trotzdem war in der Folge die Einbeziehung des Jugendamtes notwendig. Es wurde eine sozialpädagogische Familienhilfe installiert mit dem Auftrag, die Erziehungsfähigkeit der Mutter zu fördern, und die Tochter besuchte eine sozialraumbezogene sozialpädagogische Kindergruppe, um ihre Sozialkompetenzen zu fördern. Diese Maßnahmen waren durchaus erfolgreich, aber Zeiten, in denen die Klientin die Versorgung des Kindes nicht aufrechterhalten konnte, gab es weiterhin. Im Hilfeplangespräch mit dem Jugendamt wurde für etwaig erforderliche stationäre Aufenthalte der Mutter mit einem engagierten älteren Ehepaar in der Nachbarschaft eine Patenschaft und die Möglichkeit der Aufnahme der Tochter bei ihnen vereinbart und der Mutter eine eigene Psychotherapie nahegelegt.

---

71 Das können MPS im Jugendamt oder in einer der oben aufgezählten Beratungsstellen sein ebenso wie MPS im Rahmen einer Klinikbehandlung oder einer Tagesklinik.

In diesem Beispiel wurden im Sinne von Pinsof zunächst weniger intensive Hilfen unter Einbezug von Ressourcen in der Gemeinde genutzt. Die Einzeltherapie ist in dieser Kette zu sehen. Direkte Kooperation mit anderen Helfern ist hier sinnvoll, um deren Beobachtungen als Feedback (sozialpädagogische Familienhilfe, Erzieherinnen) zu nutzen. So könnte eine gemeinsame Sitzung in Form eines »runden Tisches« mit anderen beteiligten Helfern ein sinnvolles Mehrpersonensetting in der Probatorik sein.

Wir sollten auch den Erwartungshorizont von Klientinnen im Gesundheitswesen berücksichtigen. Klientinnen haben manchmal den starken Wunsch, erst einmal viel Raum in der Therapie und die ungeteilte Aufmerksamkeit des Therapeuten ganz für sich zu erhalten, vor allem wenn sie lange auf ihren Therapieplatz gewartet haben. Es liegt somit nicht allein in der Hand des Therapeuten, ob ein MPS in der Probatorik stattfindet. Die Klientin muss in den Entscheidungsprozess einbezogen werden. Die Idee des MPS muss anschlussfähig gemacht werden. Dafür kann bei manchen Klientinnen zunächst gegenseitiges Kennenlernen, Explorieren der Beschwerden und rudimentäre Kenntnis des Lebenskontextes nötig sein.

Die Klientin leidet an sozialen Ängsten und hat große Mühe, überhaupt in die Therapie zu kommen. Sie fürchtet sich, das Haus zu verlassen. Neue Menschen zu treffen, bereitet ihr immer Angst und Stress. Und natürlich ist ihr Umfeld durch die Angstsymptomatik stark beeinträchtigt und beteiligt. In den beiden ersten Sitzungen kann Kennenlernen stattfinden, die Beschwerden können exploriert werden und eine Family-Helper-Map kann rudimentär erstellt werden. Anhand dieser Map kann der Therapeut die Klientin fragen, welcher Mensch aus der Map wohl am meisten über die Angst berichten kann, wer wohl den größten Beitrag leisten könne, dass sie Ängste überwindet, wer nach ihrem Empfinden am leichtesten und unkompliziertesten eingeladen werden könne, bei wem es ihr besonders leichtfallen würde, ihn/sie in der Therapie dabei zu haben, bei wem es besonders schwer für sie wäre, ihn/sie mit in die Therapie zu nehmen. Alles das kann eine mögliche Vorbereitung sein, damit Menschen ihres Lebenskontextes sinnvoll ausgewählt werden können und der »Tanz um das Symptom« auch für die Klientin ein nachvollziehbar wichtiges Thema für ein MPS ist. Zwei Einzeltherapiesitzungen haben die Angst und den Stress der neuen Situation deutlich reduziert, ihr wurde deutlich, dass andere in die Symptomatik einbezogen sind und genutzt werden können, um sie zu unterstützen, die Ängste neu und anders anzugehen. Dadurch besteht eher eine Bereitschaft, sich auf ein MPS einzulassen. Schließlich stimmt sie zu, ihren Freund mitzubringen, da dieser sehr betroffen ist, wenn sie gemeinsam zu einer Einladung gehen wollen und im Vorfeld solcher Unternehmungen ihr Vermeidungsverhalten in der Beziehung eine große Rolle spielt.

Auch an dieser Stelle sollte abgewogen, verhandelt und gemeinsam kontaktiert werden. Es bleibt aber die Empfehlung, aus all den voranstehenden Überlegungen schon innerhalb der Probatorik einer systemischen Therapie für ein MPS zu werben und es – wenn möglich – zu realisieren. Fazit: Wenn es nicht die erste oder zweite Sitzung ist, dann kann ja die dritte oder vierte Sitzung der sinnvolle Platz sein. Aber MPS schon innerhalb der Probatorik macht in einer systemischen Therapie – auch im Gesundheitswesen – Sinn. Seriöse Erfahrungen und Anregungen zur Settingkombination (siehe oben Pinsof) liegen in der systemischen Literatur durchaus vor, wenn auch nicht auf das deutsche Gesundheitswesen abgestimmt.

6.2 Themen eines Mehrpersonensettings, die gerade in der Probatorik sinnvoll sind

> »Systemische Therapie [...] bereichert aber die Landschaft der Psychotherapie durch eine Reihe neuer Konzepte, die wesentliche Unterschiede ausmachen und ganz neue Sichtweisen umfassen. Ein zentraler Aspekt dabei ist die Verortung des Problems in den Beziehungen. Traditionell werden psychische Störungen in der Person der Betroffenen lokalisiert. In der systemischen Therapie erfolgt die Erweiterung der Perspektive auf das relevante System, und die Verortung der Störung in den Beziehungen innerhalb dieses ist ein Königsweg (nicht der einzige) innerhalb der systemischen Therapie. [...]
>
> Familiäre Strukturen und Verhaltensmuster, gemeinsam geteilte Vorannahmen etc. sind wesentlich leichter zu beobachten und zu erfassen als relevante Faktoren innerhalb einer Person. [...] Das Familiensetting aber bietet die Möglichkeit, zeitgleich mit mehreren Personen Veränderungen anzustoßen, was die Erfolgschancen naheliegenderweise erhöht.«
> (Rotthaus, 2015, S. 115)

Wir brauchen in der Probatorik einer systemischen Therapie keine spezielle Hypothese, die ein MPS nahelegt. Die generelle Sicht des systemischen Ansatzes empfiehlt das Mehrpersonensetting in der Probatorik, da Störungen nicht ausschließlich im Individuum, sondern in den wesentlichen Beziehungen des Menschen zu verorten sind. Ein MPS in der Probatorik ermöglicht, zu verstehen, wie die Störung in das Beziehungsgeflecht hineinpasst. Im Folgenden einige Ideen dazu, welche Inhalte sich im MPS dazu besonders eignen.

6.2.1 Multiperspektivische Betrachtung des Problems und der Lösung

Gerade die unterschiedlichen Narrationen wesentlicher Bezugspersonen zur Symptomatik, ihrer Geschichte, möglicher Ursachen gibt gute Einblicke, in welchem Netz aus Ideen die Klientin lebt. Was denken die verschiedenen am Mehrpersonensetting beteiligten Personen dazu? Um das herauszufinden, könnten folgende Fragen hilfreich sein:

»Was ist aus Ihrer Sicht eigentlich das Problem?«
»Wann, bei wem und wo tritt es auf?«
»Wann, bei wem und wo tritt es nicht auf?«
»Was müsste passieren, damit das Problem noch stärker wird?«
»Wer müsste was machen, damit das Problem noch größer wird?«
»Gab es schon andere Helfer? Mit welchem Ergebnis wurden diese Versuche abgeschlossen oder beendet? Was wurde gelernt? Was wurde vermisst?«
»Was hat die Klientin bereits alles an Lösungen versucht? Mit welchem Ergebnis?«
»Was sind aus Ihrer Sicht wohl die Ursachen des Problems?«
»Was wäre aus Ihrer Sicht eine gute Lösung?«
»Und noch wichtiger: Wie kommt man wohl schnell dahin?«
»Was sollte aus Ihrer Sicht die Therapeutin tun? Was besser lassen?«
»Was sollte aus Ihrer Sicht die Klientin tun? Und was besser lassen?«
»Was könnten die anderen Beteiligten dazu beitragen? Und was sollten sie besser lassen?«
»Wie sind Sie bereit, (die Klientin) zu unterstützen? Gibt es konkrete Dinge, die Sie tun könnten und tun würden, damit (die Klientin) weiterkommt? Wenn wir hier herausfinden würden, was das sein könnte? Wären Sie bereit, es zu tun?«

Neben diesem Fragenkomplex ist es sinnvoll, die Bedeutungsgebungen (siehe dazu auch den Hintergrundtext »Systemanalyse«, ▶ S. 153 ff., und Hintergrundtext »Systemisches Erklärungsmodell«, ▶ S. 161 ff.) der verschiedenen wichtigen Menschen im Lebenskontext zu erfassen. Dabei geht es um Übereinstimmungen, aber auch Differenzen und Relevanz der Bedeutungsgebungen der verschiedenen Personen im System, die helfen zu verstehen, warum das Symptom Sinn macht.

»Welche Bedeutung haben die Symptome aus Ihrer Sicht für die Klientin?«
»Welche Bedeutung hat das Zusammenleben mit X für Sie? Was ist Ihnen da besonders wichtig? »Woran merken Sie, dass es für Sie stimmt?«

»Wie erleben Sie selbst die Symptomatik? Welches Gewicht haben die Probleme von X für Ihr Leben?«

»Was, würden Sie sagen, ist für Sie ein gelungenes Leben? Wann stimmt es für Sie im Leben?«

»Was hat sich in Ihrer Beziehung verändert, seit das Problem da ist?«

6.2.2 Den Tanz um das Symptom explorieren

Aus meiner Kinderzeit

Vaterglückchen, Mutterschößchen,
Kinderstübchen, trautes Heim,
Knusperhexlein, Tantchen Röschen,
Kuchen schmeckt wie Fliegenleim.

Wenn ich in die Stube speie,
Lacht mein Bruder wie ein Schwein.
Wenn er lacht haut meine Schwester.
Wenn sie haut, weint Mütterlein.

Wenn die weint, muss Vater fluchen.
Wenn er flucht, trinkt Tante Wein.
Trinkt sie Wein, schenkt sie mir Kuchen:
Wenn ich Kuchen kriege, muss ich spein.

(Joachim Ringelnatz, 2005)

Die meisten Symptome wirken sich auf die Beziehungen stark aus. Sie sind nicht nur in dem Klienten (im Körper und in der Psyche), auch die Kommunikation des Klienten und die Art und Weise, wie er gesellschaftliche Rollen ausfüllt, ändern sich meist in Situationen, in denen seine Symptome akut sind. Gleichzeitig verändert das Umfeld die Kommunikation und reagiert auf die Symptome und auf die veränderten Interaktionen des Klienten. Zudem reagieren die verschiedenen Menschen aus dem Umfeld unterschiedlich und reagieren wiederum auf die Reaktionen der anderen Beteiligten, worauf der Klient wieder reagiert, etc. So entsteht oft eine bestimmte Interaktionsfolge, die sich im System mit geringen Variationen meist wiederholt. Wir sprechen vom Tanz um das Symptom. Man kann das Ganze auch als verschiedene Akte eines Theaterstückes sehen und zusammen mit den Betroffenen in einem MPS szenisch darstellen. Man kann die wesentlichen Schrittfolge dieses Tanzes in mehreren Skulpturen darstellen:

> »Stellen Sie bitte eine Skulptur, die die Situation einfängt, wenn die ersten Anzeichen des Problems sichtbar werden. ... Wer reagiert jetzt als Erster darauf? ... Wie? ... Stellen Sie bitte die Veränderung nach der ersten Reaktion dar. ... Und wer reagiert in der neuen Skulptur wieder als Erster? ... Wie? ... Und wie verändert sich jetzt wieder das ganze Bild? ... Wem müssten Sie jetzt eine neue Position, Geste, Mimik usw. geben? ...«

Das Fallbeispiel auf ▶ S. 121 beschreibt einen solchen Tanz in fünf Akten. In der Regel sind dies für alle Beteiligten erhellende Arbeitsformen, die meist gern aufgegriffen werden. Darstellende Formen werden oft aufgegriffen, da die Reflexion von Beziehungen in einer Gruppe von Menschen anstrengend ist und für die meisten Beteiligten ungewohnt. Aber man kann den Tanz auch verbal erfragen (siehe 6.7). Im Folgenden eine Auswahl von Fragen zur Exploration des Tanzes um das Symptom:

> »Wenn die Störung auftritt (die depressive Stimmung, die Angst, die Zwangshandlungen, die Wutanfälle ...):«
> »Wer reagiert am stärksten darauf?«
> »Wer reagiert gar nicht darauf?«
> »Wer reagiert als Erster? Wie reagiert diese Person?«
> »Wer reagiert dann üblicherweise als Nächster? Und wie?«
> »Wer dann? Und wie?«
> »Wie wirkt sich das alles auf die gerade gezeigten Symptome aus? Auf den Klienten?«
> »Wie wirkt sich dieses Zusammenspiel auf die Beteiligten aus? Wie geht es Ihnen dabei? Welche Gedanken haben Sie?«
> »Was davon bringt es gar nicht?«
> »Was könnte man verändern? Wie? Was wollen Sie mal ausprobieren?«

6.2.3 Ressourcen im System erkunden

Wir können im MPS Ressourcen – wie etwa Wohnen, Arbeit, Freunde, persönliche Eigenschaften, Finanzen – erfassen. Auch hier interessieren wir uns für die

Sichtweisen von allen Teilnehmenden des MPS. Wertvolle neue Informationen sind gerade hier auch die Wahrnehmung von Ressourcen durch die Bezugspersonen der Klientin.

»Was läuft gut, was ganz besonders gut in Ihrem Zusammenleben?«
»Was sollte in Ihrem System bleiben, wie es ist?«
»Welche Ressourcen haben Sie als Familie?«
»Wie und wo erleben Sie zusammen Freude? Was ist ein echtes Highlight im Familienleben?«
»Welche besonderen Fähigkeiten liegen in (Name der Klientin)? Was kann sie gut? Was leistet sie im Zusammenleben? Was ist ihr besonderer Beitrag zum gelingenden Zusammenleben?«
»Welche besonderen Fähigkeiten, Talente haben andere aus dem Lebenskontext?«
»Mit welchen ganz konkreten Unterstützungen im Alltag könnte hier wer helfen? Wären diejenigen dazu bereit?«
»Welche Stärken hat das Lebenssystem sonst noch (Wohnsituation, Finanzen, Zeit, ideelle Werte, soziale Umgebung ...)?«

Dies ist besonders hilfreich, wenn die Klientin selbst keinen guten inneren Zugang zu Ressourcen hat oder auch das gesamte Lebenssystem der Klientin sehr problem- und defizitfokussiert ist. Ressourcen im MPS zu explorieren, eignet sich besonders zu Beginn eines MPS, weil es die oft vorhandene Problemtrance unterbricht, Offenheit für Neues und Kreatives fördert und eine gewisse Leichtigkeit in die Sitzung bringt.

6.2.4 Praktische Unterstützung organisieren

Sinn eines MPS ist immer zu erkunden, ob die Eingeladenen einen Beitrag zur Lösung beisteuern könnten und wollen. Beiträge zu Lösungen bestehen nicht nur darin, Sichtweisen und Ideen beizusteuern oder an Beziehungen zu arbeiten, sondern können auch in ganz konkretem Tun im Feld liegen.

Eine junge depressive Frau schafft es nicht, sich allein um eine neue Wohnung zu kümmern. Eine gute Freundin ist vielleicht bereit, sie bei der Wohnungssuche zu unterstützen ...

Unter einer ökosystemischen Perspektive kann im MPS nicht nur therapeutisch gearbeitet werden, sondern es kann auch sehr konkret Unterstützung für den Alltag aktiviert und organisiert werden.

Ein Klient (19 Jahre) kommt nach einem psychiatrischen Aufenthalt in die Therapie. Nach seiner Entlassung aus der Klinik hat er keine Aufgaben, verliert die Tagesstruktur, bekommt ganz lebenspraktische Anforderungen, die jetzt anstehen, nicht hin. Die Therapeutin hat zudem den Eindruck, dass seine Medikation ihn zu sehr sediert, als dass eine wirksame therapeutische Arbeit richtig gut möglich ist. Die Eltern des Klienten sind zwar motiviert, aber bildungsmäßig und sprachlich nicht sehr reflexionsfähig. Ihre Bereitschaft, sich und ihre Beziehungen zu reflektieren, ist dadurch deutlich gedämpft. Hier wären hypothesengeleitet zwei verschiedene MPS denkbar: Eine Sitzung mit dem Klienten und seinen Eltern. Der Vater hat einen Job als Kurierfahrer und hat den Sohn schon in der Vergangenheit manchmal mitgenommen. Dadurch steht der Sohn dann wirklich früh auf und bekommt Tagesstruktur. Man könnte schauen, ob der Vater sich in Absprache mit dem Sohn dazu aktivieren lässt, in einem verabredeten Zeitraum den Sohn täglich bei seinem Job mitzunehmen. Die Mutter ist Pflegerin und könnte direkte Unterstützung bei der Erledigung anstehender administrativer Aufgaben geben, wenn der Sohn zustimmt und bereit zur Kooperation ist. (Wir führen diese Idee in einer Falldarstellung in Kapitel 6.10.4 weiter aus.) Eine gemeinsame Sitzung mit der behandelnden Psychiaterin (live oder per Zoom) zusammen mit dem Klienten wäre sinnvoll, um die Medikation neu zu besprechen. Die Therapeutin könnte ihre Beobachtungen und der Klient dabei seine Ängste vor einer Reduktion der Medikation einbringen. Zusammen mit der Psychiaterin könnte eine Strategie abgesprochen werden.

Eine 43-jährige Klientin mit einer Angststörung verlässt nicht das Haus und traut sich auch den Weg zur Therapie nicht zu. Bisher sind daher nur Onlinesitzungen möglich gewesen. Sie deutet - nach einigem Druck durch ihren Therapeuten - an, sie könne sich den Weg zur Therapie in Begleitung einer Freundin vorstellen. Da sie stark zur Vermeidung neigt, hält der Therapeut es für sinnvoll, die Sache eingehender mit der Freundin und der Klientin zu besprechen. Man vereinbart eine Onlinesitzung zu dritt.

Ein depressiver Klient (45 Jahre) kommt nach Behandlung in einer Tagesklinik in die ambulante Therapie. Seine Symptome werden wieder stärker. In der Tagesklinik hat ihm Nordic Walking besonders gutgetan, vor allem wenn er es lange betrieben hat. Jetzt schafft er es nicht, damit zu starten. Der Therapeut geht mithilfe der Family-Helper-Map mit ihm durch, wer das ganz konkret mit ihm zusammen machen könnte. Sein Bruder ist an sportlichen Aktionen und Aktivitäten in der Natur interessiert.

Das Verhältnis war bis vor Kurzem gut. Man beschließt, ihn einzuladen, um seine Sicht auf die Situation kennenzulernen, aber auch, um zu überprüfen, ob er bereit wäre, regelmäßig zweimal die Woche als Personal Coach mit dem Klienten Nordic Walking zu machen.

Solche handlungsorientierte Interventionen unter Einbezug von Menschen aus dem familiären und nichtfamiliären Umfeld entsprechen einem ökosystemischen Ansatz. Die Möglichkeiten des MPS sind eben sehr vielfältig und liegen nicht nur in Veränderungen von Beziehungsstrukturen, Wahrnehmungen und Narrationen.

6.3 Hypothesengeleitete Mehrpersonensettings zu späteren Zeitpunkten der Therapie

»Die Leitlinienkommission Paar- und Familientherapie (Scheib u. Wirsching 2004) der Arbeitsgemeinschaft der Wissenschaftlichen Medizinischen Fachgesellschaften (AWMF) hat den Einbezug von Familien in folgende Situationen empfohlen:

- bei in ihren Problemen eng miteinander verbundenen Familien, insbesondere bei abhängig gebundenen Indexpatienten;
- bei familiärer Ko- und Multimorbidität, wenn mehrere Mitglieder zugleich kränkeln;
- wenn Familien sich als ›Opfer‹ der Krankheit eines ihrer Mitglieder beschreiben;
- wenn Hospitalisierung und Ausgrenzung vermieden werden sollen;
- wenn Familienmitglieder als hilfreiche ›Kotherapeuten‹ dienen wollen und können« (Schweitzer-Rothers, 2014, S. 87).

Im weiteren Verlauf der Therapie nach der Probatorik kann ebenfalls hypothesengeleitet ein MPS sinnvoll werden.

Ein 50-jähriger Mann mit der Diagnose mittelgradige Depression berichtet nach bisher erfolgreicher Therapie von nun zunehmend eskalierenden Konflikten mit seinem 28-jährigen Sohn, in denen beide immer wieder emotional völlig entgleisen. Der Klient erkenne sich selbst nicht wieder in diesen Szenen, freue sich zwar über die Fortschritte in der Therapie, empfinde aber eine bis dahin nicht gekannte Wut, die ihn beunruhige. Die Therapeutin geht davon aus, dass der Klient erfolgreich seine Gefühlspalette erweitert habe. Für aggressive Empfindungen habe er jedoch keine Regulation und sein Repertoire an funktionierenden Konfliktstrategien sei zudem sehr eingeschränkt. Sie entschließt sich, mit dem Sohn und dem Klienten in gemeinsamen Sitzungen an Regulationsfähigkeit und Konfliktkompetenz zu arbeiten. Dies schlägt sie beiden vor.

Dies ist ein Beispiel für den hypothesengeleiteten Einsatz eines MPS nach der Probatorik in der Therapie. Wir wollen es dabei an dieser Stelle belassen, da unser Anliegen hier das MPS in der Probatorik ist.

6.4 Wer kann zu einem Mehrpersonensetting eingeladen werden?

Ganz allgemein können Menschen aus dem Lebenskontext des Klienten eingeladen werden, die dazu bereit und in der Lage sind, einen Beitrag zu einer Lösung zu leisten. Ganz konkret können wir zur Planung des MPS in der Probatorik unsere Family-Helper-Map nutzen. Allerdings bringt sie nur etwas für die Planung eines MPS, wenn wir sie nicht auf ein Genogramm zusammengeschrumpft haben. Daher sind folgende Aspekte bei der Family-Helper-Map zu beachten:

- Sind neben Familie, Partnern, Kindern, Eltern, Großeltern auch wichtige Freunde, unterstützende Nachbarn und andere nicht professionelle Unterstützer aufgeführt?
- Sind Menschen aus Institutionen, zu denen der Klient gehört (z. B. Lehrer, Kolleginnen), aufgeführt?
- Sind andere aktuell tätige professionelle Helfer (z. B. Kolleginnen aus Tageskliniken, dem Jugendamt ...) aufgeführt?

Wir können uns auch über die VIP-Karte von Herwig-Lempp (2004) orientieren, die wichtige Menschen aus vier Sektoren des Lebensumfelds (Familie, Freunde, Institutionen, professionelle Helfer) des Klienten grafisch erfasst. Zunächst fallen einem meist Familienangehörige und Partner ein. Es können aber auch Freunde oder Freundinnen oder auch Nachbarn sein, die in einem konkreten Fall sinnvoll eingeladen werden können. Gerade bei jungen Menschen sind Peers oft wichtig und haben einen großen Einfluss. Es können aber auch Arbeitskolleginnen oder Lehrerinnen sein, die unter bestimmten Gesichtspunkten sinnvoll eingeladen werden können. Oder es können auch Vor- und Mitbehandler (Hausärzte, frühere Therapeutinnen, Lehrkräfte, Sozialarbeiter etc.) sein, wenn uns dies sinnvoll erscheint und diese eine Bereitschaft haben, zu kommen.

6.5 Einladung und Motivation zum Mehrpersonensetting

»Der Wurm muss dem Fisch schmecken und nicht dem Angler.«
(Unbekannter deutscher Weiser)

Ein heikler Punkt ist die Motivation des Klienten für ein MPS und die Einladung der anderen Beteiligten zum MPS. Beides verlangt manchmal von der Therapeutin Überzeugungsarbeit.

Für manche Klienten ist ein MPS vielleicht zunächst eine Sache, von der sie kein Bild haben, in der sie keinen Sinn sehen oder die ihnen unangenehm ist, die für sie mit Kontrollverlust assoziiert ist. Dann kann die Uninformiertheit ein Hindernis für den Klienten sein, und es erfordert einige Aufklärungsarbeit, um Bereitschaft und Motivation für ein MPS zu erhalten. In solchen Situationen ist der Klient selbst – auch nach der Aufklärungsarbeit durch die Therapeutin – oft nicht der beste Einlader zum MPS. Wie soll er andere für das MPS werben und gewinnen können, wenn er selbst unsicher ist, ob das MPS eine gute Idee ist?

Ein weiteres Hindernis für ein MPS kann in dem Klienten liegen: Klienten suchen in der Therapie oft einen Ort für sich, an dem ein Mensch (Therapeutin) ganz für sie da ist, ihnen zuhört und sie bestätigt. Sie wünschen, dass die Therapie ein Platz ganz für sie und ihre Erzählung bleiben soll. Sie möchten die Therapeutin nicht mit anderen aus ihrem Lebenskontext teilen. Hier braucht es Überzeugungskraft der Therapeutin.

Ein 42-jähriger Weinbauer sucht die Therapie wegen depressiver Zustände und Erschöpfungszuständen auf. Er lebt mit seiner Frau, den gemeinsamen Kindern (Sohn 15, Tochter 13 Jahre) und seiner Mutter (64 Jahre) auf dem Hof seiner Eltern. Der Vater ist gestorben und der Klient führt jetzt den Hof. Er fühlt von der Frau und der Mutter den Anspruch, schnell wieder gesund zu werden, um den Hof und das Einkommen der Familie abzusichern. Seine Kinder erlebt er verunsichert und voller Hoffnung, dass alles zu Hause wieder so wird, wie es früher war. Er berichtet, dass seine Frau nicht zu einer gemeinsamen Sitzung bereit sei. Die Erwartungen seines Umfeldes, dass er schnell wieder zu alter Stärke und Kompetenz zurückfindet, teilt er auch. Die Therapie erlebt er ebenfalls als Zeichen von Schwäche und schämt sich ein wenig dafür. Die eigene Sicht und das eigene Muster machen ihn zu einem ungünstigen Einlader für ein MPS mit Frau, Kindern und Mutter. Schließlich kann man jeden so einladen, dass der Eingeladene eher nicht kommen wird! Die Therapeutin schlägt der Familie zunächst eine gemeinsame Videositzung vor, um ihnen den Sinn des MPS zu erläutern und zu informieren, warum dies ein wichtiger Beitrag zur Heilung des Vaters sein kann.

Im Beispiel des depressiven Mannes (oben ▶ S. 204 f.), der den hoch eskalierten Konflikt mit seinem Sohn hat, entschließt sich die Therapeutin dazu, den Sohn – natürlich mit dem Einverständnis des Vaters – selbst in einem Telefongespräch einzuladen, um ihn zur Teilnahme zu motivieren. Der Klient selbst hat eine ausgeprägte Tendenz zur Vermeidung von sozialen Anforderungen und könnte die Einladung des Sohnes ungewollt so gestalten, dass diese erfolglos bleibt.

Die Einladung der Gäste durch die Therapeutin – natürlich mit dem Einverständnis des Klienten – ist oft eine elegante Lösung, damit ein MPS zustande kommt. Aus verschiedenen Gründen sind Klienten also oft nicht die besten Einlader:

- Unkenntnis des Klienten, was MPS ist, wozu es sinnvoll ist, was in einem MPS passiert, wie die Therapeutin vorgehen wird etc.
- Wenn die Eingeladenen Vorbehalte oder Befürchtungen gegenüber einem MPS haben, kann ein telefonisches Kennenlernen der Therapeutin dazu beitragen, die Schwelle zu senken.
- Wenn der Klient ambivalent gegenüber dem MPS ist, weil z. B. der Wunsch, die Therapeutin und den Ort nicht teilen zu wollen, vorhanden ist.

Bei dem Beispiel des Weinbauern (oben ▶ S. 206) war es hilfreich, ihm das Bild anzubieten, dass er der Familie sehr viel gibt mit seinem unermüdlichen Einsatz für die Landwirtschaft und für die Familie und dass die Familie ihn nun bei seinen Problemen unterstützt. Dies zeige, dass eine Bereitschaft da ist, zurückzugeben, wieder einen Ausgleich zu schaffen. Dazu kam das Bild des Helden, der wie ein Fels in der Brandung sich allen Kräften und Widerständen allein entgegenstemmt. Dieses Bild sei wenig realistisch – auch wenn er es lange gelebt habe. Er könne an seine Kinder nun auch das Bild weitergeben, dass man in der Familie zusammenstehen muss, dass familiäre Kooperation dem Heldenbild überlegen ist. Er tue mit dem MPS nicht nur etwas für sich, er gebe auch den Kindern ein realistischeres, positiveres Modell fürs Leben mit. Dazu müsse er sich aber vom – durchaus auch reizvollen – Bild des Einzelkämpfers lösen. Das falle natürlich nicht leicht. Es sei aber ein großer und entscheidender Schritt für ihn und die Familie.

Wir brauchen das Einverständnis unserer Klienten, und das verlangt von uns Überzeugungskunst und gute Vorbereitung. Nach einigen Therapiestunden können wir meist Argumente finden, die an die inneren Narrationen der Klienten ankoppeln.

Bei alledem ist Authentizität unverzichtbar. Unsere Argumente müssen uns selbst überzeugen.

In Feldern der Jugendhilfe gibt es reichlich Erfahrungen mit Motivationsarbeit in der Vorbereitung eines MPS. Sich im Vorfeld bekannt zu machen, hilft oft und senkt die Schwelle. Informationen über das Geplante von der Therapeutin zu bekommen und direkt Fragen stellen zu können, nimmt Vorbehalte bei den Angefragten und hebt die Chance, dass sie einwilligen.

6.6 Rahmen schaffen: Frequenz, Dauer des Mehrpersonensettings und Follow-up

Im Vorfeld des MPS ist es sinnvoll, dass die Therapeutin einige Rahmenbedingungen für die Sitzung setzt. Ganz profan beginnt das mit dem zeitlichen Rahmen. Wir empfehlen in den meisten Fällen, eine Doppelstunde anzusetzen (100 Minuten). Sich miteinander bekannt machen und ausreichend Zeit für jede Sichtweise zur Verfügung zu haben bei mehr als zwei Beteiligten erfordert einen solchen zeitlichen Rahmen.

Schon weniger profan ist die Aufklärung über die Schweigepflicht. Die Beteiligten sollten informiert werden, was die Schweigepflicht beinhaltet. Sie sollten über die Wichtigkeit aufgeklärt werden und darüber, dass ein Brechen der Schweigepflicht Schaden anrichten kann.

Im Fallbeispiel des Weinbauern oben kann dazugehören, die Ehefrau, die Kinder und die Mutter zu bitten, alles, was im Therapieraum gesprochen wird, dort zu belassen und anderen (Freunden, Familienmitgliedern oder anderen Menschen) nichts davon mitzuteilen.

Es lohnt daran zu erinnern,

- dass Informationen, die trotzdem hinausgetragen werden, zu Schaden und zu Verletzungen von Anwesenden führen können;
- dass dies viel Selbstdisziplin und Wachsamkeit von ihnen verlange;
- dass auch in der zukünftigen, innerfamiliären Kommunikation keine – oder nur sehr bedacht – Informationen aus dem Therapieraum genutzt werden sollten, dies auf keinen Fall im Streit oder im Konflikt.

Dabei kann man an den guten Willen appellieren, der sich ja auch darin zeige, dass sie gekommen seien, um zu helfen und zu unterstützen.

Führt man ein erstes gemeinsames Gespräch mit Lebensgefährtinnen und Kindern, sollte man gegen Ende die Bereitschaft zur weiteren Mitwirkung reihum erfragen und aktiv für ein weiteres gemeinsames Gespräch werben. Nur so kann man einen Eindruck davon gewinnen, wie das initiale Gespräch im Nachhinein von allen verarbeitet worden ist und ob und welche ersten Auswirkungen es auf die unmittelbare Lebensumgebung des Klienten hatte. Weisen diese nicht in die erwünschte oder intendierte Richtung, kann man beim zweiten MPS die Gründe dafür gemeinsam erforschen und nachjustieren. Mit diesen Überlegungen verlassen wir den Rahmen Probatorik. In der Probatorik kann mit dem MPS etwas begonnen werden, was sich dann in der weiteren Therapie fortsetzt.

Gerade wenn eine After-Session-Intervention (Beobachtungsaufgaben, aktives Ausprobieren von Neuem, konkrete und praktische Unterstützung des Klienten, Rituale, Verschreibungen etc.) verwendet wurde, sind Follow-ups sinnvoll.[72] Dadurch bekommt die Therapie einen Zuwachs an Verbindlichkeit und Ernsthaftigkeit. Dies wird gesteigert, wenn man direkt den nächsten konkreten Termin ausmacht. Das wirkt sich erfahrungsgemäß positiv auf die tatsächliche Umsetzung der After-Session-Intervention aus.

Je nachdem welche Bedeutung und Gewichtung das MPS innerhalb der jeweiligen Therapie haben soll, können die Abstände zwischen den Sitzungen gewählt werden. Soll der Schwerpunkt der Therapie im MPS erfolgen, dann ist ein Abstand zwischen den Sitzungen von vier Wochen oder zwei Wochen (in akuten Phasen) sinnvoll. Erfahrungen zeigen, dass solche Abstände zwischen MPS sinnvoll sind, damit dazwischen Zeit für Umsetzungen und Erfahrungen besteht. Mehrere Sitzungen im MPS in wöchentlichem Abstand halten wir – in der Regel – für eher weniger effektiv.

Hat man in der Therapieplanung entschieden, dass Mehrpersonensetting im Wechsel zu Einzeltherapiesitzungen stattfinden sollen, können durchaus große Abstände zwischen den Sitzungen (drei bis sechs Monate) liegen. Bei so großen Abständen empfiehlt sich meist, die Teilnehmenden des MPS zu bitten nach der Sitzung ein kleines Protokoll anzufertigen, in dem die wesentlichen Einsichten und wichtigen Momente aus der Sitzung notiert werden. Dazu kann man sich das Einverständnis holen, dass diese Protokolle dem Therapeuten zugeschickt werden. Wenn man eine After-Session-Intervention in der Sitzung vereinbart hat, ist es bei großen Abständen durchaus sinnvoll, diese noch mal den Teilnehmenden per E-Mail zuzusenden und bei Abständen von mehr als drei Monaten zwischendurch daran zu erinnern. Einige Tage vor der nächsten Sitzung kann man die Teilnehmenden per E-Mail auffordern, noch mal ihr Protokoll zu lesen. Das unterstützt sehr die inhaltliche Kontinuität von aufeinanderfolgenden

72 Wir haben das Thema After-Session-Intervention schon in Kapitel 3 diskutiert und im Anhang 2 eine Tabelle mit möglichen After-Session-Interventionen zur Verfügung gestellt.

MPS mit so großen Abständen. Sonst hat man mit jedem Mehrpersonensetting quasi einen Neustart und die Therapie verliert an Verbindlichkeit.

6.7 Methodenvielfalt statt ausschließlich verbaler Interventionen

Familiengespräche erfordern vom Therapeuten einen häufigen Wechsel der Beobachtungs-, Sprach- und Handlungsebenen. Der schon zitierte »sequenzielle Perspektivenwechsel« (3.5) verlangt bei systemischen Sitzungen mit Familienmitgliedern auch schon mal das Verlassen der eigenen Sitzposition und insbesondere bei jüngeren Kindern auch das Einnehmen der unteren Raumebene.

Um die Mitwirkung aller Beteiligten möglichst kreativ und spannend zu gestalten, können hier Aktionsmethoden eingesetzt werden (wie z. B. die Skulpturarbeit oder Inszenierungen), die auf mehreren Ebenen gleichzeitig wirken – der intuitiven, der emotionalen, der verbalen, der kognitiven und der interaktiven. In der therapeutischen Arbeit mit dem Paar oder der Familie oder Teilfamilie kann der »Tanz um das Symptom« (siehe 6.2.2) für alle über szenische Arbeit unmittelbar erfahrbar gemacht werden, und schon allein dies kann neuartige Selbstorganisationsprozesse im System der Klientin anstoßen.

Wenn wir Kinder bis zum 15. Lebensjahr einladen, sollten Inszenierungen oder Arbeit mit Symbolisierungen Bestandteil der Sitzung sein. Kinder bis zum 12. Lebensjahr verarbeiten ihre Erfahrungen überwiegend nicht mit Sprache. In dem hervorragenden Buch von Simon und Rech-Simon (2018) über zirkuläre Fragen, welches überwiegend aus Transkripten von Therapiesitzungen besteht, taucht nur ein Junge von 14 Jahren auf, jüngere Kinder gar nicht. Dies ist völlig nachvollziehbar, wenn die Sitzung ausschließlich verbal moderiert wird. Familientherapie sieht aber nicht so aus, dass jüngere Kinder nach 20 Minuten in der Ecke sitzen und malen, um nicht zu stören! Gammer (2009) hat in ihrem Buch »Die Stimme des Kindes in der Familientherapie« sehr viele Methoden zusammengetragen, die mit Kindern und Erwachsenen gut eingesetzt werden können. Schwing und Fryszer (2015) beschreiben ebenfalls konkrete Methoden, die für Sitzungen mit Kindern und Erwachsenen geeignet sind. Solche Aktionsverfahren, die den Dialog weg von einer kognitiven Ebene hin zum Spüren und Erleben führen, sind natürlich auch für Mehrpersonensettings mit ausschließlich Erwachsenen sehr sinnvoll.

6.8 Etablieren von »sowohl als auch« statt »entweder … oder«

Häufig geschieht es im Verlauf eines Mehrpersonensettings, dass alle Beteiligten etwas (völlig) Neues über sich und die anderen erfahren. Es zeigt sich nicht selten, dass die anderen Mitglieder des Systems teilweise ganz andere Annahmen über die innerseelischen Zustände oder über die Beweggründe für ein bestimmtes Verhalten der Klientin haben. Im gemeinsamen Gespräch kann sich nun zeigen, dass ein problematisches Verhalten ganz unterschiedlich interpretiert oder in einem weiteren oder anderen Bedeutungsrahmen verstanden oder missverstanden wurde. Es werden für alle gleichzeitig und unmittelbar die unterschiedlichen Bedeutungsgebungen erkennbar. Klientinnen bekommen dadurch manchmal zum ersten Mal das Gefühl, von ihren wichtigsten Menschen überhaupt in ihrem Leid gesehen und verstanden zu werden. Die Voraussetzung, dass solche unterschiedlichen, vielleicht sogar gegensätzlichen Sicht- und Erlebensweisen überhaupt in Ruhe nebeneinanderstehen können – ohne sofort in eine Diskussion zu gehen, was denn nun richtiger sei –, erfordert vom Therapeuten, dass er einen Raum von »sowohl als auch« schafft und sich aktiv für einen solchen Rahmen einsetzt.

Eine 24-jährige junge Frau leidet an einer Posttraumatischen Belastungsstörung (PTBS) nach einem schweren Verkehrsunfall. Sie lebt noch mit ihrem Vater zusammen. In diesem Zusammenleben ist für sie sehr belastend, dass der Vater schnell und intensiv seine Sicht der Dinge ins Gespräch bringt und dann kaum Platz und Resonanz für ihr Erleben da ist. Dabei widerspricht der Vater nicht unbedingt ihrer Sicht; sie erhält nur einfach wenig Aufmerksamkeit und Verständnis. Auch im MPS mit dem Vater wiederholt sich dieses Muster. Der Therapeut stoppt den Vater und bittet ihn zunächst, aufmerksam der Tochter zuzuhören und dann wiederzugeben, was er verstanden habe. Diese Intervention wiederholt er mehrfach und bittet auch die Tochter darum, genau hinzuhören, wo der Vater zustimmt und was er von ihr verstanden hat. Der Vater kann das gut annehmen und sagt zum Ende der Stunde, dass er seine Tochter selten so gut verstanden habe.

In einem Paargespräch fällt der Therapeutin auf, dass auf jede Äußerung der einen Seite die andere Seite mit einer Gegendarstellung, einem Widerspruch oder einer Verneinung reagiert. Dies passiert gegenseitig und der Streit, wer denn nun recht habe, dominiert die Situation. Die Therapeutin betont nun wiederholt, dass die unterschiedlichen Sichtweisen hilfreich sind, dass man wohl nicht sagen kann, wer recht habe, dass die Suche und Diskussion, wer recht habe, nicht zielführend sei. Aber dass man sich mal anschauen könne, was jeder von der Sichtweise des anderen lernen könne, wozu die Diskussion, wer denn nun recht habe, hinführe, wie es den beiden jeweils geht, wenn ihnen immer widersprochen wird, zu welchem Verhalten dies bei ihnen führt etc.

Wir empfehlen, Diskussionen darum, wessen Sichtweise, Interpretation oder Handlungsweise denn nun »richtiger« oder »berechtigter« sei, aktiv zu unterbrechen. Das heißt, immer wieder zu vertreten, dass alle Perspektiven ihre Berechtigung haben und genutzt werden können, um Entwicklung zu ermöglichen. Sehr oft wird in sozialen Systemen Neues und Kreatives verhindert, weil schnell eine Kommunikation des »entweder das ist richtig oder das ist richtig« dominiert. Aufgabe des Therapeuten im MPS ist es, dieses Kommunikationsmuster zu verhindern. Die beschriebene Kommunikationsstruktur wird mit hoher Wahrscheinlichkeit auch außerhalb der Therapiesitzungen das Beziehungsgeschehen dominieren. Solche Muster sollten sich nicht zu lange im Therapieraum wiederholen. Als Folge entstehen sonst eine resignative Stimmung und eine Abwertung der Therapiestunden:

»Das ist ja hier wie zu Hause. Das können wir auch ohne Therapeuten. Das bringt doch nichts!«

6.9 Destruktive Muster dominieren die Kommunikation

Natürlich zeigen sich im MPS auch genau jene destruktiven Interaktionsmuster in vivo, die dazu beigetragen haben, dass sich ein krankhaftes Erleben oder Verhalten bei der Klientin entwickelt und verfestigt hat.

Ein depressiver Mann (54 Jahre) kommt zur 3. Sitzung der Probatorik mit seiner Frau und seiner 23-jährigen Tochter. Sie leben zusammen. Die Tochter studiert. In der Sitzung wird deutlich, dass immer dann, wenn der Mann deutlich in depressiver Stimmung ist, die Frau ihre Aktivitäten außerhalb der Familie zurückfährt. Sie ist stark ehrenamtlich in ihrer Kirchengemeinde engagiert und hat einen Kreis guter Freundinnen. Auch die Tochter versucht in solchen Phasen, mehr zu Hause zu bleiben. Sie ist sonst viel studienbedingt und freizeitmäßig unterwegs. Dies führt dann deutlich zu einer besseren Stimmung beim Mann und wiederum zu einem erneuten Aufnehmen der außerhäuslichen Aktivitäten der beiden Frauen. Daraus entwickelt sich die Idee in der Sitzung, dass die depressiven Stimmungen durchaus eine Regulationsmöglichkeit des Mannes in Bezug auf die außerhäuslichen Aktivitäten der Frauen sind. In der Familiengeschichte gab es zunächst eine sehr intensive Phase, als die Tochter ein Kleinkind war. Damals waren beide Eltern ganz auf die Familie orientiert. Alle haben diese Phase als sehr glücklich erlebt. Danach erlangte die Tochter altersbedingt eine größere Autonomie und die Frau entwickelte ihre Aktivitäten außerhalb der Familie. Der Mann trieb Sport in einem Verein und hatte dort einige Freunde. Durch Verletzungen gab er den Sport ganz auf. Er verlor Freunde durch Wegzug und seinen Rückzug von sportlichen Aktivitäten. Neben anderen Belastungen, die zu diesem Zeitpunkt auftraten, war dies auch der Beginn seiner depressiven Stimmungen. Diese Sicht auf die Wechselwirkung zwischen dem Auftreten der Störung und dem Beziehungsgeschehen eröffnete neue Perspektiven und Sichtweisen auf Entwicklungsmöglichkeiten. Der Mann entdeckte, dass eine Lösung eher mit neuen eigenen Aktivitäten außerhalb der Familie zusammenhängen könnte. Den beiden Frauen wurden deutlich, dass sie ihn bei solchen Versuchen Interessen außerhalb der Familie zu entdecken und zu realisieren unterstützen sollten. Seine depressiven Beschwerden behinderten eine solche Entwicklung.

Störungsstabilisierende Faktoren können im Mehrpersonensetting sichtbar werden. Genau hier erweist sich wiederum die Stärke des systemischen Ansatzes: Wird in einer gemeinsamen Sitzung erkennbar, welches Kommunikationsmuster zwischen den Beteiligten unmittelbar zum Leid eines Mitglieds führt, kann es oft so nicht mehr länger aufrechterhalten werden, sondern es entsteht ein Sog in Richtung eines achtungsvolleren und konstruktiveren Miteinanders. Dies geschieht meist dann, wenn noch ein Bedürfnis nach Zusammengehörigkeit besteht. Zeigt sich hingegen das Bedürfnis, sich voneinander zu lösen, so kann der möglicherweise bis dahin vermiedene Ablösungs- oder Trennungsprozess der Klientin therapeutisch im Einzelsetting weiter begleitet werden.

Eine 26-jährige Frau fragt per E-Mail in der Praxis an, ob sie mit ihren beiden Schwestern zu einem klärenden Gespräch kommen könne. Sie mache sich große Sorgen um den psychischen Zustand ihrer jüngsten Schwester, könne dies ihr gegenüber aber nicht richtig zum Ausdruck bringen. Zuletzt sei dabei ein heftiger Streit zwischen ihnen Dreien entstanden, der zu einem längeren Kontaktabbruch geführt habe. Dies belaste sie sehr. Sie fühle sich für ihre Schwester verantwortlich und zugleich hilflos. Zum Erstinterview kommt die anmeldende Klientin, unauffällig gekleidet, vorsichtig ihre Worte wählend, mühsam um ihre Fassung ringend. Sie promoviert noch und ist gerade mit ihrem Freund zusammengezogen, mit dem sie gemeinsame Pläne für die Zukunft hat. Die älteste Schwester (29 Jahre) ist modisch attraktiv gestylt, hat sich ohne akademischen Abschluss in einem größeren Unternehmen einen Verantwortungsbereich erobert, ist motorisch unruhig und kann nur mühsam ihren Ärger auf die jüngste Schwester (20 Jahre) zurückhalten. Diese erscheint im Gothic-Outfit, fühlt sich sichtlich unwohl und beobachtet erst mal nur. Bald zeigt sich, dass die

Daneben kann es sinnvoll sein, *Konstruktneutralität* zu erklären. Dies ist dann besonders angebracht, wenn man weiß, dass unterschiedliche Sichtweisen im System gegeneinanderstehen:

»Manchmal sind Sichtweisen sehr unterschiedlich, manchmal sogar entgegengesetzt. Ich werde mich da nicht als Schiedsrichterin betätigen. Unterschiedliche Sichtweisen können helfen, wenn sie nicht unter den Tisch gekehrt werden oder nur ein Kampf möglich ist, wer recht hat. Ich weiß, dass man Dinge sehr entgegengesetzt erleben kann und jeder auf seine Weise recht hat. Wenn wir Unterschiede stehenlassen und einen Weg suchen, voneinander zu lernen oder anderes Denken zu tolerieren, dann können gerade gegensätzliche Sichtweisen sehr gute und passende Lösungen hervorbringen.«

Gerade wenn unterschiedliche, vielleicht sogar gegensätzliche Lösungen im System vorhanden sind, kann es sinnvoll sein, etwas zur *Ergebnisneutralität* zu sagen:

»Welche Lösung Sie als Familie letztlich finden, werden Sie allein rausbekommen. Ich werde das nicht entscheiden. Nur, wenn ich aus meiner Erfahrung mit solchen Prozessen eine Lösung für nicht sehr erfolgversprechend und zielführend einschätze, dann werde ich das sagen. Solange keiner von Ihnen sich dabei gefährdet, bleibt die Lösung Ihre Sache!«

Diese Rahmensetzungen und Erläuterungen sollen den Beteiligten und im Besonderen dem Klienten Sicherheit geben und zeigen, dass wir professionelles Know-how und Erfahrungen mit dem MPS haben. Auch dadurch entsteht Sicherheit. Wenn es um hoch eskalierte Konflikte geht, dann kann es durchaus sinnvoll sein, im Vorfeld anzukündigen, dass man Sorge dafür tragen wird, einzuschreiten, wenn es zu beleidigenden, herabwürdigenden Äußerungen kommt, dass man im Zweifelsfall eher eine Sitzung abbrechen würde, als solche Beleidigungen oder verbalen Entgleisungen wiederholt zuzulassen. Dies ist lediglich in hoch eskalierten Konflikten angebracht.

Bei solchen Konflikten ist darüber hinaus die Zusicherung aller Beteiligten einzuholen, dass sich nichts von dem, was in der Sitzung besprochen oder auch verhandelt wird, später in dem Schriftsatz eines Rechtsanwaltes oder in den Verwaltungsakten des Jugendamtes wiederfinden darf. Selbst dann, wenn wir uns explizit vor Beginn einer Trennungsberatung von beiden Seiten diese Zusicherung haben geben lassen, hat das einige nicht daran gehindert, es doch ihrem Anwalt zu erzählen – und dann fand es sich im Schriftsatz wieder. Man kann sich eine solche Zusicherung der Verschwiegenheit auch schriftlich geben lassen. Auch das wird aber wahrscheinlich Verstöße gegen die Vereinbarung zur Verschwiegenheit im Fall einer Trennung nicht verhindern. In der systemischen Psychotherapie mit Erwachsenen dürfte ein Mehrpersonensetting mit hochstrittigen Paaren/Eltern allerdings eher selten vorkommen. Oft hat hohe Eskalation des Konflikts zur Trennung geführt und der nötige vertrauensvolle Boden für eine Kooperation in der Therapie besteht nicht mehr. Solche Gespräche mit hochstrittigen Paaren/Eltern kennen wir eher aus der Bezugspersonenarbeit systemischer Kinder- und Jugendlichentherapien.

Am Ende eines MPS empfiehlt es sich durchaus nachzufragen, ob die von der Therapeutin angestrebte *soziale Neutralität* (siehe oben) auch tatsächlich von den Beteiligten erlebt wurde:

> »Am Ende der Sitzung möchte ich noch mal fragen, ob Sie den Eindruck haben, dass ich mein Ziel erreicht habe, jedem den gleichen Raum und Respekt gegeben zu haben, oder ob jemand das Gefühl hat, zu wenig Raum und Wertschätzung erfahren zu haben.« Zum Klienten gewendet: »Insofern war diese Sitzung etwas anders als unsere Einzeltreffen, in denen ich mich ganz Ihnen zuwenden kann. Ich freue mich, von Ihnen in der nächsten Sitzung eine Rückmeldung zu bekommen, wie Sie dies empfunden haben.«

Falls von Teilnehmenden rückgemeldet wird, dass sie mit dem Eindruck hinausgehen, in der Sitzung weniger Raum, Respekt oder Aufmerksamkeit erfahren zu haben, kann man sich für die Offenheit bedanken und zusichern, bei einem neuen Mehrpersonensetting besonders der Perspektive dieser Teilnehmer Raum zu geben.

6.11 Wer kommt da zu Besuch? – eine kleine Typologie

Wer will hier eigentlich was? Die Kooperationsgrundlagen für ein Mehrpersonensetting schaffen! Ein Grundsatz systemischen Vorgehens ist Auftragsorientierung. Im MPS bedeutet das, zu erfragen, was die Beteiligten für Anliegen und Bereitschaften in Bezug auf die Sitzung haben. Das bietet sich nach dem Joining oft als erstes Gesprächsthema an, weil darüber eine realistische Einschätzung und Verabredung möglich wird, was für sinnvolle Ziele das MPS haben kann. Motivationen und Anliegen von den Beteiligten können sehr unterschiedlich sein. De Shazer und Dolan (2022) haben eine Typologie von Klienten vorgeschlagen, die uns helfen kann, zu einer schnellen Orientierung oder zu Hypothesen zu kommen, was die Anwesenden in einem MPS wollen oder zu welchem Beitrag sie bereit sind. De Shazer und Dolan unterscheiden Besucher, Klagende, Geschickte und Co-Berater. Wir haben auf ▶ Seite 47 ff. das Modell skizziert.

Aus unserer Praxis heraus wollen wir diese Typologie im Hinblick auf das MPS etwas erweitern. Um eine passende und realistische Arbeitsbasis für das MPS zu finden, empfiehlt es sich, genauer hinzusehen, wozu die verschiedenen eingeladenen Teilnehmenden des MPS bereit sind. Der folgende Vorschlag differenziert feiner, vor allem im Hinblick auf den Grad der Bereitschaft, sich einzubringen und an Lösungen mitzuarbeiten. Tatsächlich kann man im Verlauf der Sitzung immer wieder nachfragen, ob es auch ein wenig mehr Einbezug sein darf. Die vorgeschlagene Typologie kann auch helfen, den nächsthöheren Grad an Beteiligung zu erfragen und zu vereinbaren. Das ist sinnvoll, um nicht im Eifer des Gefechts Teilnehmende mitzureißen, sich in einer Weise zu engagieren, die sie eigentlich nicht wollen. So können wir unbeabsichtigten zusätzlichen Schaden im Lebenskontext der Klientin vermeiden. Während einer Sitzung kann es durchaus vorkommen, dass jemand wechselt, hin zu mehr oder zu weniger Beteiligung und Engagement als zunächst geplant.

Unser zentrales Anliegen in diesem Kapitel ist, dass der Therapeut in einem Mehrpersonensetting innerhalb einer Einzeltherapie ein inneres Modell hat, wie die Stufen des Einbezugs aussehen können, und er sich das Einverständnis des Besuchers einholt, bevor er eine intensivere Stufe des Einbezugs vornimmt. Der Besucher erhält so Entscheidungsmöglichkeit.

6.11.1 Ein Besuch, um Therapie kennenzulernen

Ein ausreichender Grund, um an einem Mehrpersonensetting teilzunehmen, ist das Interesse und die Neugier daran, was denn da ein nahestehender Mensch in der Therapie so macht. Der Therapeut sollte dieses recht geringe Engagement positiv als Interesse verstehen. Voraussetzung ist natürlich, dass die Klientin ein starkes Interesse hat, dass der Besucher ihre Therapiesituation kennenlernt. Zur Eröffnung einer solchen Sitzung kann der Therapeut die Klientin bitten, zu erzählen, was aus ihrer Sicht Themen in der Probatorik sind und welche

Entwicklung bisher in der Probatorik stattgefunden hat. Wir empfehlen, die Klientin selbst über die Therapie erzählen zu lassen. So kann man sich sicher sein, selbst nicht etwas auszuplaudern, was die Klientin im Rahmen der Vertraulichkeit in der Therapie belassen möchte. Durch dieses Vorgehen wird die Beziehung zwischen Therapeut und Klientin nicht beschädigt. Danach kann der Therapeut anbieten, Fragen des Besuchers in Bezug auf Ablauf der Therapie, Rolle und Verantwortung des Therapeuten selbst zu beantworten. Wenn dies stattgefunden hat, kann eine Sitzung mit dem Ziel die Therapie eines nahestehenden Menschen kennenzulernen durchaus beendet werden.

Wir haben Situationen erlebt, in denen Partner von Klienten, die wir zu einem MPS eingeladen haben, ausdrücken, dass es sie erleichtert, etwas von der Therapie eines wichtigen Menschen mitzubekommen, und zum Ausdruck brachten, dass es durchaus verunsichert und manchmal auch ärgerlich gemacht habe, bisher so gar nicht einbezogen worden zu sein und nichts erfahren zu haben.

Auch ein bloßes Kennenlernen der Therapiesituation durch einen wesentlichen Menschen ihres Lebens kann einen Wert für Klienten haben. Dadurch kann Skepsis abgebaut werden oder das Gefühl eines nahen Menschen, ausgeschlossen zu sein, reduziert werden. Dies kann zu mehr Akzeptanz der Therapie im Lebenskontext der Klientin führen, helfen, Veränderungen der Klientin zu akzeptieren, und für die Klientin den Gang in die Therapie erleichtern.

In der Regel bietet sich aber an zu fragen, ob der Besucher denn bereit sei, auch seine Sicht der Dinge einzubringen. Bisher haben wir es immer so erlebt, dass nach einem solchen Kennenlernen der Therapiesituation und des Therapeuten eine Bereitschaft bei solchen Besuchern dazu besteht.

Eine 28-jährige Klientin, die wegen sozialer Ängste die Therapie aufsucht, bringt ihren 27-jährigen Freund mit. Die Beziehung besteht seit einigen Jahren und in den nächsten Wochen wollen sie zusammenziehen. Der Therapeut schlug der Klientin nach der zweiten probatorischen Sitzung vor, das nächste Mal mit ihrem Freund zu kommen. Die Klientin hatte ein eigenes Interesse an diesem MPS. Ihr war nicht so recht klar, wie es ihrem Partner mit ihren Ängsten geht und wie er die sieht. Nachdem der Therapeut sich vorgestellt hat, fragt er ihn im Joining, was er beruflich macht, wie er seine Freizeit verbringt und was er gern in der Sitzung machen würde. Es wird klar, dass er interessiert an der Therapie seiner Partnerin ist und auch ein wenig neugierig darauf, mitzubekommen, was denn so in einer Therapie geschieht. Der Therapeut bittet die Klientin, über die beiden bisherigen Sitzungen zu berichten. Danach äußert die Klientin den Wunsch, zu erfahren, wie es ihrem Partner geht, wenn sie Ängste hat und er dabei ist. Oft ist die Angst vor und bei gemeinsamen Partybesuchen akut. Der Therapeut fragt ihn, ob er bereit sei, sein Erleben und seine Sicht von den Ängsten der Partnerin einzubringen. Er stimmt zu. Der Therapeut kann jetzt davon ausgehen, einen Besucher zu haben, mit dem eine Arbeit wie in Kapitel 6.10.2 beschrieben möglich ist. Nachdem er berichtet hat, wie er die Situationen, nach denen seine Freundin gefragt hatte, erlebt, fragt ihn der Therapeut weiter, ob er denn auch bereit ist, selbst Feedback zu bekommen, wie seine Partnerin ihn in Bezug auf ihre Ängste erlebt, was sie mitbekommt über seine Haltung zu ihren Ängsten und von seinen Reaktionen, wenn sie Ängste habe. Auch dazu ist er bereit. Der Therapeut entschließt sich im Fortgang des MPS mit ihm wie mit einem Beobachter umzugehen, der Bereitschaft hat, seine Sicht der Dinge einzubringen und darüber hinaus auch Feedback zu bekommen. Damit wäre eine Beteiligung wie in 6.10.3 beschrieben möglich.

Das Kennenlernen der Therapie schafft oft Bereitschaft, sich auf mehr einzulassen. Im obigen Fallbeispiel ist so ein stufenweiser stärkerer Einbezug eines Besuchers im MPS beschrieben.

6.11.2 Eine Beobachterin, die ihre Sicht mitteilt

Multiperspektivische Beschreibungen bringen einen Zugewinn für den Klienten und die Therapeutin. Wir haben dies in Kapitel 3.6 näher ausgeführt. Dabei ist es von Vorteil, wenn wichtige Menschen aus dem Lebenskontext im MPS anwesend sind und ihre Sicht der Dinge direkt einbringen können – gegenüber einer Exploration der anderen Perspektiven mit gedankenlesenden Fragen in der Einzelsitzung. So werden die Konstruktionen des Klienten direkt erweitert und vielleicht auch teilweise dekonstruiert. Die Einladung zu einer solchen Beteiligung durch die Therapeutin kann so aussehen:

»Wären Sie bereit, zu einer Therapiesitzung Ihrer Frau dazuzukommen? Sie wären da sehr hilfreich für mich und für Ihre Frau. Eine zusätzliche Sicht schafft eine breitere und sicherere Basis für die Therapie – besonders zu Beginn einer Therapie. Sie wären mir ein wertvoller Berater, wenn Sie Ihre Sicht über die Probleme Ihrer Frau, Ihre Sicht über mögliche Ursachen und auch Lösungen und vielversprechende Lösungswege mitteilen würden. Ihre Frau ist mit diesem Anruf einverstanden. Wir haben darüber gesprochen. Ich wollte Sie gern selbst anrufen, damit Sie am Telefon schon mal einen ersten Eindruck von mir bekommen können, und vielleicht haben Sie auch Fragen im Vorfeld, die ich Ihnen beantworten kann.«

Im MPS kann man die Sichtweisen anderer gut mit zirkulären Fragen explorieren. Die Antworten lassen sich dann gut von der Person, um deren Sichtweise es geht, korrigieren. Dadurch ist der Informationswert für alle Beteiligten wesentlich höher als bei direkten Fragen.

»Was denken Sie, wie es Ihrem Freund geht, wenn Sie so richtig im Zustand der Angst sind? Was würde er dann am liebsten tun?« ... »Hat Ihre Freundin recht oder erleben Sie es anders?«
»Was denkt Ihr Freund, woher die Ängste kommen?« ... »Hat Ihre Freundin recht mit ihren Ideen?«
»Was denkt Ihr Freund, wie Sie mit den Ängsten umgehen sollten?« ... »Sieht Ihre Freundin das richtig?«
»Was denkt Ihr Freund darüber, was ein gutes Ziel für die Therapie wäre? Was sollten Sie verändern?« ... »Hat sie recht?«

Gerade Menschen, die selbst keinen Bedarf haben, dass mit ihnen therapeutisch gearbeitet wird – wo doch der andere das Problem hat! –, sind bei so einer Rahmung oft bereit, zu kommen. Sie werden damit explizit nicht zu Klienten gemacht, sondern eher zu einer Unterstützung der Therapeutin. Das ist für manche ein gutes Angebot: Sie werden nicht zu Klienten einer Therapie, können aber trotzdem an einer Sitzung – oder mehreren Sitzungen – teilnehmen. Zudem ist diese Rahmung eine gute Möglichkeit, unverfänglich mit der Therapiesituation vertraut zu werden. Auf dieser Basis kann auch die Bereitschaft beim Besucher wachsen, neben dem Einbringen der eigenen Sichtweisen und Wahrnehmungen auch eigenes Erleben und Verhalten zu reflektieren. Damit wären wir bei einem nächsthöheren Grad des Einbringens angelangt.

6.11.3 Ein Beobachter mit der Bereitschaft, zu hören und sich selbst zu reflektieren

Jemand, der kommt, um seine Wahrnehmungen einzubringen, und zudem die Bereitschaft mitbringt, Rückmeldungen zu eigenen Sichtweisen und eigenem Verhalten zu bekommen und sich und die Beziehungen zu reflektieren, stellt natürlich eine Ressource dar. Denn damit können symptomstabilisierende Interaktionen verändert werden. Es ist einfacher, Verhalten zwischen Menschen zu beobachten und auch zu verändern, als Zustände in einem Menschen zu erfassen und zu verändern (siehe Kapitel 6.2). Dazu braucht es allerdings die Bereitschaft des Besuchers.

Wir greifen das Fallbeispiel aus Kapitel 6.10.1 wieder auf. Der Partner der Klientin mit den sozialen Ängsten hatte sich dazu entschieden, doch mehr zu wollen, als nur zu erfahren, was in der Therapie seiner Freundin so passiert. Er hat dem Therapeuten zugestimmt, dass er auch seine Sicht einbringen will, und danach zudem zugestimmt, auch Feedback von seiner Partnerin zu bekommen.
Der Therapeut entschließt sich zunächst dazu, die Sicht des Freundes zu den Symptomen, ihren Ursachen, zu sinnvollen Lösungen und seiner Bedeutungsgebung zu explorieren (3.7 und 6.2.1). Da seine Bereitschaft vorhanden ist, lässt sich seine Sicht durch direkte Fragen explorieren: »Was halten Sie für das eigentliche Problem? Was beobachten Sie als Erstes, wenn die Ängste da sind?«, »Was denken Sie, ist die Ursache der Ängste?« etc.
Man kommt überein, eine Situation vom letzten Samstag, als sie zusammen Freunde treffen wollten und die sozialen Ängste der Freundin da waren, aufzugreifen. Sie fühlte sich schwach und unfähig, ihr war körperlich schlecht, sie fing an, den Aufbruch hinauszuzögern und wünschte sich Unterstützung von ihrem Freund. Der Therapeut schlägt vor, dass der Freund diese Situation in einer Skulptur von beiden darstellen solle (was er auch tut), die den Moment einfängt, in dem ihre Angstsymptome deutlich werden und er diese wahrnimmt. Danach baut die Klientin ebenfalls eine Skulptur auf, in der sie die dann folgende Interaktion darstellt. So wird der Tanz um das Symptom exploriert (6.2.2). Es wird deutlich, dass seine Ängste vor ihren Ängsten dazu führen, dass er sie in ihrem Vermeidungsverhalten unterstützt: »Ach, wenn du solchen Stress vor dem Treffen hast, dann bleib ruhig zu Hause. Macht mir nicht so viel. Ich gehe dann allein, oder wenn du willst, dann bleiben wir beide zu Hause.« Das Ergebnis der Skulpturarbeit sind Absprachen dazu, wie er sie in der Zukunft beim Auftreten ihrer Ängste unterstützen kann. Was er tun kann, dass sie sich sozialen Situationen stellen kann und diese nicht länger vermeidet. Wie er sie ermutigen kann und ihr vielleicht auch konkrete Hilfen geben kann in sozialen Situationen. Man entscheidet sich für ein weiteres MPS in größerem Abstand, in dem besprochen werden soll, ob sich dieser veränderte Umgang bewährt hat oder man Neues und anderes ausprobieren müsse, um mehr Erfolg zu haben.

6.11.4 Eine Unterstützerin, die praktisch tätig wird

Menschen aus dem Lebenskontext eines Klienten, die bereit sind aktiv und ganz praktisch im Alltag zu unterstützen, stellen eine große Ressource dar, die wir in Therapien nutzen sollten. Wir können solche Menschen gezielt einladen.

Dabei ist es nicht nötig, dass diese Menschen sich darüber hinaus auf tiefere therapeutische Gespräche einlassen oder bereit sind sich selbst zu reflektieren. Hier reicht ihre Einsatzbereitschaft, etwas zu tun.

Wir greifen das Fallbeispiel des 20-jährigen Klienten nach einem stationären Aufenthalt auf, der gerade seine Tagesstrukturierung verliert (Kapitel 6.2.4). Die Therapeutin sieht die Lebenssituation des Klienten in der Familie ohne jede Beschäftigung als unangemessen an. Die Ressourcen des Klienten, Beschäftigung/Job/Ausbildung für sich zu organisieren und wieder in eine strukturierte Tagesstruktur zu kommen, sind momentan nicht ausreichend. Sie entschließt sich dazu - mit Zustimmung des Klienten -, seine Eltern einzuladen. Diese sind bereit und schon im Telefonat wird deutlich, dass sie ebenfalls beunruhigt über die Situation des Sohnes nach der Klinik sind, aber nicht so recht wissen, was sie tun sollten. Im Gespräch gibt die Therapeutin zunächst dem Klienten Gelegenheit, den Eltern zu erklären, was bisher in der Therapie gelaufen ist. Sie ergänzt dazu, achtet aber darauf, nicht ihre Verpflichtung zur Verschwiegenheit gegenüber dem Klienten zu verletzen. Danach nimmt sie sich für ein Joining mit den Eltern Zeit. Dabei stellt sie Fragen zur beruflichen Situation der Eltern und zu den Kontakten, die die Familie hat. Sie fragt, was die Eltern positiv in der Familie erleben. Sie setzt das Joining mit den Eltern fort, indem sie sie bittet, Ressourcen zu sammeln, die die Familie und jeder Einzelne hat. Sie bringt dabei immer wieder ein, welche Ressourcen der Eltern genutzt werden könnten, um die schwierige Situation des Sohnes zu lösen. Dabei spricht sie über die Idee, dass der Vater den Sohn täglich bei seinen Botenfahrten im Job mitnehmen könnte. Der Vater ist gern dazu bereit, möchte aber vom Sohn eine Zusicherung, dass er auch tatsächlich morgens aufstehen wird, wenn der Vater ihn rechtzeitig weckt, um pünktlich mit dem Job beginnen zu können. Man einigt sich darauf, dass das Programm zunächst für Montag, Mittwoch und Freitag gilt. Die Mutter ist bereit, den Sohn bei der Jobsuche zu unterstützen, indem sie zusammen die Jobangebote der Arbeitsagentur und im Internet durchsehen. Man vereinbart eine Evaluationssitzung in gleicher Zusammensetzung in acht Wochen. Andere Inhalte der Therapie und die seelische Situation des Sohnes werden in der Sitzung gar nicht thematisiert. Es wird ganz auf Ressourcen der Familie und konkrete Unterstützung fokussiert. Einigen Beiträgen der Mutter, in denen sie eher in die Rolle einer Klägerin gegenüber dem Sohn geht (»macht nichts im Haushalt«, »steht morgens nicht auf«, »ist nachts wach« etc.), gibt die Therapeutin wenig Raum. Sie reframed die Klagen und Anklagen als verständliche Sorgen einer Mutter gegenüber ihrem Sohn und als Ausdruck der Liebe zum Sohn. Die Mutter fühlt sich in diesem Reframing durchaus verstanden. Die Therapeutin verhindert so, dass ein üblicherweise dominantes Kommunikationsmuster dieser Familie sich im Therapieraum breitmacht: Die Mutter klagt über die Passivität des Sohns, stellt Forderungen, drückt Enttäuschung aus etc.

Bei solch einer konkreten After-Session-Intervention ist es sinnvoll, gleich einen Follow-up-Termin auszumachen – wir empfehlen dabei einen Zeitraum von ca. sechs Wochen. Das erhöht die Verbindlichkeit, mit der die Intervention erledigt wird. Bei der Evaluation sollte besprochen werden, ob und wie versucht wurde, das Verabredete umzusetzen und welche Schwierigkeiten/Hindernisse dabei evtl. aufgetreten sind. Genau dieses Gespräch über die Schwierigkeiten und Hindernisse, die bei der Umsetzung aufgetreten sind, kann wertvolle Ideen und neue Impulse hervorbringen. Es kann auch helfen, die vereinbarten Vorhaben auch schriftlich an die Beteiligten zu senden.

6.11.5 Ein Kunde, der mit eigenen Entwicklungsanliegen ins Mehrpersonensetting kommt

Ausgangssituation ist hier, dass bedeutsame Personen aus dem Lebenskontext des Klienten bereit sind, an Beziehungsthemen, Beziehungsstrukturen und intrapsychischen Mustern zu arbeiten. Die Beteiligten wünschen eine Veränderung und sind bereit, etwas dafür zu tun – unabhängig davon, dass der Klient die Diagnose hat und er es ist, für den die Therapie finanziert wird. Dies kann sehr produktiv und hilfreich aus der Perspektive des systemischen Ansatzes sein. Symptombedingende und -stabilisierende Kommunikationen können verändert werden. Lösungen können direkt mit dem Lebenskontext entwickelt werden und soziale Ressourcen können genutzt werden. Wir können hier die ganze Varianz systemischer Interventionen zur Veränderung von Kommunikationsstrukturen nutzen.

Ein 50-jähriger Klient mit einer generalisierten Angstsymptomatik auf dem Hintergrund einer Anpassungsstörung beginnt eine Therapie. Ausgelöst durch ein geschäftliches Problem könnte er seinen gesamten Besitz verlieren. In dieser Situation entwickelt er eine generalisierte Angststörung. Inzwischen haben sich die Ängste ausgeweitet: Er erlebt die Beziehung zur Frau als belastet und befürchtet, die Ehe könne dem nicht gewachsen sein. Seine Tochter hat zudem ein gesundheitliches Problem, welches beobachtet werden muss. Bei ihm löst auch dies viel Sorgen und Grübeleien aus. Die Angstgedanken führen zu Schlaf- und Konzentrationsstörungen. Er beobachtet zudem seine nachlassenden Körperkräfte und sein nachlassendes Energieniveau. Frau und Tochter sind bereit, in der Therapie mitzuarbeiten. In der Probatorik beginnen die MPS, teilweise mit Frau und Tochter und teilweise nur mit der Frau. Die Ablösungssituation der Tochter kann besprochen werden, auch ihr Wunsch, weniger mit dem Vater zu unternehmen und ihre Zeit und Energie zunehmend für Peerbeziehungen zu nutzen. An der Rollenveränderung, die das für den Klienten und seine Frau bedeutet, kann gearbeitet werden. Auch die Veränderungen des Paares, das nach vielen gemeinsamen Jahren großer Nähe nun in eine Phase mit mehr Separation kommt, können besprochen werden. Dabei wird die grundsätzlich vorhandene Loyalität und Liebe deutlich. Eine gemeinsame Lösungssuche mit der Frau wird möglich. Beginnend in der Probatorik kann die Symptomatik des Mannes durch MPS positiv beeinflusst werden. Den ruminierenden Sorgen kann er bewusst positive Reformulierungen aus dem MPS gegenüberstellen.

Nicht immer ist es leicht, zu entscheiden, ob das MPS tatsächlich im Sinne des ursprünglichen Therapieauftrages die überwiegende Arbeitsweise in der Therapie werden sollte. Hier ist gute Reflexion und verantwortliches Abwägen gerade unter einer systemischen Perspektive nötig. Wir führen deshalb auch ein Fallbeispiel ein, in dem trotz Wunsch der Betroffenen, ausschließlich im MPS zu arbeiten, die Therapeutin zu einer anderen Empfehlung kommt.

Ein 19-jähriger Klient kommt zur Therapie mit der Diagnose Depression und Angst gemischt. Er leidet unter sozialen Ängsten und ist gerade durch die Abiturprüfung gefallen. Nach der zweiten probatorischen Sitzung geht es ihm wesentlich besser. Grund dafür ist, dass er vor zwei Monaten eine Freundin gefunden hat. Es ist seine erste Freundin. Er möchte gern, dass sie die Therapiesituation kennenlernt, und es gibt zudem schon Themen, die er mit ihr besprechen möchte. Ihm ist es sehr wichtig, dass die Beziehung sich gut entwickelt und dass Probleme, die im Zusammensein entstehen, gelöst werden. Seine Freundin kommt gern mit und ist sehr interessiert an der Therapie. Sie ist bereit, an sich zu arbeiten in Bezug auf die Probleme, die in der Beziehung entstehen. Nach zwei gemeinsamen Sitzungen wollen beide gern zusammen weitermachen. Die Therapeutin reflektiert die Situation in der Supervision mit dem Ergebnis, dem Klienten vorzuschlagen, doch erst einige Sitzungen weiter allein zu machen. Grund dafür ist die Annahme, dass der Klient doch eine Reihe von Themen hat, die aus einem anderen Problemsystem kommen (Schulsituation und Familiensituation), und die Beziehung selbst nicht das Problemsystem ist, wegen dem er die Therapie aufsucht und in welchem die Symptome auftreten. Auf dem Hintergrund der zeitlichen Befristung der Therapie und der Dringlichkeit, die Symptome zu bewältigen, damit nicht massivere Funktionseinschränkungen folgen, steht der ursprüngliche Therapieauftrag an erster Stelle. Der Klient akzeptiert die Einschätzung der Therapeutin. Im Fortgang der Therapie stellt sich diese Entscheidung als sehr sinnvoll dar. Noch vor Abschluss der Therapie trennen sich die beiden wieder – ohne dass der Klient eine Symptomverstärkung erlebt.

Hier gilt es, abzuwägen, ob die konsequente Gestaltung der Therapie als Systemtherapie gerechtfertigt ist. Wir müssen dabei bedenken, dass nach Abschluss einer Therapie nicht so schnell eine zweite Therapie von der Kasse finanziert wird. Das erfordert strategisch, der Entwicklung des Klienten die größte Priorität einzuräumen. Dies umso mehr, wenn das System, welches man ins MPS einlädt, nicht sehr stabil ist, der Zusammenhalt nicht so verbindlich ist und – wie hier im Fallbeispiel – nicht das Problemsystem[73] ist. Im Fallbeispiel des 19-jährigen Klienten wäre eher daran zu denken, einige Sitzungen mit den Eltern und dem Klienten zu machen.

6.11.6 Klagende und andere schwierige Kommunikationsmuster im Mehrpersonensetting

Unter einem Klagenden versteht man in der Therapie jemanden, der sein Unglück ausdrückt und beklagt, oft verbunden damit, dass andere Menschen oder Umstände die Ursache seines Unglücks sind. Die Schwierigkeit für den Therapeuten besteht darin, dass der Klagende selbst keine Möglichkeit sieht, durch eigene Veränderung sein Los zum Besseren zu wenden. Das Verständnis des Therapeuten erleichtert ihn und die Zustimmung des Therapeuten bestärkt ihn in seiner Sicht. Erleichterung, Verständnis und Offenheit für das Leiden des Klienten gehören zu jeder Therapie. Hier wird es schwierig, wenn darüber hinaus keine Bereitschaft vorhanden ist, an sich und an Veränderung zu arbeiten.[74] Aber auch Tipps und Ratschläge des Therapeuten werden in der Regel nicht angenommen (siehe auch ▶ S. 47 ff.).

»Das habe ich alles schon ausprobiert. Hat leider nicht funktioniert!«
»Ja, das habe ich auch schon überlegt, wird aber nichts bringen, weil …«

73 Problemsystem in dem Sinne, dass in diesem System die Symptome auftreten. Im Fallbeispiel die depressiven Stimmungen und die Angstsymptome.

74 Vergleiche dazu auch den Hintergrundtext »Rollen des Therapeuten: Teacher, Facilitator, Consultant, Evaluator« (▶ S. 109 ff.). Die passende Reaktion auf einen Klagenden ist Facilitation. Interventionen aus allen drei anderen Rollen werden von dem Klagenden in der Regel abgelehnt. Damit ist die Veränderungswahrscheinlichkeit sehr reduziert.

In der Einzeltherapiesitzung ist es kein Problem, durchaus einige Sitzungen diese Haltung eines Klienten anzunehmen, Verständnis für das Erlittene zu geben, nachzufragen, um die näheren Umstände zu explorieren, und zu schauen, ob sich der Klagende – nachdem ausreichend sein Leid gewürdigt wurde – doch letztlich zu einem Klienten entwickelt, der an seiner Veränderung arbeitet. Im Mehrpersonensetting ist diese Strategie deutlich schwieriger. Sollte der Klient selbst oder die dazu geladenen Gäste ausgiebig und hartnäckig in die Position eines Klagenden oder eines Ankägers gehen, kann leicht eine Situation entstehen, in der sich ausschließlich das Kommunikationsmuster, welches sonst im System vorherrscht, nun auch im Therapieraum wiederholt.

Die Eltern des 28-jährigen Klienten mit diagnostizierter Depression, der noch zu Hause lebt und keiner Beschäftigung nachgeht, kommen und klagen im MPS den Sohn an, dass er nichts tut, sich hängen lässt, nicht im Haushalt mitarbeitet etc. So wiederholt sich im Therapieraum nur die übliche Kommunikationsstruktur des Systems.
Die Klientin, die sehr unzufrieden mit der Ehe und ihrem Mann ist, nutzt das MPS mit dem Mann dazu, ihr ganzes Elend dem Mann noch mal vorzuwerfen. Auch hier wiederholt sich im Therapieraum nur die gängige Kommunikation der beiden.
Der depressive Mann und Vater (55 Jahre) besteht im MPS darauf, sein Leid an der Depression auszumalen. Für den Rest der Familie ist das quälend. Sie kennen es von zu Hause nur zu gut.

Wenn solche Wiederholungen des üblichen Kommunikationsmusters des Systems kurz vorkommen und man daran arbeiten kann, was dann üblicherweise in der Familie passiert (Exploration des Tanzes um das Symptom), kann eine produktive Sitzung daraus werden. Allerdings braucht es dazu die Bereitschaft des Klagenden, seine Position zu verlassen – was man nicht unbedingt immer erlebt. Tatsächlich gehen wir davon aus, dass es Sache des Therapeuten ist, in der Therapie zu verhindern, dass sich das übliche spontane Kommunikationsmuster des Systems zu oft und zu lange im Therapieraum wiederholt.

Diesen Verlust von Hoffnung der Beteiligten in Bezug auf die Therapie kann man von Minute zu Minute gut beobachten, wenn sich das übliche spontane Kommunikationsmuster des Systems in der Therapie länger wiederholt. Unsere Empfehlung ist klar, dieses Muster unterbrechen. Ein sehr hartnäckiges spontanes Kommunikationsmuster des Systems, das sich im Therapieraum wiederholt, muss nicht immer nur Klage oder Anklage sein. Auch wenn ein Systemmitglied sehr dominant ist, alle Fragen beantwortet – auch Fragen, die anderen gestellt wurden –, und fast die gesamte Zeit redet, kann dies ein solches Muster sein, das sich nun im Therapieraum wiederholt.

Auch wenn der Therapeut sehr direktiv ein neues Kommunikationsmuster anstrebt und das bestehende schwierige Muster irritiert, indem er durch Fragen an bestimmte Teilnehmende bestimmt, wer als Nächstes redet, neigen Klienten mit solchen Kommunikationsmustern dazu, ihr altes Muster beizubehalten, andere zu unterbrechen, für andere zu antworten, Fragen nicht oder nur ansatzweise zu beantworten. So kehrt schnell wieder das übliche Kommunikationsmuster des Systems zurück, ähnlich einer defekten, hängenden CD.

Durch direktive und klare Führung kann es dem Therapeuten gelingen, die Wiederholung des typischen Kommunikationsschemas des Systems im Therapieraum zu durchbrechen. Je stärker wir solche Sitzungen strukturieren, desto weniger kann sich die ungünstige spontane Kommunikationsstruktur des Systems entfalten. Aber dazu braucht es beim Therapeuten die Bereitschaft, direktiv in die Führung zu gehen, und die Bereitschaft der anderen, dies mitzumachen. Solche Sitzungen sind für den Therapeuten in der Regel sehr anstrengend.

6.12 Schwierige Aufträge – offene, heimliche, unterschiedliche, eigene innere

Es gibt vor einem Mehrpersonensetting durchaus Anliegen von Beteiligten, vor denen wir warnen wollen. Diese Anliegen können offen, verdeckt, manchmal auch widersprüchlich sein. Sie zielen in der Regel darauf ab, dass die Therapeutin einen der Beteiligten zu einer Verhaltensänderung, zu einer neuen Einstellung, Sichtweise bewegen soll oder einfach wegen seiner Haltung oder seines Verhaltens kritisieren soll. Wir warnen davor, solche Aufträge – auch wenn sie verdeckt bestehen – anzunehmen. Dass eine Kritik oder Direktive, die von der Therapeutin der Lebenspartnerin im MPS kommt, angenommen wird und zu einer nachhaltigen Verhaltensänderung oder Einstellung des Lebenspartners der Klientin führt, wird man selten erleben! Die blinde Ausführung etwa des Wunsches einer Klientin, die Therapeutin möge dem Lebenspartner mal sagen, dass er sich anders verhalten solle, kann aber leicht das Ende einer offenen, konstruktiven Kooperation im MPS sein.

Die Therapeutin arbeitet in einer Mutter-Kind-Klinik. Eine junge depressive Mutter klagt über ihre Überforderung durch den Lebensalltag und die geringe Unterstützung durch den Kindsvater. Die beiden sind noch nicht einig, ob sie zusammenleben wollen. Die Therapeutin und die Mutter kommen überein, dass gemeinsame Sitzungen mit dem Vater sinnvoll wären. Gespräche darüber, wie es weitergehen soll mit dem Paar, dem Kind und der Form des Zusammenlebens, waren bisher immer schwierig. Es besteht aber die Hoffnung, dass mit der Unterstützung der Therapeutin tragfähige Lösungen entstehen könnten. Am Tag vor dem Gespräch teilt der Stationsarzt der Therapeutin mit, dass er sehr froh über das geplante Gespräch ist, weil es eine großartige Gelegenheit sei, dem Vater ins Gewissen zu reden, dass er aktiver und verantwortlicher die neue Rolle als Vater und Partner der Mutter übernehmen müsse. Die Mutter brauche einfach diese Unterstützung und könne diese berechtigten Wünsche wegen ihrer depressiven Phase nicht klar rüberbringen. Die Therapeutin weist diese Anliegen des Kollegen zurück. Mit der Klientin seien andere Ziele für das MPS vereinbart, die für die Klientin selbst Priorität hätten. Außerdem sei gar nicht klar, zu was der Partner im MPS bereit sei im Sinne der im Kapitel 6.10 skizzierten Typologie von Besuchern.

Hier haben wir es mit einem offenen Auftrag eines Mitbehandlers zu tun. Einstellungsänderungen oder Verhaltensänderungen durch »Ins-Gewissen-Reden« oder Anklagen haben aber in der Regel gar keinen Erfolg, bewirken eher schwierige Gespräche oder – im besten Fall – Veränderungen mit geringer Halbwertzeit. Und die Klientin hätte dadurch wieder nicht gelernt, sich selbst zu vertreten. Wir empfehlen Aufträge dieser Art – egal, ob sie von Klienten selbst oder anderen an der Behandlung Beteiligten kommen – nicht anzunehmen. Wir können sinnvoller mit der Klientin abklären, ob die Konfrontation mit ihrer Unzufriedenheit für sie ein Anliegen im Mehrpersonensetting sein könnte.

Manchmal haben wir es auch mit verdeckten Aufträgen zu tun:

Wir können uns das gleiche Szenarium auch mit einem verdeckten Auftrag vorstellen. In der gleichen Konstellation spürt die Therapeutin deutlich, dass die Klientin unausgesprochen die Erwartung an sie hat, dem Partner deutlich zu machen, was ein guter junger Vater in dieser Lebenssituation zu tun hat. Aus den oben aufgeführten Gründen empfehlen wir, auch diesen – hier verdeckten oder heimlichen – Auftrag nicht anzunehmen.

Hier wäre die Abklärung im Gespräch mit der Klientin vor dem MPS sinnvoll, ob die Hypothese der Therapeutin (heimlicher oder verdeckter Auftrag) zutrifft. Wenn dies der Fall ist, kann die Therapeutin anbieten, in vorbereitenden Gesprächen mit der Klientin daran zu arbeiten, dass sie lernt, sich selbst zu vertreten und ihre Anliegen angemessen in die Partnerschaft einzubringen. Das MPS kann dann ein Probelauf sein, in dem die Therapeutin moderiert, aber die Klientin sich selbst vertritt.

Der gleiche Auftrag könnte aber auch ein innerer Auftrag der Therapeutin sein:

Die Klientin hat so eindringlich und häufig die eigene Überforderung und die Unzuverlässigkeit des Kindsvaters geschildert, dass die Therapeutin den Wunsch hat, der Klientin zu helfen und dem Kindsvater ins Gewissen zu reden. Natürlich würde unsere gut ausgebildete Therapeutin dies nicht zu platt tun, sondern indem sie subtilere Formen der Manipulation anwendet, z. B. den Anliegen der Klientin überproportional viel Raum geben, viel intensiver auf diese eingehen als auf die Äußerungen des Kindsvaters und viel affektive, mimische Zustimmung für die Position der Klientin signalisieren.

Auch hier empfehlen wir, zum eigenen inneren Auftrag in kritische Distanz zu gehen und in der Sitzung aufzupassen, dass man ihm nicht doch nachgeht:

- weil es einem so wichtig ist,
- weil das Mitleid mit der Lage der Klientin so groß ist,
- weil einem der Kindsvater so unreif, autoritär oder sonstwie erscheint.

Gerade wenn wir über mehrere Einzelsitzungen die Klientin kennen und innerlich solidarisch und loyal mit ihr sind, kann es vorkommen, dass wir tatsächlich eigene innere Aufträge oder auch verdeckte Aufträge der Klientin oder des Umfeldes übernehmen und dann meist im MPS in Schwierigkeiten kommen, weil wir keine hinreichende Neutralität und Allparteilichkeit (im oben beschriebenen Sinne) haben. Unsere Warnung bezieht sich im Kern auf Aufträge, in denen ein eingeladener Teilnehmer eines MPS verändert werden soll, ohne dass er oder sie davon weiß, dies will, dies kontraktiert hat.

Eine hervorragende Methode der Auftragsklärung, gerade bei schwierigen Auftragslagen, die wir vor der Durchführung eines MPS empfehlen, ist das »Auftragskarussell« (von Schlippe, 2007; von Schlippe u. Kriz, 1996).

Eine gute Klärung der bewussten und heimlichen Anliegen und Themen gemeinsam mit der Klientin im Vorhinein gibt beiden – ihr und der Therapeutin – eine größere Sicherheit im MPS und bildet die Grundlage für einen konstruktiven und produktiven Verlauf.

6.13 Das Mehrpersonensetting mit zwei Therapeutinnen

In diesem Fall geht es nicht um eine Therapie mit einer Co-Therapeutin, sondern mit zwei Therapeutinnen, die jeweils eine Klientin aus derselben Familie haben. Auch das kommt in der Praxis vor, wenn auch nicht so häufig. Beispiel:

»Frau T. (Name geändert), 43 Jahre, ist wegen einer ängstlich-depressiven Störung bei Therapeutin X in systemischer Therapie. Sie hat große Probleme mit ihrer 16-jährigen Tochter, derentwegen sie große Ängste aussteht und mit der die Kommunikation immer wieder abbricht. Die Tochter befindet sich ebenfalls in Psychotherapie bei der Kinder- und Jugendlichentherapeutin Y. Die Tochter möchte, dass die Mutter aufhört, sie immer wieder mit denselben Fragen zu nerven. Die Mutter möchte, dass ihre Tochter sich nicht ganz vor ihr verschließt und ihr z. B. mitteilt, wo sie abends hingeht. Beide erwarten sich von einem gemeinsamen Gespräch Unterschiedliches. Gemeinsam ist ihnen aber, dass sie sich wünschen, dass die andere mal richtig zuhört und manche Dinge einfach mal akzeptiert.«

Hier ist es wichtig, dass sich die beiden Therapeutinnen vorher kennenlernen, über ihre Arbeitsweise austauschen und miteinander die Themen und Vorgehensweise im Mutter-Tochter-Gespräch besprechen. Auch wenn sie emotional auf der Seite ihrer jeweiligen Klientin bleiben, so versuchen sie doch, im Hinblick aus das MPS die Sichtweise des anderen Familienmitglieds emotional nachzuvollziehen und beide Sichtweisen auf irgendeine Weise zusammenzubringen. Dies ist umso schwieriger, je mehr sich die Therapeutinnen mit den Ansichten ihrer Klientin begonnen hat zu identifizieren (»Bei dieser Kontrolletti-Mutter bleibt dir ja gar nichts anderes übrig, als dich schnell wieder zu verziehen.« versus: »Ihre Tochter muss wirklich mal verstehen, was sie Ihnen damit antut, wenn sie nachts nicht nach Hause kommt.«).

7 Konturen einer weiterentwickelten systemischen Therapie – denn nur der Wandel ist beständig

Wenn Systeme mit unterschiedlichen Kulturen (siehe Kulturdefinition auf ▸ S. 15 ff.) zusammenkommen, dann finden – so es nicht einen krassen Machtunterschied gibt – Austauschprozesse und ein Annäherungsprozess statt, in dem sich beide Systeme verändern. Wir wollen hier einige Ideen vorstellen, die nach unseren Beobachtungen zur Weiterentwicklung der systemischen Therapie im Zusammentreffen mit dem kassenfinanzierten Gesundheitswesen beitragen.

Systemische Therapie und Mehrpersonensetting innerhalb von kassenfinanzierten Einzeltherapien bleibt ein forderndes Thema, bei dem im Moment viel improvisiert wird. Schwierig deshalb, weil hier die Logik und Strukturen des Gesundheitssystems und die systemischen Grundannahmen punktuell schwer in Einklang zu bringen sind. Das Gesundheitswesen verlangt klar, dass es einen Kranken geben muss, damit Leistungen übernommen werden. Die systemische Therapie verortet Störungen in den Kommunikationsprozessen und Beziehungen zwischen den Menschen. Wenn wir noch einmal das Bild des Prokrustesbettes vom Anfang des Buches verwenden, dann spürt die systemische Therapeutin hier deutlich und schmerzhaft, wie einengend dieses Bett ist. Aber die Auseinandersetzung mit diesen unterschiedlichen Grundannahmen scheint uns auch zu einer differenzierteren Erklärung von psychischer Störung innerhalb des systemischen Denkens zu führen.

7.1 Weiterentwickeltes systemisches Erklärungsmodell

In seiner Tradition geht der systemische Ansatz davon aus, dass nicht ein Individuum krank oder gestört ist, sondern ein Lebenskontext eine neue Lösung braucht. Es zeichnet sich für uns ab, dass die radikale systemische Position, dass psychische Störungen nicht im Individuum zu erfassen sind, sondern in den Beziehungs- und Kommunikationsstrukturen, einer etwas moderateren – und vielleicht angemesseneren, sinnvolleren und realistischeren Grundannahme weicht. Unter pragmatischen und ästhetischen Gesichtspunkten zeichnet sich für uns eine Erweiterung von Aspekt 1 um die beiden weiteren Aspekte 2 und 3 ab, um in einer modifizierten systemischen Therapie Störungen/Symptome befriedigend zu erklären:

1. *Aktuelle und frühere äußere Systeme,* die in Bezug auf Störungen und Symptome relevant sind: Beziehungs- und Kommunikationsstrukturen dieser äußeren Systeme; Bedeutungsgebungen, Mottos und dominante Narrationen dieser äußeren Systeme; Belastungen und Ressourcen dieser äußeren Systeme; mehrgenerationale Weitergabe von Konstruktionen und Beziehungsstrukturen in diesen äußeren Systemen. Dies ist die klassische systemische Betrachtung.
2. *Das innere System des Individuums* in Bezug auf Störungen/Symptome: individuelle Stärken/Ressourcen und Schwächen/Vulnerabilität; innere Kommunikationsmuster, innere Konstruktionen und innere psychische Muster. Hier kommen Modelle für das Innenleben dazu (Teilemodelle, Mentalisierungskompetenz, strukturelle Dissoziation, ...)
3. *Störungsspezifische Aspekte:* Funktionseinschränkungen, die mit der Störung und den Symptomen verbunden sind; klinisches und therapeutisches Wissen zu Symptomatik, Krankheitsbild, symptombezogenen Interventionen und dem üblichen Verlauf einer Störung (klinisches Wissen).

Diese drei Aspekte mit ihren Wechselwirkungen reichen unseres Erachtens aus, um eine im Gesundheitswesen erweiterte systemische Perspektive zu skizzieren. Wir orientieren uns hier an Rotthaus (2015, S. 118; 2002), der eine solche Sichtweise – bestehend aus den drei Faktoren bei Angststörungen und in Therapien mit Jugendlichen – als klinische Konstellation beschreibt.

Wir sehen hier durchaus eine Erweiterung des ursprünglich radikal auf die äußeren Beziehungs- und Kommunikationsstrukturen fokussierten systemischen Erklärungsmodells für psychische Störungen, wie dies unter Punkt 1 der obigen Aufzählung zum Ausdruck kommt. Dieser Aspekt bleibt für uns der Ausgangspunkt eines systemischen Verstehens von Symptomen und wird in § 18 der Psychotherapie-Richtlinien im ersten Satz zum Ausdruck beschrieben:

> »Die Systemische Therapie fokussiert den sozialen Kontext psychischer Störungen und misst dem interpersonellen Kontext eine besondere ätiologische Relevanz bei.«

Im folgenden Satz des § 18 kommt dann das innere System des Klienten sowie die Wechselwirkung von äußeren sozialen Beziehungsstrukturen und innerem System dazu:

> »Symptome werden als kontraproduktiver Lösungsversuch psychosozialer und psychischer Probleme verstanden, die wechselseitig durch intrapsychische (kognitiv-emotive), biologisch-somatische sowie interpersonelle Prozesse beeinflusst sind. Theoretische Grundlage sind insbesondere die Kommunikations- und Systemtheorien, konstruktivistische und narrative Ansätze und das biopsychosoziale Systemmodell.«

Symptome werden so als »kontraproduktiver Lösungsversuch« des inneren Systems für eine äußere soziale Beziehungsstruktur verstanden. Dieses innere System schafft natürlich wieder Kommunikationsstrukturen und Beziehungsstrukturen in äußeren Systemen. Insofern ist das Herkunftsfamiliensystem des Klienten oft wichtig, um zentrale Momente seines inneren Systems als Antwort auf die dort gegebenen äußeren Beziehungsstrukturen zu verstehen. Für das innere System hatte die systemische Theorie kein eigenes theoretisches Modell. Heute werden dafür oft Teilekonzepte oder Konzepte der strukturellen Dissoziation (Nijenhuis, 2016) verwendet oder auch Ansätze wie die »Emotionsbasierte systemische Therapie: Intrapsychische Prozesse verstehen und behandeln« (Wagner et al., 2016).

Die inneren Muster, das innere System tragen natürlich wiederum dazu bei, dass sich auch in neuen Lebenskontexten wieder äußere Systeme, Beziehungsstrukturen und Kommunikationsstrukturen bilden, die durchaus zu Symptomen führen können.

Der 3. Aspekt der klinischen Konstellation sind störungsspezifisches Wissen und Intervenieren, welche im Gesundheitswesen stärker in eine systemische Sicht hineinkommen: klinisches und therapeutisches Wissen zu Symptomatik, Krankheitsbild, symptombezogenen Interventionen und Wissen um den üblichen Verlauf einer Störung.

Dazu gehört für uns auch wesentlich die gründliche Exploration, wie sich die Störung in den vier verschiedenen Subsystemen für den Klienten bemerkbar macht. Und wie die Wechselwirkung zwischen den vier Subsystemen aussieht (▸ S. 63 u. ▸ S. 135).

7.2 Weiterentwickeltes systemisches Vorgehen: Einzeltherapie und Mehrpersonensetting

Auf dem Hintergrund dieser oben skizzierten klinischen Konstellation sind jeweilig sinnvolle Kombinationen aus Einzeltherapie und Mehrpersonensetting plausibler planbar. In der Zusammenschau der drei Aspekte der klinischen

Konstellation – inneres und äußeres System sowie Aspekte der Störung und des Symptoms – entstehen Ideen eines systemischen Vorgehens mit sinnvollem Wechsel zwischen Einzeltherapie und Mehrpersonensetting. Ein fertiges Konzept für diese Kombination gibt es bisher nicht, aber Anregungen für einen schrittweisen Aufbau zeichnen sich für uns ab:

1. Wir halten zunächst ein Kennenlernen von Therapeutin und Klient in einer oder zwei Sitzungen im Einzelsetting für sinnvoll. Hier können beide gegenseitige Erwartungen kennenlernen, die Symptomatik explorieren und entscheiden, ob eine gute persönliche Kooperationsbasis entstehen kann.
2. Dann kann noch innerhalb der Probatorik in sinnvoller Zusammensetzung ein MPS folgen. Uns überzeugen hier die Überlegungen von Pinsof, Breunlin, Russell und Lebow (2010), Breunlin et al. (2011) sowie Schweitzer et al. (2014), dass ein MPS zu einem frühen Zeitpunkt zu schnelleren Veränderungen führen kann. Im MPS innerhalb der Probatorik wird erkennbar, welche Ressourcen und Motivationen für Veränderung im Lebenskontext des Klienten überhaupt gegeben sind.
3. Danach lassen sich Ideen zu einer Therapieplanung entwickeln und mit dem Klienten absprechen. Grundlage für dieses Gespräch kann der Bericht an die Gutachterin sein, in dem die Therapeutin ihre Sicht zu der besprochenen Diagnose, den Anliegen des Klienten, einer gemeinsamen Problemdefinition, den Ideen für sinnvolle Themen in der folgenden Therapie sowie zur Kombination aus Einzeltherapie und MPS in der folgenden Therapie vorstellt. Dies dürfte zum Ende der probatorischen Sitzungen sinnvoll sein. Wünsche des Klienten sollten dabei ernst genommen und nach Möglichkeit berücksichtigt werden.
4. Auch innerhalb der folgenden Therapie halten wir aus den oben ausgeführten Überlegungen zunächst Sitzungen im MPS für sinnvoll. Die in der Probatorik sichtbar gewordenen Unterstützungsmöglichkeiten des Lebenskontextes können erarbeitet werden, Umsetzungen können beschlossen und später evaluiert werden. Dabei wird sicher deutlich, wo die Grenzen des MPS in der gegebenen Situation liegen.
5. Schließlich kann danach im Einzelsetting intensive Arbeit in Bezug auf innere Muster, Narrationen und Konstruktionen, die innere Persönlichkeitsorganisation des Klienten, individuums- und störungsspezifische Aspekte sowie Unterstützung des Klienten bei Interaktionen im aktuellen Lebenskontext folgen.

Diese skizzierten Konturen eines systemischen Vorgehens sind eher idealtypisch. Die Konstellationen und Lebenslagen sind sehr unterschiedlich, sie lassen sich sicher nicht in den beschriebenen fünf Schritten für alle Fälle verallgemeinern. Vielleicht kann das skizzierte Vorgehen aber Orientierung geben. Ein systemisches Konzept zum Vorgehen, das für alle unterschiedlichen klinischen Konstellationen passt, ist nicht zielführend. Darin liegt ja gerade eine Einladung, eigene Erfahrungen zu machen. Und darin liegt auch der Reiz der aktuellen Situation systemischer Therapie im fünften Jahr ihrer Kassenzulassung. Jede systemische Therapie bleibt ein einmaliger Prozess, der nicht einem allgemeingültigen Schema folgt. Menschen sind eben – gerade, wenn es um die Entwicklung von Neuem geht – komplexe Systeme, die nicht instruierbar und damit vorhersagbar sind. Als systemische Therapeutinnen haben wir uns für die Arbeit mit Menschen, also für nichttriviale Maschinen entschieden (siehe ▶ S. 182 ff.). Die Folge ist, dass wir uns auf einmalige, nicht verallgemeinerbare Prozesse einlassen dürfen.

Dank

Unmöglich allen zu danken, die zu dem Buch beigetragen haben: all den Kolleg*innen, Ausbildungskandidat*innen, all den Supervisand*innen mit denen wir diskutiert haben und deren Anregungen wichtig waren, und dann gab es noch unsere Lehrer*innen und all die Bücher, die uns anregten über Jahrzehnte. Autorenschaft ist keine Einzelleistung, auch keine Zweierleistung. Autorenschaft ist eine gesellschaftliche Gemeinschaftsleistung.

Trotzdem möchten wir einige namentlich nennen: Da sind unsere Partnerinnen, die auch Kolleginnen sind, mit denen wir so viel fruchtbaren fachlichen Austausch hatten: Inge Liebel-Fryszer und Maike Merz-Claes. Da sind auch Anna Trusheim und Lisa Hartke, die an der Hessischen Akademie für integrative Psychotherapie (HAiP) ihre Ausbildung machen. Sie haben das Manuskript gelesen und Ideen beigesteuert. Da ist Maren Ballhausen, mit der wir intensiv einen ihrer Fälle diskutierten und von verschiedenen Seiten beleuchteten. Und da ist unsere Arbeit in der HAiP, die uns in zahllosen Diskussionen mit den Ausbildungskandidat*innen über fünf Jahre zwang, am Thema zu bleiben. Unser Buch entwickelte sich über Handouts für Seminare und Papers für die Ambulanz, sollte dann zunächst ein Aufsatz werden ... und irgendwann war klar, dass ein Buch daraus wird.

Wir danken Sebastian Baumann und Enno Hermanns für ihr Vorwort zu diesem Buch. Gerade sie haben wir uns als Autoren für ein Vorwort gewünscht. Beide haben einen großen Beitrag geleistet, dass die Systemische Therapie heute Teil des Gesundheitswesens ist, und sie begleiten engagiert die Diskussion um die Entwicklung der Systemischen Therapie.

Für die Korrektur des Manuskripts danken wir Marina Büttner, für die Unterstützung und Begleitung des Projekts danken wir Sandra Englisch und Ulrike Rastin vom Verlag Vandenhoeck & Ruprecht.

Den Leser*innen danken wir für ihr Interesse und ihr Vertrauen. Wir wünschen uns, dass unser Beitrag die Diskussion anregt und ein wenig weiterträgt.

Wir beide sind dankbar, in Zeiten von Krieg, Umbrüchen und Krisen eine uns erfüllende Aufgabe zu haben: Auch wenn die Welt teilweise in einem fürchterlichen Zustand ist, auch wenn mit hoher Sicherheit schreckliche Dinge in diesem Moment geschehen – weit weg oder im Nachbarhaus –, auch wenn wir immer wieder unter aktuellen, vergangenen oder zukünftigen persönlichen Verlusten leiden – an Menschen, Träumen, Hoffnungen, Gesundheit –, auch wenn die Strukturen, in denen wir leben und arbeiten, mitunter schwierig sind, dürfen wir mit voller Hingabe und Konzentration unsere Arbeit tun: die Entwicklung von Menschen unterstützen!

Literatur

Aguilar-Raab, C., Grevenstein, D., Gotthardt, L., Jarczok, M. N., Hunger, C., Ditzen, B., Schweitzer, J. (2018). Changing me, changing us: Relationship quality and collective efficacy as major outcomes in systemic couple therapy. Family Process, 57 (2), 342–358.

American Psychiatric Association. (2018). Diagnostisches und Statistisches Manual Psychischer Störungen DSM-5®: Deutsche Ausgabe hrsg. von P. Falkai und H.-U. Wittchen (2. Aufl.). Göttingen u. a.: Hogrefe.

Andersen, T. (2018). Das Reflektierende Team: Dialoge und Dialoge über die Dialoge. Dortmund: Verlag Modernes Lernen.

Anderson, H., Goolishian, H. A. (1990). Menschliche Systeme als sprachliche Systeme. Vorläufige und weiter zu entwickelnde Ideen über Folgerungen für die klinische Theorie Familiendynamik, 15 (3), 212–243.

Anderson, H., Goolishian, H. (1992). Der Klient ist Experte: Ein therapeutischer Ansatz des Nicht-Wissens. Zeitschrift für systemische Therapie, 10 (3), 176–189.

Asen, E., Fonagy, P. (2014). Mentalisierungsbasierte therapeutische Interventionen für Familien. Familiendynamik, 39 (3), 234–249.

Baumann, S. (2020). Wie arbeiten SystemikerInnen. PPP Psychotherapie in Politik und Praxis, 3, 16–17.

Baumann, S. (2021). Wenn psychische Störungen »Sinn« machen. KVB Forum, 1, 24–25.

Baumann, S. (2024). Systemische Therapie in der psychotherapeutischen Niederlassung. In M. Borcsa, B. Wilms (Hrsg.), Systemische Therapie. Anwendungsbereiche in der psychiatrisch-psychotherapeutischen Versorgung (S. 131–150). Stuttgart: Kohlhammer.

Bertrando, P., Arcelloni, T. (2006). Die vierhändige Hypothese. Familiendynamik, 31, 338–362.

Bodenmann, G., Perrez, M. (1993). Stress- und Copingdiagnostik in Partnerschaft und Familie. Zeitschrift für Familienforschung, 5 (3), 177–214.

Borst, U. (2003). Diagnostik und Wissen in der psychiatrischen Klinik: Bis wohin nützlich, ab wann hinderlich? Familiendynamik, 28 (2), S. 201–218.

Borst, U. (2020). Systemische Therapietheorie und Fallkonzeption: Systemische Therapietheorie und Fallkonzeption. Familiendynamik, 45 (2), 96–106.

Böse, R., Schiepek, G. (1989). Systemische Theorie und Therapie. Heidelberg: Asanger.

Boszormenyi-Nagy, I., Spark, G. M. (2015). Unsichtbare Bindungen: Die Dynamik familiärer Systeme (10. Aufl.). Klett-Cotta.

Braun, B., G. (1988). The BASK Model of Dissociation. Dissociation, 1 (1), 4–23.

Brecht, B. (1928/1994). Die Dreigroschenoper (30. Aufl.). Frankfurt a. M.: Suhrkamp.

Breunlin, D. C., Pinsof, W., Russell, W. P. (2011). Integrative Problem-Centered Metaframeworks Therapy I: Core Concepts and Hypothesizing. Family Process, 50 (3), 293–313.

Bschor, T., Bonnet, U., Pitzer, M., Baethge, C., Lieb, K., Gertz, H.-J., Müller-Oerlinghausen, B. (2022). Absetzen von Antidepressiva – Absetzsymptome und Rebound-Effekte. Übersicht und praktische Empfehlungen. Der Nervenarzt, 93 (1), 93–101.

Cameron, G. (2020). Complexity. https://praxisinstitut.iversity.org/de/my/courses/thinking-complexity (4.9.2024).
Cecchin, G. (1988). Zum gegenwärtigen Stand von Hypothetisieren, Zirkularität und Neutralität: Eine Einladung zur Neugier. Familiendynamik, 13 (3), 190–203.
Cecchin, G., Conen, M.-L. (2012). Wenn Eltern aufgeben. Therapie und Beratung bei konflikthaften Trennungen von Eltern und Kindern (2. Aufl.). Heidelberg: Carl-Auer.
Clement, U., Fischer, H. R., Retzer, A. (2006). Wozu Hypothesen in der systemischen Therapie? Familiendynamik, 31 (2), 200–206.
Conen, M. L. (Hrsg.) (2011). Wo keine Hoffnung ist, muss man sie erfinden: Aufsuchende Familientherapie (5. Aufl.). Heidelberg: Carl-Auer.
Deisler, K. (1985). Das Mailänder Modell. Ein Interview mit Mara Selvini Palazzoli. Kontext – Zeitschrift für Systemische Therapie und Familientherapie, 1, 72–102.
de Shazer, S. (1985). The keys to solution in Brief therapy. New York: Norton & Co.
de Shazer, S. (1989). Wege der erfolgreichen Kurztherapie (9. Aufl.). Stuttgart: Klett-Cotta.
de Shazer, S. (2006). Das Spiel mit Unterschieden: Wie therapeutische Lösungen lösen (5. Aufl.). Heidelberg: Carl-Auer.
de Shazer, S., Dolan, Y. (2022). Mehr als ein Wunder: Lösungsfokussierte Kurzzeittherapie heute. Heidelberg: Carl-Auer.
Deutsche Gesellschaft für Kinder- und Jugendpsychiatrie, Psychosomatik und Psychotherapie (DGKJP) (2016). Leitlinie Suizidalität im Kindes- und Jugendalter, 4. Version. http://www.awmf.org/leitlinien/detail/ll/028-031.html (4.9.2024).
Dohrenbusch, R. (2023). Der psychologische Befund. eMediepa bei Springer Medizin. https://www.springermedizin.de/emedpedia/detail/psychologische-begutachtung/der-psychologische-befund?epedia. Doi=10.1007%2F978-3-662-64801-8_25
Eggemann-Dann, H.-W., Fryszer, A. (2010). Systemische Arbeit mit Jugendlichen. Praxis der Kinderpsychologie und Kinderpsychiatrie, 59 (2), 119–139.
Eggemann-Dann, H.-W., Fryszer, A. (2022). Systemisch arbeiten mit Jugendlichen: Haltungen, Strategien, Methoden und Settings. Brill Deutschland.
Foerster, H. von, Pörksen, B. (2001). Wahrheit ist die Erfindung eines Lügners. Gespräche für Skeptiker. Heidelberg: Carl-Auer.
Foerster, H. von, Pörksen, B. (2002). Wir sehen nicht, daß dass wir nicht sehen. Heidelberg: Carl-Auer. https://www.heise.de/tp/features/Wir-sehen-nicht-dass-wir-nicht-sehen-3446178.html (5.9.2024).
Fonagy, P., Allison, E. (2014). The role of mentalizing and epistemic trust in the therapeutic relationship. Psychotherapy, 51 (3), 372–380.
Foucault, M. (1977). Der Wille zum Wissen. Frankfurt a. M.: Suhrkamp.
Fraiberg, S., Adelson, E., Shapiro, V. (2003). Gespenster im Kinderzimmer: Probleme gestörter Mutter-Kind-Beziehungen aus psychoanalytischer Sicht. Analytische Kinder- und Jugendlichenpsychotherapie, 34 (4), 465–504.
Frenzel, D., Strauß, B. (2022). Risiken und Nebenwirkungen: Kann eine Psychotherapie schaden? https://www.spektrum.de/news/kann-eine-psychotherapie-schaden/2011165 (4.9.2024).
Fryszer, A. (2012a). Family-Helper-Map. In J. V. Wirth, H. Kleve (Hrsg.), Lexikon des systemischen Arbeitens: Grundbegriffe der systemischen Praxis, Methodik und Theorie (S. 110). Heidelberg: Carl-Auer.
Fryszer, A. (2012b). Zeitstrahl. In J. V. Wirth, H. Kleve (Hrsg.), Lexikon des systemischen Arbeitens: Grundbegriffe der systemischen Praxis, Methodik und Theorie (S. 462). Heidelberg: Carl-Auer.
Gammer, C. (2009). Die Stimme des Kindes in der Familientherapie. Heidelberg: Carl-Auer.
Gassmann, D., Grawe, K. (2006). General change mechanisms: The relation between problem activation and resource activation in successful and unsuccessful therapeutic interactions. Clinical Psychology & Psychotherapy: An International Journal of Theory & Practice, 13 (1), 1–11.

Glasenapp, J., Teismann, T. (2022). Im Spannungsfeld von Selbstbestimmung und Fürsorge – zur Diskussion um selbstbestimmtes Sterben und Suizid. Psychotherapeutenjournal, 21 (1), 5–11.
Grawe, K. (2004). Neuropsychotherapie. Göttingen u. a.: Hogrefe.
Groleau, D., Young, A., Kirmayer, L. (2006). The McGill Illness Narrative Interview (MINI): An interview schedule to elicit meanings and modes of reasoning related to illness experience. Transcultural Psychiatry, 43 (4), 671–691.
Haley, J. (1988). Ablösungsprobleme Jugendlicher: Familientherapie – Beispiele – Lösungen. München: Pfeiffer.
Haley, J. (1990). Founders Series Interview Jay Haley in 1990 recorded life at the AAMFT in Washington DC. [Video]. https://www.youtube.com/watch?v=F7GJuk1frMg&list=PLAZR6nv3rla2QFVf_VoqDjPfidLelcYQS (5.9.2024).
Haley, J., Richeport-Haley, M. (2004). The art of strategic therapy. New York: Routledge.
Hart, O. van der, Nijenhuis, E. R. S., Steele, K. (2008). Das verfolgte Selbst: Strukturelle Dissoziation und die Behandlung chronischer Traumatisierung. Paderborn: Junfermann.
Hauthier Weber, J. (2011). Individual and family stress and crises. New York u. a.: SAGE Publications.
Heim, E., Maercker, A. (2017). Kulturelle Anpassung in Diagnostik und Psychotherapie. Psychotherapeutenjournal, 16 (1), 4–10.
Herwig-Lempp, J. (2004). Die VIP-Karte – ein einfaches Instrument für die Systemische Sozialarbeit. Kontext – Zeitschrift für Systemische Therapie und Familientherapie, 35 (4), 353–364.
Hill, R. (1949). Families under stress: Adjustment to the crises of war separation and reunion. New York: Harper & Brothers.
Hilzinger, R., Schweitzer, J., Hunger, C. (2016). Wie prüfe ich, ob es systemisch war? Familiendynamik, 41 (4), 334–342.
Jong, P. D., Berg, I. K. (2003). Lösungen (er)finden. Dortmund: Verlag Modernes Lernen.
Kassenärztliche Bundesvereinigung (2017). Vereinbarung über die Anwendung von Psychotherapie in der vertragsärztlichen Versorgung (Psychotherapie-Vereinbarung) vom 2. Februar 2017. Berlin. https://www.kbv.de/media/sp/01_Psychotherapie_Aerzte.pdf (5.9.2024).
Kassenärztliche Bundesvereinigung (2020). Leitfaden zum Erstellen des Berichts an die Gutachterin oder den Gutachter – Leitfaden PTV 3 (7.2020).
Keller, A. (2000). Die Klassifikation psychischer Störungen nach DSM-IV mit Hilfe eines strukturierten Interviews (F-DIPS): Eine Untersuchung der Retest-Reliabilität und der Validität. Diss., Universität Heidelberg.
Kriz, J. (2015). Die therapeutische Beziehung in der Systemischen Therapie. Psychotherapie, 20 (2), 207–225.
Kunze, N. (1998). Interkulturelle Psychologische Beratung. Wege zum Menschen, 50, 4, 195–205.
Lambert, M. (2013). The efficacy and effectiveness of psychotherapie. In M. Lambert (Hrsg.), Bergin and Garfield's handbook of psychotherapy and behavior change. Hoboken NJ: Wiley.
Levold, T. (2016). Der Stellenwert von Tools und Methoden. In T. Levold, M. Wirsching (Hrsg.), Systemische Therapie und Beratung – das große Lehrbuch (2. Aufl.). Heidelberg: Carl-Auer.
Levold, T. (2021). Diagnostik als soziale Konstruktion. Kontext – Zeitschrift für Systemische Perspektiven, 52 (2), 105–126.
Levold, T., Wirsching, M. (2016). Systemische Therapie und Beratung – das große Lehrbuch (2. Aufl.). Heidelberg: Carl-Auer.
Lieb, H. (2014). So hab ich das noch nie gesehen: Systemische Therapie für Verhaltenstherapeuten (2. Aufl.). Heidelberg: Carl-Auer.
Liebel-Fryszer, I., Biondi, F. (Regisseure). (2019). Bindung und Trauma [Aufzeichnung eines Fachtages]. Auditorium Netzwerk.
Linden, M., Strauß, B. (Hrsg.). (2018). Risiken und Nebenwirkungen von Psychotherapie. Berlin: Medizinisch Wissenschaftliche Verlagsgesellschaft.

Loth, W. (1998). Auf den Spuren hilfreicher Veränderungen. Das Entwickeln Klinischer Kontrakte. Dortmund: Verlag Modernes Lernen.
Loth, W., Schlippe, A. von (2004). Die therapeutische Beziehung aus systemischer Sicht. PiD – Psychotherapie im Dialog, 5 (2), 341–347.
Ludewig, K. (2002). Leitmotive systemischer Therapie. Stuttgart: Klett-Cotta.
Luhmann, N. (1988). Die Wirtschaft der Gesellschaft. Frankfurt a.M.: Suhrkamp.
Maturana, H.R., Varela, F.J. (1990). Der Baum der Erkenntnis. Die biologischen Wurzeln des menschlichen Erkennens. München: Scherz.
McCubbin, H.I., Patterson, J.M. (1983a). Family stress and adaptation to crises: A Double ABCX Model of family behavior. In D.H. Olson, R.C. Miller (Hrsg.), Family studies review yearbook: Vol. 1 (S. 87–106). New York u.a.: SAGE Publications.
McCubbin, H.I., Patterson, J.M. (1983b). The Family Stress Process. Marriage & Family Review, 6 (1–2), 7–37.
Nijenhuis, E. (2016). Die Trauma-Trinität. Ignoranz – Fragilität – Kontrolle: Die Entwicklung des Traumabegriffs/Theorie und Praxis traumabedingter Dissoziation: Konzept und Fakten. Göttingen: Vandenhoeck & Ruprecht.
Peichl, J. (2013). Das Verhältnis des Selbst zu seinen Teilen: Basisdemokratische Vielfalt oder hierarchische Struktur – Ein Vergleich der Theoriekonzepte. Psychotherapie, 18 (2), 199–213.
Pinsof, W., Breunlin, D.C., Russell, W.P., Lebow, J. (2010). Problemzentrierte Metarahmen: Eine empiriebasierte Perspektive für die Familien-, Paar- und Einzeltherapie. PiD -- Psychotherapie im Dialog, 11 (1), 34–41.
Pinsof, W., Breunlin, D.C., Russell, W.P., Lebow, J. (2011). Integrative Problem-Centered Metaframeworks Therapy II: Planning, Conversing, and Reading Feedback. Family Process, 50 (3), 314–336.
Retzlaff, R. (2021a). Erklärungsmodell und Fallverstehen in der systemischen Therapie. Psychotherapie aktuell, 13 (4), 38–43.
Retzlaff, R. (2021b). Systemische Therapie – Fallkonzeption, Therapieplanung, Antragsverfahren: Ein praktischer Leitfaden. Heidelberg: Carl-Auer.
Retzlaff, R. (2022a). Das Ganze ist mehr als die Summe der Teile. Deutsches Ärzteblatt, PP21, 310.
Retzlaff, R. (2022b). Unterwegs zu einer allgemeinen systemisch fundierten Psychotherapie. Sicheres Navigieren in Zeiten der Unsicherheit. Vortrag, Jahrestagung DGSF, Dresden 16.9.2022.
Retzlaff, R., Hornig, S., Müller, B., Reuner, G., Pietz, J. (2006). Kohärenz und Resilienz in Familien mit geistig und körperlich behinderten Kindern. Praxis der Kinderpsychologie und Kinderpsychiatrie, 55, 2006 (1), 36–52.
Richter, H.-E. (2012). Patient Familie: Entstehung, Struktur und Therapie von Konflikten in Ehe und Familie. Gießen: Psychosozial-Verlag.
Ringel, E. (2017). Der Selbstmord: Abschluss einer krankhaften psychischen Entwicklung – Eine Untersuchung an 745 geretteten Selbstmördern (11. Aufl.). Hohenwarsleben: Westarp Verlagsservicegesellschaft.
Rogers, C.R. (1995). A Way of Being. Boston: Mariner Books.
Rotthaus, W. (2002). Systemische Psychotherapie mit Jugendlichen. Psychotherapie im Dialog, 4, 338–344.
Rotthaus, W. (2015). Ängste von Kindern und Jugendlichen. Heidelberg: Carl-Auer.
Rotthaus, W. (2019). Was heißt systemisch? https://www.dgsf.org/service/was-heisst-systemisch (5.9.2024).
Rotthaus, W., Bonney, H., Burr, W., Caby, F., Ludewig, K. (2013). Systemische Kinder- und Jugendlichenpsychotherapie (4. Aufl.). Heidelberg; Carl-Auer.
Satir, V. (2018). Selbstwert und Kommunikation: Familientherapie für Berater und zur Selbsthilfe (23. Aufl.). Stuttgart: Klett-Cotta.

Scheib, P., Wirsching, M. (2003). Paar- und Familientherapie: Leitlinien Psychosomatische Medizin und Psychotherapie. Stuttgart: Schattauer.
Schermuly-Haupt, M., Linden, M., Rush, A. (2018). Unwanted events and side effects in cognitive behavior therapy. Cognitive Therapy and Research, 42 (3), 219–229.
Schiepek, G. (2016). Systemische Praxis lernen. systeme, 30 (1), 33–53.
Schiepek, G., Krüger, F., Eckert, H. (2001). Nichts ist praktischer als eine gute Theorie – Das systemische Projekt als wissenschaftliche Herausforderung. Kontext, 32 (4), 265–289.
Schlippe, A. von (2007). Das »Auftragskarussell« oder auch »Münchhausens Zopf«. In S. Fliegel, A. Kämmerer (Hrsg.), Psychotherapeutische Schätze (S. 30–36). Tübingen: dgvt-Verlag.
Schlippe, A. von, Kriz, J. (1996). Das »Auftragskarussell« – Eine Möglichkeit der Supervision in der Systemischen Therapie und Beratung. System Familie, 9 (3), 106–110.
Schlippe, A. von, Schweitzer, J. (2016). Lehrbuch der systemischen Therapie und Beratung I: Das Grundlagenwissen (3. Aufl.). Göttingen: Vandenhoeck & Ruprecht.
Schmidt, G. (2010). Beratungs- und Coachingpraxis. In M. Faschingbauer (Hrsg.), Effectuation: Wie erfolgreiche Unternehmer denken, entscheiden und handeln (S. 178–188). Stuttgart: Schäffer-Poeschel.
Schmied, E., Grawe, K. (2013). Die funktionale Rolle von Ressourcenaktivierung für therapeutische Veränderungen. In J. Schaller, H. Schemmel (Hrsg.), Ressourcen ... Ein Hand- und Lesebuch zur psychotherapeutischen Arbeit (2. Aufl., S. 165–178). Tübingen: dgvt-Verlag.
Schroll-Machl, S. (2013). Die Deutschen – Wir Deutsche. Fremdwahrnehmung und Selbstsicht im Berufsleben (4. Aufl.). Göttingen: Vandenhoeck & Ruprecht.
Schweitzer, J. (2011). Vorwort. In M. L. Conen (Hrsg.), Wo keine Hoffnung ist, muss man sie erfinden: Aufsuchende Familientherapie (5. Aufl.). Heidelberg: Carl-Auer.
Schweitzer, J., Aguilar-Raab, C., Hunger, C. (2014). Systemveränderungen messbar machen: EVOS und EXIS als neuartige »Systemfragebögen«. Kontext, 45 (4), 416–429. https://doi.org/10.13109/kont.2014.45.4.416
Schweitzer, J., Beher, S., von Sydow, K., Retzlaff, R. (2007). Systemische Therapie/Familientherapie. Psychotherapeutenjournal, 6, 4–19.
Schweitzer-Rothers, J. (2014). Heilung als Gemeinschaftsleistung. Psychotherapeut, 2, 82–88.
Schwing, R., Fryszer, A. (2015). Systemisches Handwerk. Werkzeug für die Praxis (7. Aufl.). Göttingen: Vandenhoeck & Ruprecht.
Selvini Palazzoli, M., Boscolo, L., Cecchin, G., Prata, G. (1979). Gerade und ungerade Tage. Familiendynamik, 4 (2), 138–147.
Selvini Palazzoli, M., Boscolo, L., Cecchin, G., Prata, G. (1981). Hypothetisieren – Zirkularität – Neutralität: Drei Richtlinien für den Leiter der Sitzung. Familiendynamik, 6 (2), 123–139.
Selvini Palazzoli, M., Boscolo, L., Cecchin, G., Prata, G. (2011). Paradoxon und Gegenparadoxon: Ein neues Therapiemodell für die Familie mit schizophrener Störung (12. Aufl.). Stuttgart: Klett-Cotta.
Shi, J. (2011). Anwendung der systemischen Theorie in der therapeutischen Praxis: Ein chinesisch-deutscher Vergleich. Diss., Universität Heidelberg (Medizinische Psychologie). http://archiv.ub.uni-heidelberg.de/volltextserver/view/dissmedAutorHD/Shi=3AJingyu=3A=3A.html (5.9.2024).
Shi, J., Schweitzer, J. (2014). Levels of family systems thinking: Differences between Chinese and German therapists. Contemporary Family Therapy, 36 (2), 213–231.
Simon, F. B., Rech-Simon, C. (2018). Zirkuläres Fragen: Systemische Therapie in Fallbeispielen: Ein Lernbuch (13. Aufl.). Heidelberg: Carl-Auer.
Simon, F. B., Schmidt, G. (1984). Die Machtlosigkeit zirkulären Denkens. Familiendynamik, 9 (2), 177–179.
Sparrer, I. (2021). Wunder, Lösung und System: Lösungsfokussierte Systemische Strukturaufstellungen für Therapie und Organisationsberatung (7. Aufl.). Heidelberg: Carl-Auer.

Steiner, T., Berg, I. K. (2019). Handbuch Lösungsorientiertes Arbeiten mit Kindern (8. Aufl.). Heidelberg: Carl-Auer.
Stierlin, H. (1976). Das Tun des Einen ist das Tun des Anderen: Eine Dynamik menschlicher Beziehungen. Frankfurt a. M.: Suhrkamp.
Thomas, A. (1996). Psychologie interkulturellen Handelns (2. Aufl.). Göttingen u. a.: Hogrefe.
Thomas, A., Kinast, E.-U., Schroll-Machl, S. (2003). Handbuch Interkulturelle Kommunikation und Kooperation, Bd. 1: Grundlagen und Praxisfelder (2. Aufl.). Göttingen: Vandenhoeck & Ruprecht.
Wagner, E. (2020). Psychotherapeutische Diagnostik aus systemischer Perspektive. Psychotherapie Forum, 24 (1–2), 37–44.
Wagner, E., Russinger, U. (2016). Emotionsbasierte systemische Therapie. Intrapsychische Prozesse verstehen und behandeln. Stuttgart: Klett-Cotta.
Watters, E. (2016). Crazy like us: Wie Amerika den Rest der Welt verrückt macht. Tübingen: dgvt-Verlag.
Watzlawick, P. (2018). Wie wirklich ist die Wirklichkeit? – Wahn, Täuschung, Verstehen (19. Aufl.). München: Piper.
Watzlawick, P., Weakland, J. H., Fisch, R. (2019). Lösungen: Zur Theorie und Praxis menschlichen Wandels (9. Aufl.). Göttingen u. a.: Hogrefe.
Weber, J. (2011). Individual and Family Stress and Crises. Thousand Oaks: SAGE Publications, Inc.
Welter-Enderlin, R., Hildenbrand, B. (2004). Systemische Therapie als Begegnung (4., völlig überarb. und erw. Aufl.). Stuttgart: Klett-Cotta.
Williams, A. (1995). Visual and Active Supervision: Roles, Focus, Technique. New York: Norton & Co.
Winter, M. (2016). Die therapeutische Beziehung in der Systemischen Therapie. Systhema, 30 (2), 129–138.
Wockenfuß, R., Herrmann, K., Claußnitzer, M., Sandholzer, H. (2008). Diagnosenklassifikation in der Allgemeinpraxis – SESAM--Studie untersucht Reliabilität der ICD-10-Klassifikation. Notfall & Hausarztmedizin, 34 (12), 586–590.

Anhang

Die Anhänge 1, 2, 3 und 4 stehen auch zum Download zur Verfügung auf www.vandenhoeck-ruprecht-verlage.com bei diesem Buch unter der Rubrik »Downloads«.

Anhang 1: »Beipackzettel« systemische Psychotherapie

(wie ihn die Hessische Akademie für integrative Psychotherapie – HAiP – verwendet; Stand 2025)

Sie haben sich entschlossen, eine systemische Psychotherapie zu machen. Wir möchten Sie im Folgenden über Aspekte informieren, die für Sie als Klientin bzw. Klient interessant und wichtig sein können.

Was Sie zum organisatorischen Ablauf der Therapie wissen sollten!

Sprechstunde und Probatorik

In der Regel finden zunächst ein bis drei psychotherapeutische Sprechstunden und zwei bis vier probatorische Sitzungen statt, bevor Sie gemeinsam mit Ihrer Therapeutin/Ihrem Therapeuten entscheiden, wie es weitergeht. In diesen maximal sieben Stunden können Sie gemeinsam mit Ihrer Therapeutin herausfinden, um was es Ihnen in der Therapie geht, in welchem Zusammenhang die Probleme stehen, ob eine Therapie sinnvoll ist und wie diese Therapie aussehen sollte.

In dieser Zeit können Sie auch feststellen, ob Sie das Gefühl haben, mit Ihrer Therapeutin gut zusammenzuarbeiten, oder ob Sie mit ihr nicht zurechtkommen. Auch die Therapeutin wägt ihrerseits ab, ob sie sich eine Therapie mit Ihnen vorstellen kann und wird dies mit Ihnen besprechen.

Ihre Therapeutin wird Ihnen schon in der Probatorik vorschlagen, auch andere Menschen aus Ihrem Umfeld, die einen Beitrag zur Lösung Ihrer Schwierigkeiten leisten könnten, zu einigen Sitzungen mitzubringen.

Bericht an den Gutachter

Soll eine Langzeittherapie mit 36 Therapiestunden beantragt werden, fasst Ihre Therapeutin zum Abschluss der Probatorik die Ergebnisse in einem Bericht an einen Gutachter zusammen. Ihr Name wird darin nicht auftauchen. Der Bericht wird in anonymisierter Form in einem verschlossenen Umschlag, der von den Krankenkassenmitarbeitern nicht geöffnet werden darf, an einen Gutachter weitergegeben, der sich ein Bild von Ihren Beschwerden und der geplanten Therapie macht. Im positiven Fall befürwortet er gegenüber der Krankenkasse die Kostenübernahme, die die Krankenkasse in der Regel dann auch genehmigt. Bei einem Antrag auf eine Kurzzeittherapie – 12 bis zu max. 24 Sitzungen – wird nur in Ausnahmefällen ein Bericht verlangt. Bevor dieser Bericht an den Gutachter geht, wird Ihre Therapeutin den Inhalt mit Ihnen durchsprechen und auch gemeinsam mit Ihnen die darin enthaltene Diagnose festlegen.

Kurzzeittherapie oder Langzeittherapie?

Es gibt die Möglichkeit, dass Sie eine Kurzzeittherapie mit maximal 24 Stunden oder auch eine Langzeittherapie mit maximal 48 Stunden machen. Die Entscheidung darüber, was beantragt werden soll, fällt die Therapeutin in Absprache mit Ihnen. Vielleicht haben Sie schon eine Vorstellung davon, ob Sie eher weniger oder eher mehr Zeit für die Bearbeitung Ihrer psychischen Probleme und Lösungen mit der Unterstützung Ihrer Therapeutin brauchen werden. Vielleicht können Sie es aber zu Beginn auch noch nicht so genau sagen. Jedenfalls stellen Sie anschließend den Antrag auf einem Formular, welches Ihnen Ihre Therapeutin geben wird. Wenn Sie sich für eine Kurzzeittherapie entschieden haben, besteht bis zur 20. Sitzung durchaus die Möglichkeit der Umwandlung in eine Langzeittherapie. Die Abstände zwischen den Sitzungen wird Ihre Therapeutin mit Ihnen besprechen. Je nach Situation können die Sitzungen wöchentlich stattfinden oder auch in längeren Abständen.

Supervision und Unterstützung für Ihre Therapeutin

Systemische Therapeuten nutzen zu ihrer Unterstützung regelmäßig Supervision und Intervision. Dort werden der Verlauf und etwaige auftauchende Schwierigkeiten in der Therapie mit erfahrenen Fachkollegen besprochen. Diese Besprechungen erfolgen in anonymisierter Form, d. h., Ihr Name wird nicht genannt und lediglich die notwendige Information wird in der Supervision weitergegeben. Die Intervision erfolgt in einer Gruppe anderer Psychotherapeuten, die Supervision entweder in Einzel- oder Gruppensitzungen mit einem Supervisor (ein erfahrener systemischer Therapeut). Therapeutinnen in der Ambulanz der HAiP besprechen in regelmäßigen Abständen den Verlauf ihrer Therapien in der Supervision.

Was Sie von Ihrem systemischen Psychotherapeuten erwarten können

Maximal mögliche Augenhöhe und Transparenz

In der systemischen Psychotherapie wird Sie Ihr Therapeut dabei unterstützen, Lösungen für Ihre psychischen Probleme zu finden, sich auf eine andere und bessere Art verhalten zu können, wichtige Lebensereignisse anders und besser zu verstehen und Ihr gegenwärtiges Leben und Ihre Zukunft freudvoller und befriedigender zu gestalten. Dabei kommt es entscheidend auf Sie an, wie Sie in der Zusammenarbeit mit dem Therapeuten Veränderungen gestalten. Systemische Therapeuten behandeln nicht in dem Sinne wie z. B. Chirurgen einen Patienten behandeln. Sie und Ihr Therapeut sollten gemeinsam herausfinden,

- welche Ziele Sie gemeinsam in der Therapie verfolgen wollen,
- wie Sie die Ziele erreichen wollen und
- wo Sie sich auf dem Weg dorthin gerade befinden.

Bei den Antworten auf diese Fragen sollten Sie möglichst weitgehend mitentscheiden. Wir sprechen hier von einem informierten Konsens zwischen Ihnen und Ihrer Therapeutin. Sie können erwarten,

- dass die Therapeutin Ihre Ziele für die Therapie erfragt und in der Therapieplanung weitestgehend berücksichtigt;
- dass sich die Therapeutin im Verlauf der Therapie an die gemeinsam festgelegten Ziele oder deren Veränderung hält;
- dass die Therapeutin mit Ihnen den Bericht an den Gutachter durchspricht,
- dass sie mit Ihnen gemeinsam bespricht, welche Diagnose am besten Ihren momentanen Zustand erfasst;
- dass die Therapeutin Sie darüber informiert, dass Diagnosen nicht objektiv sind, sondern dass verschiedene Therapeuten häufig zu unterschiedlichen Diagnosen kommen, was aber für die Therapie nicht unbedingt entscheidend ist;
- dass die Therapeutin Sie in den Therapiesitzungen darüber informiert, was sie vorhat als Nächstes zu tun;
- dass die Therapeutin immer wieder bereit ist, Ihre Fragen zu Verlauf und Prozess zu beantworten.

Verstehen und Wertschätzen Ihrer Person

Sie können von Ihrem Psychotherapeuten erwarten,

- dass er sich bemüht, Sie in Ihrem Handeln und Erleben zu verstehen;
- dass er Ihnen mit Respekt und Wertschätzung begegnet – auch wenn er selbst eine andere Sicht der Dinge hat und vertritt.

- Hinweise auf förderliche Verhaltenskorrekturen seitens des Therapeuten werden manchmal von Klienten als Bewertung und wenig konstruktive Kritik verstanden. Besprechen Sie solche Reaktionen von Ihnen mit Ihrem Therapeuten.

Einbeziehen anderer Menschen aus Ihrem Lebenskontext

Zum Herzen des systemischen Ansatzes gehört es, bei der Lösung eines Problems andere Menschen in die Therapie einzubeziehen. Probleme werden in der systemischen Therapie immer als Gemeinschaftsleistung verstanden und nie nur als Schwierigkeiten eines einzelnen Menschen. Deshalb werden auch die Lösungen als Gemeinschaftsaufgabe gesehen, bei der andere wichtige Menschen aus dem Umfeld mitarbeiten, unterstützen und beraten. Systemische Therapie kommt in der Regel mit einer geringeren Anzahl von Therapiesitzungen aus. Dies ist wahrscheinlich nur deshalb möglich, weil andere Menschen aus dem Lebensumfeld in die Therapie einbezogen werden. Sie können deshalb von Ihrem systemischen Therapeuten erwarten,

- dass er Ihnen vorschlägt, Sie motiviert und ermutigt, andere Menschen aus Ihrem Umfeld in die Therapie mitzubringen;
- dass er Sie unterstützt, diese Menschen einzuladen, unter Umständen auch selbst ein telefonisches Vorgespräch – natürlich in Übereinstimmung mit Ihnen – mit diesen Menschen führt, wenn Sie es sich allein nicht zutrauen, diese zu motivieren;
- dass er Sie und die anderen Beteiligten für das Mehrpersonengespräch ausreichend vorbereitet und informiert;
- dass er dafür sorgt, dass danach die Therapie auch weiterhin Ihrer persönlichen Entwicklung dient und die Lösungen für Ihre psychischen Probleme weiterhin im Zentrum der Therapie stehen.

Verschwiegenheit

Alle Psychotherapeutinnen und Psychotherapeuten unterliegen einer Pflicht zur Verschwiegenheit. Sie können von Ihrer Therapeutin erwarten,

- dass sie alles, was Sie ihr anvertrauen, für sich behält;
- dass sie in Fallbesprechungen alle Informationen aus der Therapie nur in anonymisierter Form einbringt;
- dass der erwähnte Bericht an den Gutachter, der seinerseits ebenfalls der Schweigepflicht unterliegt, in anonymisierter Form verfasst wird;
- dass auch die Krankenkasse außer der Diagnose keine Informationen aus den Gesprächen erhält;
- dass die Therapeutin, wenn sie mit anderen Menschen aus dem medizini-

schen Umfeld Kontakt aufnimmt, vorher Ihr Einverständnis in schriftlicher Form einholt;

- dass, wenn überhaupt, nur solche Informationen in die elektronische Patientenakte aufgenommen werden, denen Sie zuvor explizit zugestimmt haben.

Berufsethisches Verhalten

Alle Psychotherapeuten unterstehen einem Berufsethos. So können Sie von Ihrem Therapeuten erwarten,

- dass er keinen Kontakt mit Ihnen außerhalb der Therapiesitzung aufnimmt oder pflegt;
- dass er innerhalb der Therapie klare Grenzen einhält (nicht unangemessen eigene Themen und Probleme einbringt, keine finanziellen Geschäfte mit Ihnen eingeht, es zu keinen körperlichen Grenzüberschreitungen kommt usw.);
- dass er Termine und Zeiten einhält – dazu gehört auch, dass er das Ende der Therapiesitzungen nicht wesentlich überzieht;
- dass er die oben beschriebenen Forderungen in Bezug auf Verschwiegenheit, Wertschätzung im Umgang und Transparenz einhält.

Wie Sie selbst dazu beitragen können, dass Ihre Therapie wirksam wird

Sie können wesentlich dazu beitragen, dass Ihre Therapie erfolgreich wird. Therapeutinnen können grundsätzlich keine Veränderungen »machen«. Letztlich können nur Sie selbst sich für Neues öffnen, Ungewohntes ausprobieren und Veränderungen wahrnehmen. Was Sie konkret tun können, damit die gewünschten Veränderungen mithilfe der Therapie gelingen können:

- Sie können innerlich überprüfen, ob Sie diese oben beschriebene Offenheit für Neues haben und Sie können sich für diese Offenheit bereit machen.
- Sie sollten in die Sitzungen aktiv einbringen, was Sie aktuell beschäftigt, woran Sie in der jeweiligen Sitzung arbeiten wollen.
- Dafür ist es gut, wenn Sie sich etwas Zeit vor der Sitzung nehmen, um nach innen zu schauen, um sich zu zentrieren und um herauszufinden, wie es Ihnen gerade geht und was Sie beschäftigt. Bitte nicht in jede Sitzung völlig gestresst aus einem hektischen Alltag fallen! Damit vergeuden Sie Therapiezeit oder Sie nutzen mithilfe der Therapeutin einen Teil der Therapiezeit, um in einen optimalen Modus für Veränderung einzutreten.
- Überlegen Sie selbst, welche Abstände zwischen den Sitzungen Ihnen sinnvoll erscheinen. Bringen Sie Ihre Meinung dazu ins Gespräch mit ein. Nicht immer ist die wöchentliche Sitzung die beste Lösung! In der systemischen Therapie können die Abstände auch größer sein. Es ist von Vor-

teil, wenn zwischen den Sitzungen Zeit zum Ausprobieren und Beobachten liegt. Wenn Sie diese Zeit zwischen den Sitzungen dazu nutzen, ist das förderlich für den Erfolg Ihrer Therapie. Das erfordert Aufmerksamkeit und Bereitschaft.

- Lassen Sie sich darauf ein, wenn Ihre Therapeutin Ihnen empfiehlt, Menschen aus Ihrem Umfeld in die Therapie mitzubringen! Oben haben wir beschrieben, dass gerade durch solche Mehrpersonensitzungen die Wirksamkeit der systemischen Therapie erhöht wird. Das erfordert die Bereitschaft und auch den Mut von Ihnen, sich auf solche Vorschläge einzulassen und Vertrauen in die Fähigkeit Ihrer Therapeutin zu haben, dass sie gut mit solchen Situationen umgehen kann.
- Systemische Therapeuten geben manchmal Aufgaben für die Zeit zwischen den Sitzungen. Es kann darum gehen, etwas auszuprobieren oder etwas zu beobachten. Nehmen Sie sich Zeit dafür. Solche Interventionen können für den Therapieerfolg sehr wichtig sein, weil sie Veränderungen anstoßen – manchmal mehr als die Therapiesitzung selbst!
- Nehmen Sie sich unmittelbar nach der Sitzung etwas Zeit, bevor Sie wieder in Ihren Alltag einsteigen. Sie können einen Spaziergang machen oder einen Kaffee trinken. Dabei können Sie noch mal innerlich durchgehen, was Ihnen in der Therapiestunde wichtig war und dies »sacken lassen«. Wir empfehlen Ihnen sehr eine Art Therapietagebuch zu führen, in das Sie nach der Sitzung eintragen, was für Sie in der Stunde wesentlich war.
- Nehmen Sie sich ab und zu Zeit, in Ihrem Therapietagebuch zu lesen.
- Wenn Sie sich in der Therapie unwohl fühlen, nicht verstanden fühlen, sich über etwas ärgern, zu wenig gesehen oder falsch gesehen fühlen, dann bringen Sie das bitte in die Therapie ein. Solche Störungen sind wichtig, sollten besprochen werden und können sehr hilfreich sein, damit sich die Zusammenarbeit mit Ihrer Therapeutin verbessert.

Risiken und Nebenwirkungen von Psychotherapie

Studien zeigen, dass drei Viertel der Klienten in Psychotherapie keine negativen Wirkungen benennen. Trotzdem hat Psychotherapie, wie alle wirkungsvollen Verfahren, Nebenwirkungen, die Sie kennen sollten.

Bei näherem Befragen von Klienten in Psychotherapien zeigt sich, dass bei 98 % der Klienten auch unerwünschte Effekte aufgetreten waren. Das hat mit folgenden Sachverhalten zu tun:

- Bei 43 % der Klienten kommt es zu Nebenwirkungen wie Stress, vorübergehender Symptomverschlechterung und zu familiären Spannungen;

- 60 % der Klienten bezeichnen die Nebenwirkungen als moderat, 40 % jedoch als stark.

Die Erinnerung an schlechte Erfahrungen und das Reden über Probleme kann natürlich negative Gefühle auslösen. Wenn man unschöne Erlebnisse wiederholt und durcharbeitet, führt das dazu, dass diese zunächst lebendiger und häufiger erinnert werden.

Die Therapeutin wird immer wieder auch auf Ihre Fähigkeiten und bisherigen Erfolge im Umgang mit Ihren Schwierigkeiten zu sprechen kommen. Dennoch kann es bei der Klärung Ihrer Probleme zu Phasen kommen, die Sie belasten, wo Symptome zeitweise auch verstärkt auftreten. Dies ist im Gesundungsprozess nicht völlig zu vermeiden. Besprechen Sie mit Ihrer Therapeutin bzw. ihrem Therapeuten, was Sie als verkraftbar erleben und was nicht.

Die Therapie soll zu einer Veränderung des Erlebens und Verhaltens und einer veränderten Gestaltung der Beziehungen führen, die langfristig weniger Leiden und mehr Lebensqualität ermöglichen. Das bedeutet auch, dass sich das Umfeld darauf einstellen muss und sich mit den Veränderungen, die sich durch die Therapie ergeben, erst einmal anfreunden muss. Das kann natürlich auch vorübergehend zu Auseinandersetzungen führen.

Was Sie beobachten sollten, sind Ihre Gefühle zu Ihrer Therapeutin/Ihrem Therapeuten, ob Sie sich bei ihr/ihm sicher, wertgeschätzt und aufgehoben fühlen. Eine wenig wertschätzende, eine abwertende oder respektlose Kommunikation in der Therapie kann durchaus schädigend sein.

Wenn Sie auch nach mehr als 15 Sitzungen den Eindruck haben, die Therapie hilft Ihnen nicht, und Sie erleben sie überwiegend als unangenehm oder unnütz, dann sollten Sie das mit Ihrer Therapeutin thematisieren und evtl. an einen Therapeutenwechsel denken.

Darüber hinaus sollten Sie wissen, dass Sie sich jederzeit an neutrale Einrichtungen wenden können, wenn Sie sich in der Therapie nicht gut behandelt fühlen. Eine solche Anlaufstelle bietet z. B. die Beschwerde- und Schlichtungsstelle bei der Psychotherapeutenkammer Hessen sowie der »Ethikverein e. V. – Ethik in der Psychotherapie«. Innerhalb der Ambulanz der HAiP können Sie bei Beschwerden auch direkt Kontakt mit der Ambulanzleitung aufnehmen.

Anhang 2: Zwischen den Sitzungen: After-Session-Intervention

Beobachtung	Ambivalenzarbeit	Handlungsaufgaben Experimente	Rituale	Üben von Neuem
Auftreten von Symptomen oder auch symptomfreie Zeiten beobachten, evtl. notieren, was sich davor oder danach ereignete. - Differenzierte Beobachtung der Symptome und der Reaktionen des Umfeldes. - Was ist anders, wenn die Symptome nicht auftreten? – in den eigenen Gefühlen und im Umfeld. - Was hat die Klientin anders gemacht, wenn das Problem nicht auftrat? - Wann, bei wem, unter welchen Bedingungen treten Symptome auf?	Bitte, das problematische Verhalten noch eine Zeit beizubehalten. Dabei können Varianten als Aufgabe gestellt werden: - Nichts dafür tun, dass die Symptome nicht auftreten. Symptome und Umfeld nur beobachten. - Nichts verändern, nur über Veränderung nachdenken: Wie wäre ich, wenn die Symptome jetzt nicht wären? Wie wäre die Situation, wenn das Symptom nicht da wäre? - Mögliche Vorteile der Symptome erkunden: Gibt es auch Vorteile in Situationen, in denen das Symptom da ist? - Vorhersagen, ob, wann und wie stark die Symptome am nächsten Tag auftreten werden und überprüfen.	Klienten erhalten Aufgaben, die neue Verhaltens- und Interaktionsmuster anregen. Beispiele: - Selbst etwas anders machen als üblich – allein entscheiden, was. - Selbst versuchen, die Symptome zu verstärken. - Ab und zu nur so tun, als sei das Problem da. - Immer, wenn etwas Bestimmtes in der Umgebung passiert, soll die Klientin Folgendes tun: ... Klare Instruktionen, was die Klientin tun soll. - Bewusstes Verabreden mit den Symptomen. Versuchen, die Symptome zu bekommen, wenn sie nicht da sind.	Für wichtige Übergangssituationen oder zum Handling kritischer Situationen werden ritualisierte Verhaltensanweisungen entworfen. Mögliche vier Stufen eines Rituals: - Separation: sich zurückziehen und eine Zeit allein verbringen. - Preparation: sich vorbereiten, eine rituelle Handlung entwickeln und diese vorbereiten. - Enactment: Durchführen der Ritualhandlung. - Integration/Celebration: sich bewusst mit Freunden umgeben, den Abschluss einer Phase oder den Endpunkt durch das Ritual zusammen feiern und würdigen.	Neu entwickelte und gewollte Verhaltensmuster werden als Aufgabe gegeben, zeitweise oder mit Varianten können sie erprobt werden. Skills, Praktiken, Übungen zur Symptombeseitigung werden aufgegeben und eingeübt. Auswertung erfolgt in der nächsten Sitzung.
Differenzierte Sichtweise der Symptome, Kontextbezug wird deutlich, Ansätze für Handlungsspielräume können erkennbar werden	Erlaubnis, sich Zeit zu lassen, Respekt vor Veränderung, Nichtveränderung ist momentan die bessere Option.	Neues ausprobieren, neue Erfahrungen beobachten, Veränderungen erproben.	Ermöglicht Abschied, Besinnung auf wichtige Elemente einer Situation, Umstellung.	Dient dem Einüben, der Konsolidierung neuer funktionaler Verhaltensmuster, Symptome werden direkt beseitigt oder reduziert.

Anhang 3: Fragebogen zu Ihrer Psychotherapie

(wie ihn die Hessische Akademie für integrative Psychotherapie – HAiP – verwendet; Stand 2025)

Dieser Fragebogen hilft uns, Sie besser und genauer zu unterstützen. Natürlich ist es auch nicht schädlich, wenn die Fragen als Anregung zur Reflexion dienen! 😉

Nehmen Sie sich etwas Zeit für diesen Fragebogen. Sie können gern Pausen einlegen, wenn es zu anstrengend wird, und zu einem späteren Zeitpunkt weitermachen.

Wenn einzelne Fragen unverständlich sind oder Sie ärgern, dann lassen Sie diese bitte einfach weg oder sprechen Sie dies in der nächsten Sitzung an. Wenn Sie merken, dass der Fragebogen insgesamt Sie ärgert oder in unangenehme Zustände bringt, dann brechen Sie bitte einfach ab und wir reden darüber. Wir wollen Sie weder ärgern noch belasten. Es ist uns wichtiger, dass Sie sich in der Therapie gut aufgehoben fühlen.

Es ist selbstverständlich, dass Ihre Aussagen – entsprechend der therapeutischen Schweigepflicht – vollkommen vertraulich sind. Keine außenstehende Person (auch nicht nahe Verwandte, die Krankenkasse oder Ihr ärztlicher Beistand/behandelnder Arzt) erhält ohne Ihre Erlaubnis Zugang zu diesen Unterlagen.

Vielen Dank!

1 Zu Ihrer Person

Vorname(n): ________________ Name (ggf. Geburtsname): ________________________

Geburtsdatum: ________________

Welches Geschlecht ist für Sie am passendsten? ☐ weiblich ☐ männlich ☐ ________________ ☐ weiß nicht ☐ nichtbinär

Anschrift:

Kostenträger/Krankenkasse ____

Versicherungsnummer: ____

Adresse: ____
(bitte unbedingt angeben!

Familienstand

☐ alleinstehend ☐ verheiratet ☐ in Partnerschaft ☐ geschieden ☐ verwitwet

Kinder

	Alter					Alter			
1.	______	☐ w	☐ m	☐ d	3.	______	☐ w	☐ m	☐ d
2.	______	☐ w	☐ m	☐ d	4.	______	☐ w	☐ m	☐ d

Migration/Flucht

Haben Sie bzw. gibt es in Ihrer Familie in 1., 2. oder 3. Generation Flucht- oder Migrationserfahrungen? Wenn ja:

Wer und welche Generation? ______________________________

Herkunft der Person(en)? ______________________________

Zeitraum und Anlass der Migration/Flucht ______________________________

Wohnsituation

☐ allein
☐ mit (Ehe-)Partner*in
☐ mit Kind(ern)
☐ bei Eltern
☐ bei anderen Verwandten
☐ Wohngemeinschaft
☐ institutionell/geschützt (WG, Heim etc.)
☐ Justizvollzugsanstalt
☐ ohne festen Wohnsitz
☐ andere ______________________________

2 Ihre Beschwerden

Weshalb kommen Sie zur Therapie? Bitte nehmen Sie sich Zeit, um sich zu erinnern, welche Veränderungen Sie bei sich bemerken, wenn Ihre Beschwerden da sind ...
... auf psychischer Ebene (Welche Gefühle/Gedanken sind dann da?).

… auf körperlicher Ebene (Was bemerken Sie dann im Körper? Was empfinden Sie genau? Wo im Körper? Fällt Ihnen dazu ein Bild ein?).

Wenn Sie in diesem Zustand sind, wie wirkt sich das auf **Ihren Kontakt mit anderen Menschen** aus? *(Wie verändert sich dann Ihre Kommunikation und Interaktion?)*

Wie verändern Ihre Beschwerden **Ihr Verhalten in verschiedenen Rollen,** also z. B. als Mutter, Vater, Kollege oder Kollegin, Partnerin oder Partner?

Gibt es **Ausnahmen?** In welchen Situationen/Lebensbereichen sind die Symptome gar nicht da? Oder nur sehr schwach da?

3 Ursachen und Bedeutungen der Beschwerden

Welche Bedeutung geben Sie Ihren Beschwerden? Welche Bedeutung haben die Beschwerden für Ihr Leben?

Was ist Ihnen im Leben wirklich wichtig? Wie nehmen Sie die Welt wahr? Wie nehmen Sie andere Menschen wahr? Gibt es dafür beispielsweise ein passendes Adjektiv oder eine passende Metapher?

Welche Vermutungen oder Erklärungen haben Sie selbst über die Ursachen bzw. die Entstehung Ihrer Belastungen?

Welche Ursache für Ihre Beschwerden vermuten andere wichtige Menschen in Ihrer Umgebung? Was denken oder wissen Sie darüber?

4 Ihre Ziele

Warum kommen Sie *gerade jetzt* zur Therapie?

Was möchten Sie durch die Therapie verändern? Woran möchten Sie arbeiten?

Wenn die Therapie richtig erfolgreich wäre: Woran würden Sie das merken? Was wäre dann anders in Ihrem Alltag?

Wer würde eine positive Veränderung zuerst bemerken?

Wer würde sich am meisten darüber freuen?

5 Ihre Herkunftsfamilie

Mutter Geburtsjahr: ______________ Beruf: ____________________________________

Falls verstorben, bitte Jahr und Todesursache angeben:

____

Beschreiben Sie bitte Ihre Beziehung zu Ihrer Mutter bzw. das vorherrschende Verhalten Ihrer Mutter, auch Ihnen gegenüber.

In der Kindheit/Jugend?

Jetzt?

Vater Geburtsjahr: ______________ Beruf: ____________________________________

Falls verstorben, bitte Jahr und Todesursache angeben:

____

Beschreiben Sie bitte Ihre Beziehung zu Ihrem Vater bzw. das vorherrschende Verhalten Ihres Vaters, auch Ihnen gegenüber.

In der Kindheit/Jugend?

Jetzt?

Geschwister

Schwestern ______________ Geburtsjahr(e) ______________

Brüder ______________ Geburtsjahr(e) ______________

Beschreiben Sie bitte Ihre Beziehung zu Ihren Geschwistern bzw. das vorherrschende Verhalten Ihrer Geschwister, auch Ihnen gegenüber.

In der Kindheit/Jugend?

Jetzt als Erwachsene?

Wie haben Sie als Kind die **Atmosphäre in Ihrer Herkunftsfamilie** erlebt?

Wie haben sich die Beziehungen in Ihrer Herkunftsfamilie mittlerweile verändert?

Gab bzw. gibt es bestimmte Lebensmottos, »Weisheiten« oder sich wiederholende Ratschläge, die Sie in Ihrer Herkunftsfamilie mitbekommen haben?

Gab es in Ihrer Kindheit und Jugend erwachsene Personen außerhalb Ihrer Herkunftsfamilie, die Ihnen wichtig waren und die Ihnen gutgetan haben?

Haben Sie in Ihrer Kindheit/Jugend einer Gruppe angehört? (z. B. Sportverein, Pfadfinder, Musik- oder Theatergruppe etc.)

6 Ihre jetzigen wichtigen Beziehungen, Familie und Partnerschaft

Falls Sie Kinder haben oder mit Kindern in einer Familie zusammenleben: Wie würden Sie die **Beziehung zu Ihren Kindern** beschreiben?

Wie erleben Sie die **Atmosphäre in Ihrer jetzigen Familie?**

Falls Sie in einer **Partnerschaft** leben:
Wie alt ist Ihr Partner/Ihre Partnerin? ______________
Welchen Beruf hat Ihre Partnerin/Ihr Partner? ______________

Wie erleben Sie Ihre jetzige Beziehung?

Gab es weitere Partnerschaften in der Vergangenheit? ☐ ja ☐ nein
Wenn ja: Wie haben Sie Ihre früheren Beziehungen erlebt?

Gibt es derzeit weitere wichtige Bezugspersonen (z. B. Freundschaften) in Ihrem Leben? Wie erleben Sie diese Beziehungen?

Gehören Sie heute einer Gruppe mit gemeinsamen Aktivitäten an? (z. B. Sportverein, Musikgruppe, Rollenspielgruppe, Karnevalsverein, politische Gruppe etc.)

7 Schule/Beruf

Wie waren Ihre schulischen Leistungen?

Wie war Ihr Kontakt zu Schulkameradinnen/Schulkameraden und Freundinnen/Freunden?

Wie ist Ihre berufliche Entwicklung? Nennen Sie bitte relevante Abschlüsse (Schulabschluss, Abschluss Ausbildung/Studium etc.) und machen Sie Angaben zu Ihrer beruflichen Laufbahn.

Welchen Beruf üben Sie gerade aus? ☐ Vollzeit ☐ Teilzeit: ______ %

Was sind Ihre Lieblingsbeschäftigungen in Ihrer Freizeit?

8 Belastende Erlebnisse

Gab es in Ihrer Vergangenheit belastende Erlebnisse, die mit Ihrer Symptomatik in Verbindung stehen könnten?

Haben Sie irgendwelche bedrohlichen oder unangenehmen sexuellen Erfahrungen oder andere Gewalterfahrungen in Ihrem Leben gemacht? Können Sie die hier mitteilen – oder lieber nicht? Möchten Sie in Ihrer Therapie darüber reden?

Haben Sie als Kind Vernachlässigung erlebt? Auf welche Weise?

9 Krankheiten, Psychotherapien, Klinikaufenthalte

Haben Sie in der Vergangenheit unter einer **schweren Erkrankung** gelitten? ☐ ja ☐ nein

Welche? ____________________

Wann? ____________________

Waren Sie in der Vergangenheit in **psychotherapeutischer Behandlung?** ☐ ja ☐ nein

Welches Verfahren?
☐ Verhaltenstherapie ☐ systemische Psychotherapie ☐ sonstige
☐ tiefenpsycholog. fundiert ☐ Psychoanalyse ☐ weiß nicht

Weshalb? ____________________

Wie lange? ____________________

Wie haben Sie davon profitiert?

Waren Sie in der Vergangenheit in **psychiatrischen oder psychosomatischen Kliniken** in Behandlung? ☐ ja ☐ nein

Weshalb? ____________________

Wann und wie lange? ____________________

Wie haben Sie davon profitiert?

Konsumieren Sie **Suchtmittel?** ☐ nein

☐ Alkohol (Was, wie oft?) ______________
☐ Cannabis? (Wie oft?) ______________
☐ Anderes? (Was, wie oft?) ______________

Wie viele Stunden verbringen Sie an einem normalen Tag im Internet? ______________ Std.
Was machen Sie in dieser Zeit genau? Bitte streichen Sie an:

Serien streamen – Blogs und Social-Media-Kanäle – Online-Dating – Spiele –
Anderes: ____

Nehmen Sie derzeit **Medikamente?** ☐ ja ☐ nein

Name/Dosierung ärztlich verordnet?

☐ ja

____ ☐ nein

Name/Dosierung ärztlich verordnet?

☐ ja

____ ☐ nein

10 Wie war es für Sie, diesen Fragebogen auszufüllen?

Anhang 4: Formblatt Bericht an die Gutachterin bzw. den Gutachter

1 Relevante soziodemographische Daten
2 Symptomatik und psychischer Befund
  2.1 Von der Klientin geschilderte Beschwerden. Psychisch: Körperlich: Veränderte Kommunikation: Einschränkungen der gesellschaftlichen Funktion: Ausnahmen:
  2.2 Auffälligkeiten der Kontaktaufnahme, Interaktion und des Erscheinungsbildes
  2.3 Psychischer Befund
  2.4 Krankheitsverständnis der Klientin
  2.5 Ergebnisse psychodiagnostischer Testverfahren
3 Somatischer Befund/Konsiliarbericht
4 Behandlungsrelevante Angaben zur Lebensgeschichte, zur Krankheitsanamnese und zum Systemischen Erklärungsmodell
  4.1 Zur Lebensgeschichte
  4.2 Zur Krankheitsanamnese
  4.3 Systemisches Erklärungsmodell
  4.3.1 Systemanalyse
    Interpersonelle Interaktionsmuster und Beziehungsstrukturen
    Innere Muster und Bedeutungsgebungen
  4.3.2 Belastungen
  4.3.3 Problemfördernde Muster/bisherige Lösungsversuche
  4.3.4 Ressourcen
  4.3.5 Gemeinsam entwickelte Problemdefinition und Anliegen
5 Diagnose
6 Behandlungsplan und Prognose

____

Titel Vorname Nachname
Behandelnde*r Therapeut*in

____

Titel Vorname Nachname
Hautverantwortliche*r Supervisor*in

____

Vorname, Nachname, Psychologischer Psychotherapeut
Ambulanzleitung/Fachaufsicht

Anhang 5: Bericht an die Gutachterin – Beispielfall Frau A

Bericht zum Erstantrag systemische Langzeittherapie Chiffre A

1 Relevante soziodemografische Daten: *Frau A, 53-j. Altenpflegerin, verheiratet, wohnt mit 55-j. Partner, gemeinsamer Tochter (20 J.) und Sohn (13 J.) in Mietwohnung. Der Mann arbeite zeitweise im Ausland.*

2.1 Von Frau A geschilderte Beschwerden: Psychisch: *Frau A empfinde keine Freude mehr, fühle sich oft traurig, reizbar, niedergeschlagen, hoffnungslos, verzweifelt, einsam, weine oft, habe erhöhte Vergesslichkeit, Gefühle von Versagen, innerer Leere, dem Leben nicht gewachsen zu sein, vermisse Freude und Interesse am Leben, habe Entscheidungsschwierigkeiten, lehne sich selbst ab.* **Körperlich:** *reduzierter Antrieb, schnell erschöpft, kein Interesse an Sexualität, schnelle und starke Aufregung, sehr nervös und unruhig.* **Veränderte Kommunikation:** *In solchen Zuständen schnell gereizt, provoziere Streit, könne nicht mehr zuhören und verstehen.* **Gesellschaftliche Funktionseinschränkungen:** *Sie fühlt sich dann in ihrer Rolle als Mutter und Ehefrau eingeschränkt.* **Ausnahmen:** *Am Arbeitsplatz fühle sich weiterhin beschwerdefrei, kompetent und selbstwirksam von den Kolleginnen akzeptiert.*

2.2 Auffälligkeiten bei der Kontaktaufnahme, der Interaktion und des Erscheinungsbildes: *Eine unauffällig gekleidete Frau, die zunächst zurückhaltend und misstrauisch wirkt, berichtet jedoch freundlich von ihren Beschwerden, scheint beim Erzählen unter Druck zu stehen und schildert eindringlich und spürbar ihre Belastungen.*

2.3 Psychischer Befund: *Frau A ist auskunftsbereit, im formalen Denken eingeengt auf negative Kognitionen und belastende Lebensereignisse, depressive Symptome mit körperlich agitierter Ausprägung sind beobachtbar. Keine Sinnestäuschungen, inhaltlichen Denkstörungen, Ich-Störungen, Ängste oder Zwänge, keine intentionalen Suizidgedanken. Distanziert sich glaubhaft von akuter Suizidalität.*

2.4 Krankheitsverständnis von Frau A: *Vertrauensverlust in den Partner und Angst vor dem Verlust der familiären Beziehungen (Mann, Kinder) erlebt Frau A als Hintergrund ihrer Symptome. Sie fühlt sich hilflos, diese Situation zu lösen und in den Beziehungen etwas zu verändern.*

2.5 Ergebnisse psychodiagnostischer Testverfahren: EVOS: *Familie (Kinder u. Mann): bewertet sie als »eher nicht gut« (z. B. Zusammenhalt, Stimmung). Die Systemmitglieder würden es ähnlich beantworten.* **SCL-90:** *Besonders ausgeprägte Symptomatik in Aggressivität (T=60), Depressivität (T=61), Unsicherheit im Sozialkontakt (T=60), Zwanghaftigkeit (T=60).* **BDI-II Score:** *30, schwere depressive Episode.*

3 Somatischer Befund/Konsiliarbericht: *Konsiliarbericht liegt bei. Einfluss auf Teile der Symptomatik (depressive Stimmung, Gedächtnisschwäche, Libidoverlust) kann die Schilddrüsenunterfunktion haben, die aktuell mit Levothyroxin kompensiert wird.*

4 Behandlungsrelevante Angaben zur Lebensgeschichte, zur Krankheitsanamnese und zum Systemischen Erklärungsmodell

4.1 Behandlungsrelevante Angaben zur Lebensgeschichte: *Sie sei auf dem Land als jüngste von 10 Geschwistern (6 Schwestern: 70, 68, 66, 64, 56, 54 J.; 3 Brüder: 61, 60 und 57 J.) aufgewachsen. Sie fühlte sich ›lästig und zu viel‹, sei zu kurz gekommen, habe für sich selbst sorgen müssen, heute kaum Kontakt zu den Geschwistern. Der Vater, Landwirt, sei eine »starke, liebevolle Vaterfigur« gewesen, sei an Herzinfarkt verstorben, als sie 21 J. alt war. Die Mutter, Hausfrau, sei eine »starke Persönlichkeit« gewesen, habe sie vernachlässigt, sei an Darmkrebs verstorben, als Frau A 40 J. alt war. Mit 13 J. sei sie zu ihrem damaligen Freund »geflüchtet«, die Mutter sei erleichtert gewesen. Seine Familie habe sie gut aufgenommen, sie habe sich dort anpassen müssen. Mit 16 J. habe sie eine »wilde« Ausbildungszeit zur Pflegefachfrau in der Großstadt begonnen, fühlte sich unabhängig, traf eigene Entscheidungen, wollte ihr Leben »ausprobieren«, konsumierte auf Partys Drogen, habe wechselnde Beziehungen gehabt und gedacht »ich bin endlich ich«. Mit 20 J. habe sie ihren Mann kennengelernt. Er sei »penetrant und pedantisch«, stark eifersüchtig und behaupte, die Tochter sei nicht von ihm. Sie schränke ihr Sozialleben ein, um Vorwürfe und Trennung zu vermeiden. Er bezeichne die gemeinsamen Kinder als »meinen Sohn« und »deine Tochter«, bevorzuge den Sohn, werte die Tochter ab. Frau A erlaube ausgleichend der Tochter alles. Der Sohn sei in psychologischer Behandlung aufgrund aggressiven Verhaltens. Die Rivalität der Geschwister sei groß. Die Tochter dränge sie zur Trennung. Der Sohn greife aggressiv die Schwester an, sie versuche die Tochter zu schützen, gehe dazwischen, sei ständig »auf der Hut«. Wenn der Mann von seiner ausländischen Tätigkeit zurückkomme, sei sie hoch angespannt, reagiere reizbar, ebenso der Sohn. Sie ziehe sich innerlich zurück, um Konflikte zu vermeiden, fühle sich »abgekapselt«, emotional distanziert, auch ihren Kindern gegenüber. Sie sei eifersüchtig, wenn der Mann von Frauen Anrufe bekomme, ignoriere es, werte sich selbst als unzureichend ab. Wenn der Mann sie zur »Bestrafung« ignoriere, ohne dass sie weiß, warum, leide sie still darunter. Frau A zahle alle Kosten in Deutschland allein. Von der Arbeit im Ausland zahle der Mann das dortige Haus. Ihr jüngster Bruder als wichtige Vertrauensperson verstarb 2014. Er habe sie oft verbal verletzt, habe gut zugehört, sie aber vergötterte ihn, habe ihm alles erzählt. Vom Schwiegervater und der Schwiegermutter habe sie sich angenommen gefühlt, er verstarb vor einigen Jahren, sie verstarb im letzten Jahr nach Unfall.*

4.2 Zur Krankheitsanamnese: *Die geschilderte Symptomatik begann mit den geschäftlichen und finanziellen Problemen des Mannes. Dies habe ihr »den Boden unter den Füßen weggezogen« und die verdeckten familiären Konflikte zum Mann und den Kindern verschärft. Kontakt zu Freundinnen und mehr Engagement im Job helfen ihr.*

4.3 Systemisches Erklärungsmodell

4.3.1 Systemanalyse

Interpersonelle Interaktionsmuster und Beziehungsstrukturen: *Die Symptomatik von Frau A lässt sich auf dem Hintergrund eines massiven, teils offen, teils verdeckt ausgetragenen chronischen Konfliktes der Ehepartner verstehen. Die beiden Kinder werden im Sinne einer Konfliktumleitung/Triangulation mit Koalitionsbildung (Vater und Sohn versus Mutter und Tochter) einbezogen. Die Kinder tragen stellvertretend den Elternkonflikt aus.*

Innere Muster und Bedeutungsgebungen: *Aktuelle familiäre Konflikte triggern vorhandene innere Muster: nicht geliebt zu sein, nicht gesehen zu werden, nicht vertrauen zu können, keinen sicheren Platz zu haben, das Gefühl, abhängig und überfordert zu sein, Ängste vor neuen Verlusten, Gefühle von Wertlosigkeit, Tendenz zur Konfliktvermeidung und erneuter Selbstabwertung. Die depressive Symptomatik wird als Bestätigung eigener Minderwertigkeit als Ehefrau (andere Frauen sind für den Mann attraktiv) und als Mutter (Aggressivität des Sohnes) erlebt.*

4.3.2 Belastungen: *Keine liebevolle Bindung zur überlasteten Mutter, früher Tod des liebevollen Vaters, früher Auszug aus der Herkunftsfamilie in die Familie des Freundes ohne sicheren Platz dort, Eifersucht des Mannes, Tod der Schwiegereltern, bei denen sie sich aufgehoben fühlte, massive ungelöste Familien- und Paarkonflikte, geschäftliche und finanzielle Probleme, Aggressivität des Sohnes.*

4.3.3 Problemfördernde Muster/bisherige Lösungsversuche: *Mangelndes Vertrauen zum Partner, sozialer Rückzug und vermehrtes Essen, Eifersucht bei beiden Partnern, Selbstabwertungen, Selbstvorwürfe, erhöhte Anspannung, erhöhte Vigilanz und Arousal, ständige Nervosität und Unruhe. Autogenes Training zur Selbstberuhigung funktionierte nicht.*

4.3.4 Ressourcen: *Anerkennung und Kompetenz im Job, Naturverbundenheit, ihre Kinder, Joggen. Aktivierung der Ressourcen und Reduzierung der Problemtrance ist im Gespräch beobachtbar. Resultierendes Stärkeempfinden lässt sich in Familienkonflikten nutzen.*

4.3.5 Gemeinsam entwickelte Problemdefinition und Anliegen: *Frau A und der Therapeut stimmen überein, dass die Klientin massiv durch die Konflikte (Paarkonflikt, Aggressivität des Sohnes, Rivalität der Kinder) in der Familie erschüttert ist. In ihrer Lebensgeschichte entstandene Muster (starker Wunsch nach einer vertrauensvollen, engen Beziehung, nach Zuwendung und Angekommensein, bei gleichzeitiger großer Angst, verletzt und zurückgewiesen zu werden, bei gleichzeitiger Sehnsucht nach Unabhängigkeit, Gefühle von Hilflosigkeit, Ausweglosigkeit) wurden in diesen Konflikten aktiviert und behindern Konfliktlösungen. Frau A wünscht, sich selbst zu finden, entscheiden zu können, ob und wie sie die Ehe weiterführt, mehr Selbstbewusstsein und Selbstwirksamkeit zu erfahren, mehr Autonomie in der Partnerschaft zu finden, negative Erfahrungen aus Kindheit und Jugend aufzuarbeiten, Emotionen und Körperempfindungen besser wahrzunehmen und zur Orientierung für Entscheidungen zu nutzen.*

5 Diagnose: *Therapeut und Frau A stimmen überein, dass die Diagnose einer mittelgradigen depressiven Episode F32.1 G – ICD-10 sowie Z63 den momentanen Zustand von Frau A am besten beschreiben.*

6 Behandlungsplan und Prognose: *Die Grundlagen einer vertrauensvollen Beziehung zu Frau A sind gelegt, sollten vertieft werden, auftauchende Schwierigkeiten in der Beziehung können genutzt werden, um die sozialen Kompetenzen von Frau A in Konflikten zu erhöhen. Folgende Themen sollten in der Therapie Raum finden:*

- *Wissensabgleich über die Symptome mit Frau A (Depression, Ängste, Grübeln).*
- *Medizinische Abklärung, ob die Substitution der Schilddrüsenunterfunktion mit Levothyroxin ausreichend ist.*
- *Ressourcenaktivierung und -betonung durch Cheerleading.*
- *Bearbeitung der Ambivalenzen: Teilearbeit, Anteile erkennen, akzeptieren, nutzen.*
- *Soziale Kompetenz, Selbstsicherheit und Selbstwertgefühl über Rollenspiel fördern.*
- *Emotionen wahrnehmen, mentalisieren, akzeptieren, kontextualisieren.*
- *Biografische Arbeit an den zentralen entwicklungsblockierenden Narrativen.*
- *Unterstützung in den aktuellen familiären Konflikten mit Mann und Kindern, unter Umständen im MPS.*

Beantragt wird eine systemische Langzeittherapie mit 36 Therapieeinheiten, überwiegend im Einzelsetting, auch Sitzungen im MPS sind angedacht. Bei der hohen Behandlungsmotivation ist die Prognose günstig, besonders wenn die Familie mitarbeitet.

Anhang 6: Bericht zum Umwandlungsantrag – Beispielfall Herr K

Bericht zum Umwandlungsantrag systemische Langzeittherapie Chiffre K

1 Relevante soziodemografische Daten: *Herr K, 23 J., studiert Mediendesign, in WG am Studienort lebend, seit 2 Jahren On-off-Beziehung mit seiner Freundin, 20 J., ebenfalls Studierende, k. K.*

2.1 Von Herrn K geschilderte Beschwerden. Psychisch: *Er »prokrastiniere krass«, sei mit Studienleistungen stark in Verzug, die anstehende Masterarbeit löse Versagensgefühle aus, er leide unter Prüfungsängsten, sozialen Ängsten, diffusen Zukunftsängsten, erlebe täglich wiederkehrende Zustände von Antriebslosigkeit, quälenden Selbstzweifeln, empfinde kaum noch Freude bei Betätigungen, die ihm bislang immer Selbstbestätigung gegeben hätten, z. B. beim Mountainbikefahren oder beim Bouldern in der Kletterhalle.* **Körperlich:** *Er verliere immer mehr seine Selbstsicherheit beim Bouldern, leide unter Einschlafschwierigkeiten, chronischen, schmerzhaften Verspannungen im Schulter-Nacken-Bereich und plötzlich auftretenden Durchfällen, empfinde nur noch selten sexuelle Lust.* **Veränderte Kommunikation:** *Fühle er sich antriebslos, ziehe er sich von allen Kontakten zurück, vermeide es mittlerweile sogar, die WG-Küche zu betreten, solange sich seine Mitbewohner darin aufhielten.* **Gesellschaftliche Funktionseinschränkungen:** *Durch die fehlenden Studienleistungen könne er sich nicht zur Abschlussprüfung melden. Dies könnte bedeuten, dass er auch wegen zunehmender finanzieller Schwierigkeiten das Studium abbrechen müsse.* **Ausnahmen:** *Beim Auflegen auf Rave-Partys fühle er sich unbeschwert und vital. Die Leute würden ihm immer wieder bestätigen, dass er ein gutes Feeling für Stimmungen habe.*

2.2 Psychischer Befund: *Herr K wirkt leicht übermüdet, trotzdem räumlich und zeitlich orientiert. Konzentrationsstörungen werden berichtet und sind im Gespräch wahrnehmbar. Durchschlafstörungen. Keine inhaltlichen Denkstörungen, keine Ich-Störungen, keine akuten Suizidgedanken.*

2.3 Ergebnisse psychodiagnostischer Testverfahren: SCL-90: *Aggressivität/Feindseligkeit: 64, Ängstlichkeit: 51, Depressivität: 63, Paranoides Denken: 53, Phobische Angst: 68, Psychotizismus: 57, Somatisierung: 45, Unsicherheit im Sozialkontakt: 58, Zwanghaftigkeit: 62, GSI: 60, PSDI: 65, PST: 60.* **BDI-Diagnostik:** *Wert 27, mittelschwere depressive Episode; Alkohol- u. Cannabiskonsum beschränken sich auf besondere Anlässe (Rave-Partys), kein schädlicher Gebrauch oder Abhängigkeitssyndrom.*

3 Somatischer Befund/Konsiliarbericht: *somatisch o. B., keine Medikation*

4 Behandlungsrelevante Angaben zur Lebensgeschichte, zur Krankheitsanamnese und zum Systemischen Erklärungsmodell

4.1 Zur Lebensgeschichte: *Seine Mutter, bei seiner Geburt 37, Sozialpädagogin, sei ungewollt mit ihm schwanger geworden, sein Vater, 32 J., damals in Betriebswirtschaft promovierend, habe keine langfristige Beziehung zu ihr eingehen wollen. Sie hätten* *sich schon vor seiner Geburt getrennt. Im Verlauf der frühen Kindheit sei es zu häufigen Beziehungsabbrüchen aufgrund von Sorgerechtsverhandlungen und Umzügen gekommen. Er habe schon früh Verhaltensauffälligkeiten in allen Lebenssituationen gezeigt, die sich vor allem mit Beginn der Schule zuspitzten. Mit 8 Jahren sei bei ihm eine F90.0 und später zusätzlich eine F93.8 diagnostiziert worden. Er erinnere im Besonderen Verweigerungsverhalten, massive Wutanfälle und Freude an Vandalismus. Im Verlauf eines Sorgerechtsstreits sei er im Alter von 11 Jahren tagesklinisch behandelt und im Rahmen einer Tagesgruppe nachbetreut worden. Hiernach sei er mit seiner Mutter und ihrem neuen Partner in eine weit entfernte Stadt gezogen. Konfrontiert mit der zeitweilig eskalierenden Beziehungsdynamik zwischen seiner Mutter und ihrem neuen Partner, bei gleichzeitigem Gefühl, von seiner Mutter nicht viel erwarten zu können, sei er meistens draußen gewesen und habe oft bei Freunden gegessen. Seinen neuen Freunden habe er sich schnell angepasst, habe angefangen zu rauchen und Alkohol zu trinken. Mit 14 Jahren habe er begonnen Cannabis zu konsumieren, mit 17 zum ersten Mal chemische Drogen ausprobiert. Mit 17 habe er sich einer politischen Gruppierung angeschlossen, dadurch andere Freunde gefunden, im Café der Mutter ausgeholfen. Diese Zeit erinnere er als positiv und identitätsstiftend, andererseits habe er, konfrontiert mit drogenassoziierten Schicksalen im Freundeskreis, den Entschluss gefasst, den Konsum von chemischen Drogen drastisch zu reduzieren, wegzuziehen und am Studienort einen Neuanfang mit neuen Freunden und weniger Drogen zu machen.*

4.2 Zur Krankheitsanamnese: *Die Lern- und Arbeitsstörung habe von Beginn des Studiums an bestanden, sei von ihm aber in den ersten Semestern nicht ernstgenommen worden. Durch den Lockdown in den ersten drei Semestern habe er kaum Mitstudierende kennengelernt, nur Onlineveranstaltungen gehabt. Er sei sozial fast komplett isoliert gewesen und habe sein Wohnheimzimmer kaum verlassen.*

4.3 Systemisches Erklärungsmodell

4.3.1 Systemanalyse

Interpersonelle Interaktionsmuster und Beziehungsstrukturen: *Die Initiativhemmung und Arbeitsblockade des Klienten lässt sich als stiller Appell an sein Beziehungsumfeld nach tatkräftiger und emotionaler Unterstützung verstehen, welcher unbeantwortet bleibt. Aufgrund der Mangelerfahrung, keinen anerkennenden und unterstützenden Vater, keine männliche Bezugsperson, keine verlässliche Mutter gehabt zu haben, ist Herr K überzeugt davon, »alles irgendwie alleine schaffen zu müssen«. In der Pubertät fand er sowohl emotionalen Rückhalt als auch motivationalen Antrieb in einer drogenkonsumierenden, politischen Peergroup. Am Studienort funktionierte dieses Lösungsmuster nicht mehr und mit dem nahenden Ende des Studiums lösen sich die gefundenen Beziehungen wieder auf. Der Klient reagiert darauf mit enttäuschtem Rückzug.*

Innere Muster und Bedeutungsgebungen: *Die Blockierung seiner Arbeitsfähigkeit reaktiviert früh die erworbene Überzeugung, wonach er mit Schwierigkeiten alleine fertig* *werden müsse, andere nicht um Unterstützung bitten dürfe, diese seien zu sehr mit ihren eigenen Dingen beschäftigt. Von Mitstudierenden, Mitbewohnern und seiner Freundin fühlt er sich genauso »hängen gelassen« wie einst von seiner Mutter und anderen Erwachsenen, die ihm damals hätten helfen sollen. Emotional verharrt er in Enttäuschung über unerfüllte Erwartungen an sein soziales Nahfeld. Erwartungen werden von ihm nicht offen kommuniziert und bleiben auch deshalb unerfüllt. Er signalisiert mit seiner gedrückten Stimmung eine indirekte Anklage. Sein Bedürfnis nach Zugehörigkeit und Angenommensein (zunächst in der Familie, später in der Peergroup) wurde oft frustriert, führte zu einem Streben nach maximaler Pseudo-Unabhängigkeit (»Ich brauche niemanden.«).*

4.3.2 Belastungen: *Rückstand in den Studienleistungen, instabile On-off-Beziehung zu seiner Freundin und ein unbefriedigtes Bedürfnis nach Zugehörigkeit und haltgebenden Beziehungen im sozialen Umfeld.*

4.3.3 Problemfördernde Muster/bisherige Lösungsversuche: *Vermeidung des Kontaktes zu Mitstudierenden, um Fragen nach seinem Studienfortschritt und den damit verbundenen Schamgefühlen auszuweichen. Dadurch verliert er den Bezug zu realen Anforderungen seines Studienganges, vermag sein eigenes Leistungsvermögen kaum realistisch einzuschätzen. Als er bemerkte, dass ihm im 7. Semester immer noch Scheine aus dem 1. Semester fehlten, habe er in der Studienberatung einen Kurs »Lernen lernen« besucht. Danach habe er sich effektiver organisieren können, die Antriebsstörung habe sich dagegen noch verschlimmert.* **Untaugliche Lösungsversuche:** *Beim Auflegen im Club erfährt er als DJ Anerkennung, Sympathie von seiner Altersgruppe, die ihn vergessen lässt, dass er gerade den Anschluss an diese verliert. Um der »krankmachenden« Isolation zu entkommen, sei er mit Euphorie in eine WG gezogen, aber schon bald enttäuscht gewesen, weil er sich mehr Gemeinschaft vorgestellt habe.*

4.3.4 Ressourcen: *Er hat gelernt, sich in einer neuen (sozialen) Umgebung zurechtzufinden, neue Freunde zu finden, hat keine Angst vor Veränderungen, sieht sie als Chance, alte schädliche Gewohnheiten hinter sich zu lassen und einen Neuanfang zu machen. Dies könnte ihm Zuversicht geben für die anstehenden Aufgaben und die Überwindung der nächsten Entwicklungsschwelle (Studienabschluss).*

4.3.5 Gemeinsam entwickelte Problemdefinition und Anliegen: *Der Selbsthilfeversuch, sich mit dem Studium einer neuen sozialen Gruppe mit anderen Umgangsformen, Zielen und Werten anzuschließen, wurde durch den Lockdown anderthalb Jahre ausgebremst. Er befand sich sowohl im Studium und beim Wohnen in weitgehender Isolation. Er war in einem Maße auf sich selbst zurückgeworfen, das ihn überforderte. Nach drei Semestern gelang es ihm, einen Platz in einer WG zu bekommen, war dort von dem geringen Interesse an gemeinsamen Aktivitäten enttäuscht. Sein Bedürfnis nach Zugehörigkeit wurde weder in seiner WG noch bei seinen Kommilitoninnen/Kommilitonen erfüllt. Viele Social Skills fehlen ihm. Auf die Enttäuschung reagierte er mit resignativem Rückzug. In Bezug auf das Studium fehlte ihm die Fähigkeit zum selbstorganisierten Lernen. Er verlor da-*

durch Anschluss an die Gruppe der Mitstudierenden, fühlt sich bis jetzt »noch gar nicht richtig angekommen« und »irgendwie auch von den anderen hängen gelassen«. Dies aktualisiert kindliche Gefühle von Alleingelassenwerden in einer überfordernden Situation und führt zu einem depressiven Zustand mit Antriebsstörung, Insuffizienzgefühlen und passiver Hilfserwartung. Er möchte seine Schamgefühle, die deprimierende Sichtweise »es ist sowieso alles schon zu spät« überwinden, wieder Seminare besuchen, den Kontakt zu den Mitstudierenden suchen, sich in seiner WG wieder einbringen, möchte üben, Wünsche nach Unterstützung gegenüber den Betreffenden zu artikulieren. Dies könne ihm helfen, aus seinem depressiven Loch wieder herauszukommen.

5 Diagnose: *Therapeut und Herr K stimmen überein, dass es sich um eine mittelgradige Episode einer rezidivierenden depressiven Störung handelt (F33.1 G – ICD-10) sowie zusätzlich Z55 seine Situation treffend beschreiben. Die Überprüfung mit dem KATE ergab keinen Hinweis auf eine manifeste Erwachsenen-ADHS, sondern zeigte einzelne Schwächen im Bereich der zeitlichen Organisiertheit und der Handlungsplanung.*

6 Behandlungsplan und Prognose: *Die positive therapeutische Arbeitsbeziehung bleibt eine Herausforderung für den Therapieprozess. Er steht einem männlichen Therapeuten mit großen Erwartungen und großer Skepsis zugleich gegenüber, stellt immer wieder unvermittelt den Sinn und die Erfolgsaussichten der Therapie infrage. Die therapeutische Beziehung wird immer mal wieder zu thematisieren sein. Themen:*

- *Wissensabgleich zur Symptomatik des Klienten.*
- *Auseinandersetzung mit disruptivem Verhalten und dem Wunsch nach Kontinuität in Freundschaften und Liebesbeziehungen.*
- *Feintuning der Wahrnehmung zwischenmenschlicher Prozesse und Erweiterung sozialer Fähigkeiten im Hinblick auf Vertrauenswürdigkeit, Zuverlässigkeit und Verbindlichkeit.*
- *Unterstützung und Cheerleading für konsequentes Festhalten an weitgehender Suchtmittelabstinenz.*
- *Negative Selbstüberzeugungen identifizieren (wie z. B.: »Bei mir ist sowieso schon alles zu spät«) und durch positive Affirmationen entkräften und ersetzen.*
- *Selbstwirksamkeitserleben erhöhen durch Fokussierung auf Erfolgsmomente und Problembewältigung.*
- *Erarbeiten eines realistischen Zeitplans zur Erreichung des Studienabschlusses.*
- *Entwerfen einer motivierenden langfristigen Zukunftsprojektion.*

Beantragt wurde in Absprache mit Herrn K zunächst eine systemische KZT als Probetherapie. Er wollte sich selbst davon überzeugen, ob die Therapie etwas bringt, bevor er sich für eine längere Zeit festlegt. Es wurden zunächst 12 Sitzungen im Einzelsetting durchgeführt. Nach 12 Sitzungen Probetherapie wird nun die Umwandlung in eine LZT beantragt. Ich sehe die Notwendigkeit, den begonnenen Prozess unter Beibehaltung der bisherigen Ziele längerfristig therapeutisch zu begleiten und bitte deshalb um Bewilligung von 24 Sitzungen systemischer Langzeittherapie in ein- bis zweiwöchentlichem Turnus.

Für eine gute Prognose sprechen seitens Herrn K sein großer Leidensdruck, die deutliche Veränderungsmotivation und die große Bereitschaft zur Mitarbeit.

7 Bisheriger Behandlungsverlauf, Veränderung der Symptomatik und Ergebnis in Bezug auf die Erreichung bzw. Nichterreichung der Therapieziele: *Zunächst reagiert Herr K sehr ausweichend, in den Sitzungen eine nüchterne Bestandsaufnahme seines bisherigen Studiums zu machen. Er kommt stattdessen auf mehrere aktuelle Konflikte mit Clubbesuchern zu sprechen, die ihn sehr verstört haben und an seiner Selbsteinschätzung zweifeln lassen. Er zeigt ein sehr starkes Bedürfnis nach Anerkennung für das, was er für andere tut (»gute Musik auflegen«). Über eine Affektbrücke wird für ihn spürbar, dass er schon als Kind einiges »veranstaltet« hat, um seine Mutter wieder aufzumuntern, damit oft scheiterte und dafür auch keine positive Beachtung erfahren habe. Er versteht, dass dadurch die negativen Kommentare, die er von Clubbesuchern erfährt, eine überhöhte Bedeutung für ihn bekommen, weil sie ihn an den Schmerz erinnern, in seiner Familie und ganz besonders von seiner Mutter mit seinen Bemühungen und Anstrengungen nicht gesehen worden zu sein. Es gelingt ihm in der Therapie, sich diesem Schmerz zu stellen, ihn nach und nach zuzulassen – was er zuvor als »unmännlich« abgetan hatte. Er vermag nun besser zu erkennen, wie er dieses Gefühl »des Nichtgesehenwerdens« auf alle seine Beziehungen (Freundin, WG, Kommilitonen) überträgt und letztlich damit alle, die sich um einen ernsthaften Kontakt mit ihm bemühen, vor den Kopf stößt. Motiviert durch diese Einsicht, führt er zwischen den Sitzungen »Beziehungsklärungsgespräche« und macht dabei fast nur positive Erfahrungen. In der Timeline-Arbeit wird deutlich, wie er sich eine locker-charmante »Kontaktoberfläche« zugelegt hat, um mit den vielen Orts-, Personen- und Beziehungswechseln in Kindheit und Jugendzeit zurechtzukommen und dabei sein Bedürfnis nach einem echten, unverstellten Kontakt unbefriedigt blieb, sodass er sich zumeist als »needy« (bedürftig) empfand, was er umso mehr zu verbergen versuchte, als er sich dafür schämte. Anhand der Timeline kann aber auch nachvollzogen werden, dass er schon immer auf einer eigenen »Spur« unterwegs war, sein ganz eigenes Ziel verfolgte: »Später etwas im kreativen Bereich zu machen«. Sinnhaftigkeit und Bedeutung seines Studiums werden für ihn wieder klar und er zeigt eine neue Entschlossenheit, den Abschluss zu schaffen. Entmutigend ist es für ihn, nun schärfer zu sehen, wie weit er davon noch entfernt ist. Er fühlt sich richtig motiviert, befürchtet aber, den Antrieb bei aufkommenden Schwierigkeiten wieder zu verlieren. Es ist anzunehmen, dass er in altgewohnte Muster von unrealistisch überhöhten Selbstansprüchen, Frustration, Insuffizienzerleben und Resignation zurückfällt. Diese sollen in der weiteren Therapie aufgebrochen und durch funktionalere Muster mit größerem Selbstwirksamkeitspotenzial ersetzt werden. Dabei werden auch seine negativen Selbstüberzeugungen zu modifizieren sein. Er ist nun hoch motiviert, seine Konzentrations-, Lern- und Leistungsschwierigkeiten und die zugrunde-*

liegenden emotionalen Blockaden in der Therapie anzugehen. Das depressive Rückzugsverhalten konnte Herr K durch die Therapie zunächst einmal aufgeben. Die damit verbundenen Verlassenheitsgefühle, Selbstzweifel und seine Angst, vielleicht niemals richtig irgendwo dazuzugehören, sind jedoch nach wie vor virulent.

Anhang 7: Bericht zum Umwandlungsantrag – Beispielfall Herr L

Bericht zum Umwandlungsantrag systemische Langzeittherapie Chiffre L

1 Relevante soziodemografische Daten: *Herr L, 34 J., Softwareentwickler im IT-Bereich, seit 8 J. verh. mit Frau, 37 J., aus Rumänien stammend, stellv. Marktleiterin im Einzelhandel, gemeinsame Tochter (6 J.), 1. Klasse GS. Eigenheim.*

2.1 Von Herrn L geschilderte Beschwerden: Psychisch: *Herr L kommt über die Terminservicestelle der KV, er brauche ganz dringend einen Therapieplatz. Seine Frau habe kurz hintereinander mehrere Schübe einer chronischen Darmerkrankung durchlitten, die Frage einer OP stünde im Raum. Er begleite sie zu allen Arztbesuchen, aber sie halte ihm vor, sich emotional nicht genug um sie und die Tochter zu kümmern. Er fühle sich macht- und hilflos, sei wie gelähmt, könne nichts mehr fühlen und starre nur noch die Wand an. Hinzu kämen finanzielle Sorgen, die sich dadurch vergrößert hätten, dass seine Frau schon seit einem Jahr arbeitsunfähig krank sei. Er habe Ängste, seine Tochter und das Haus zu verlieren.* **Körperlich:** *Er fühle sich wie gelähmt, müsste sich eigentlich jetzt im Frühjahr um die Außenanlage und den Garten kümmern, bringe die Kraft nicht auf.* **Veränderte Kommunikation:** *Wenn seine Frau mit ihm über ihre Schmerzen und ihre Zukunftsängste reden wolle, ziehe ihn das runter. Sie respektiere es, wenn ihn das überfordere, mache ihm gleichzeitig den Vorwurf, als Mann zu versagen. Er reagiere mit Trotzhaltung (»Jetzt erst recht nicht!«) und verlasse den Raum, ziehe sich in seine digitale Welt zurück und sei nicht mehr ansprechbar.* **Gesellschaftliche Funktionseinschränkungen:** *Wenn er sich derart hilflos und handlungsunfähig fühle, könne er sich nicht mehr auf seine berufliche Arbeit konzentrieren. Da er die meiste Zeit im Homeoffice verbringe, sei dies in der Firma bislang nicht aufgefallen. Er spüre, dass er als Partner in diesen Zuständen wenig in der Lage sei, seiner Frau emotionale Unterstützung zu geben und keine Lust auf gemeinsame Unternehmungen mit der Familie habe.* **Ausnahmen:** *Wenn er ein Problem rational angehen könne, dann fühle er sich kompetent, so auch, wenn er sich im Internet über die Erfolgsaussichten und Risiken der vorgeschlagenen OP bei seiner Frau kundig mache.*

2.2 Auffälligkeiten bei der Kontaktaufnahme, der Interaktion und bezüglich des Erscheinungsbildes: *In Begleitung seiner Frau erscheint ein kleiner, hagerer Mann. Hinter der markanten dunklen Brille wirken seine Augen klein und etwas gerötet. Er trägt einen langen gepflegten Bart. Die Mimik wirkt wie eingefroren. Eine unterschwellige Traurigkeit ist bei ihm wahrnehmbar.*

2.3 Psychischer Befund: *Herr L ist wach und bewusstseinsklar und zu allen Qualitäten orientiert, Mnestik ungestört. Konzentration subjektiv gemindert, im Erstgespräch ungestört. Auffassung ungestört. Keine Sinnestäuschungen, kein Wahn, keine Ich-Störungen. Inhaltliches Denken auf Sorgen um seine Frau und verschiedene Zukunftsängste hin eingeengt. Stimmung subjektiv niedergeschlagen, im Kontakt gedrückt-ängstlich. Er ist introspektionsfähig, die Schwingungsfähigkeit ist zum depressiven Pol hin ausgelenkt.*

Untaugliche Lösungsversuche: *Er geht mit der Erkrankung seiner Frau rational um und sucht akribisch nach den erfolgversprechendsten Behandlungsmöglichkeiten. Dadurch fühlt sie sich mit ihren Ängsten und mit ihrem Leiden aber nicht gesehen und gehalten.*
4.3.4 Ressourcen: *Seine Erfahrung, dass Familie in Verbindung mit einer unterstützenden Gemeinschaft mit den größten Schwierigkeiten fertig werden kann, wenn sie zusammenhält. Dies könnte ein Ansporn für ihn sein, sich gemeinsam mit seiner Frau ein unterstützendes soziales Umfeld aufzubauen, um ihre begrenzten Ressourcen zu ergänzen.*
4.3.5 Gemeinsam entwickelte Problemdefinition und Anliegen: *Durch die Erkrankung seiner Frau fühlt er die ganze Last der Verantwortung für Familie und Haus allein auf seinen Schultern. Dies löst ein generelles Überforderungsgefühl aus, auf welches er einerseits mit Reaktanz reagiert, indem er sich der Auseinandersetzung mit seiner Frau verweigert und sich andererseits mit der Flucht in die Onlinespielwelt eine vorübergehende Entlastung vom Verantwortungsdruck verschafft. Beide Lösungsversuche verhindern langfristig eine konstruktive Auseinandersetzung mit den anstehenden Problemen. Für seine Tochter möchte er nicht der depressive, zurückgezogene Papa bleiben, der er schon zu lange sei, sondern ein aktiver, fröhlicher Mensch, mit dem sie später einmal schöne Erlebnisse und Erinnerungen verbinden soll. Er möchte auch herausfinden, wie er auf die Gefühle seiner Frau besser eingehen kann, sodass sie sich von ihm verstanden fühlt.*
5 Diagnose: *In Übereinstimmung mit Herrn L wird eine Anpassungsstörung mit längerer depressiver Reaktion F43.22 G – ICD-10 für die derzeit beste Beschreibung erachtet sowie zudem Z64.8 im Hinblick auf die Folgen der Erkrankung der Frau auf die Beziehung der Eheleute und die finanzielle Situation der Familie. Der Verdacht auf eine Internet Gaming Disorder nach ICD-11 wurde differenzialdiagnostisch abgeklärt und konnte nicht bestätigt werden.*
6 Behandlungsplan und Prognose: *Eine vertrauensvolle therapeutische Beziehung konnte bereits in der Probatorik aufgebaut werden. Folgenden Zielen soll sich Herr L in der Therapie annähern können:*

- *Förderung einer differenzierteren Wahrnehmung der eigenen Gefühle und der Eigenempathie.*
- *Anleitung zur Fremdmentalisierung.*
- *Stärkung der sozialen Auseinandersetzungsfähigkeit zunächst in der Stühle-Arbeit.*
- *Stärkung der Konfliktfähigkeit in gemeinsamen Sitzungen mit seiner Frau.*
- *Verdeutlichung der verschiedenen selbstwertschützenden Kommunikationsstile der Partner (nach Satir) und Unterstützung einer gelingenden Kommunikation und Anleitung zu einem respektvolleren Umgang der Partner miteinander.*
- *Sensibilisierung für die unterschiedlich kulturell präformierten Erwartungen hinsichtlich der Partner- und der Elternrolle, Verständnis für die unterschiedlichen Rollenbilder wecken und Erarbeiten eines gemeinsamen Rollenverständnisses.*
- *Beziehungsarbeit im Familiensystem: Sichtbarmachung der negativen Folgen der Koalitionsbildung Mutter–Tochter für alle Beteiligten (Skulpturarbeit).*